— DR.TOM WU —

不一樣的對症調理飲食 & 養生調息運動

— *DR.TOM WU* —

不一樣的對症調理飲食 & 養生調息運動

作者特別聲明

本書出版旨在將個人多年養生經驗與讀者分享，並使讀者能藉此徹底改變以前錯誤的飲食與不良生活習慣，提供讀者保健防病防癌參考，但絕對不能取代醫療。

讀者若有疾病或身體不適症狀，建議配合專業醫師診治！另外也要再次特別提醒癌症病友，務必遵照醫師指示開刀治療或做化療、放療等，切勿延誤！

書中所有內容僅供教育資訊及保健防病之用，絕非任何診斷／醫療方法，或藥物及營養品之推介或自我診療的準則。

所謂自然療法，是以天然無害的方式，例如天然的食物及營養補充品等，以協助人們改善健康。本書所提供的任何食譜及營養補充品，都是根據當時病人個別的體質、症狀、血型不同等，而分別制定的，其成效取決於個人執行時的自律、信心、決心與恆心，且需要多幾個月的時間配合，進行身體大掃除及大調整，以期獲得健康。因而這些方法僅供參考，有病症者仍建議尋求當地醫師的專業意見。

另外本人嚴正聲明，書中提及的食材及營養食品，本人並無推薦任何商家的產品或食品，敬請讀者勿被誤導，並謹慎選擇為要。

最後本人因經常受邀世界各地培訓及演講，並參與慈善工作，行程緊密，恐無法答覆所有讀者的電子郵件及傳真請求，敬請讀者體諒。

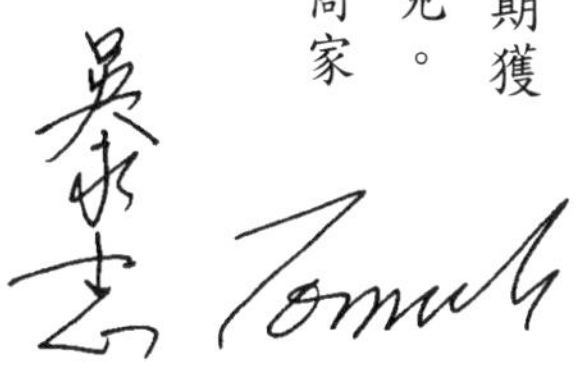

目錄

甜菜根（甜菜頭） Beet 港譯：紅菜頭	紅蘿蔔 Carrot 中譯：胡萝卜	番茄 Tomato 中譯：西紅柿	玉米 Corn 港譯：粟米
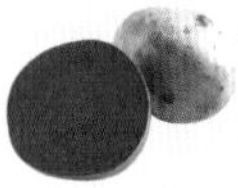	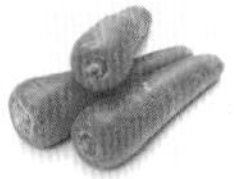	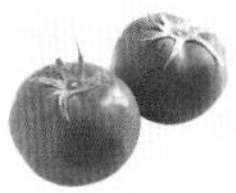	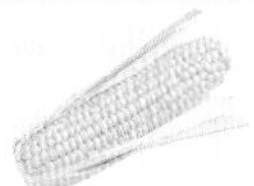

part 1 實踐不一樣的自然養生法

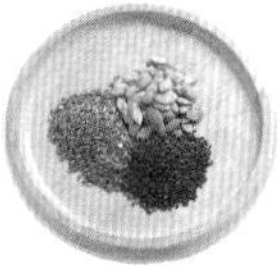

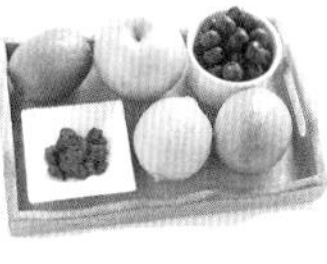

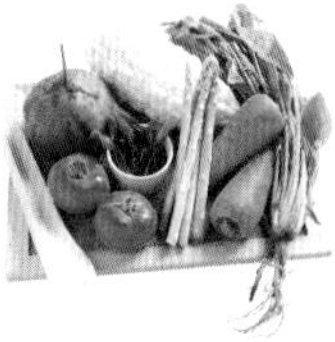

part 2

參考不一樣的對症生機飲食法【飲食／生活／運動／營養計畫】

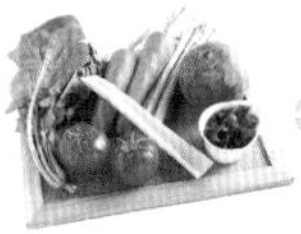
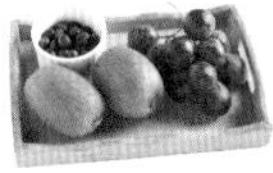
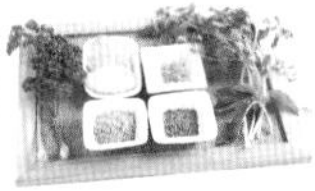
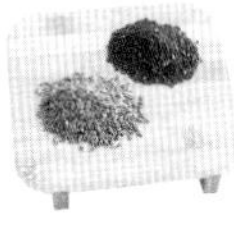
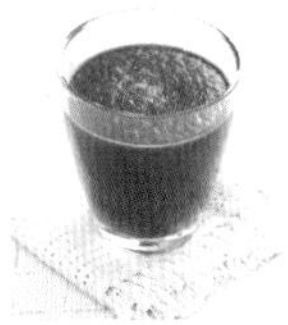

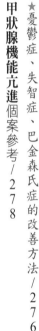

part 3 學習不一樣的養生調息運動

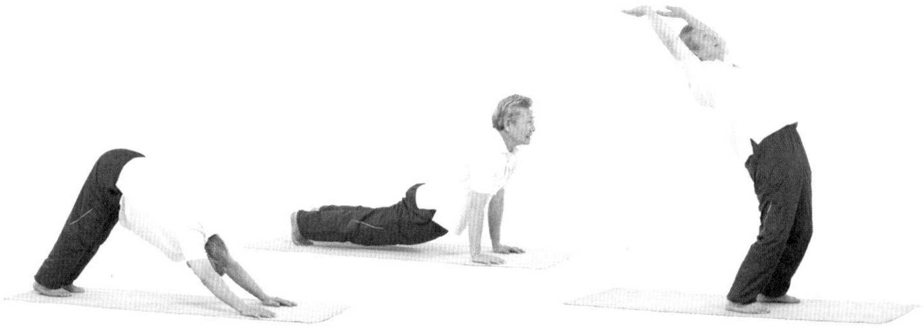

part 4

分享不一樣的對症改善按摩

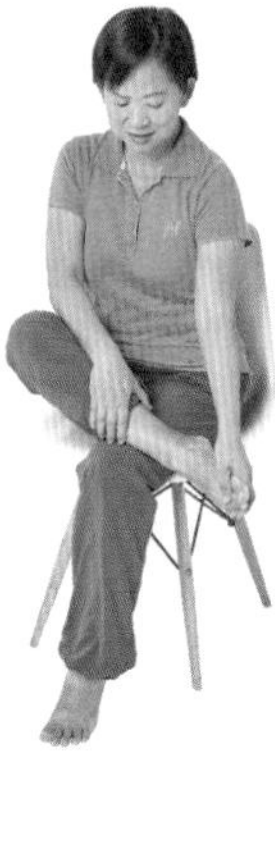

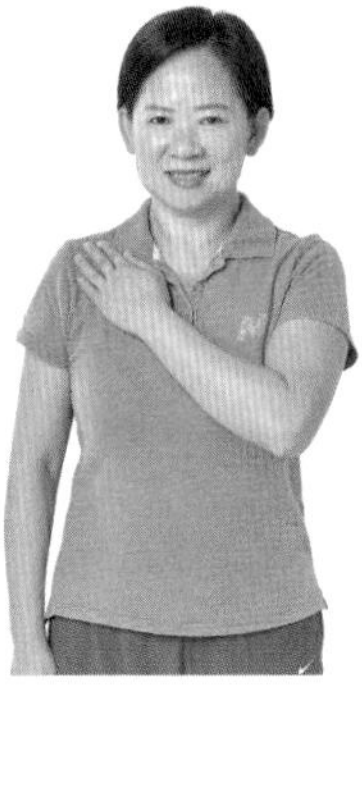

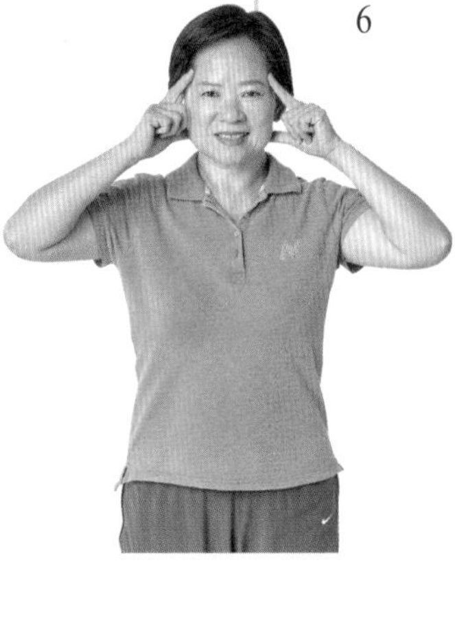

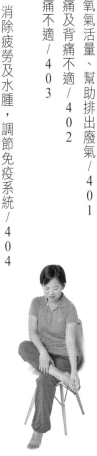

特別收錄

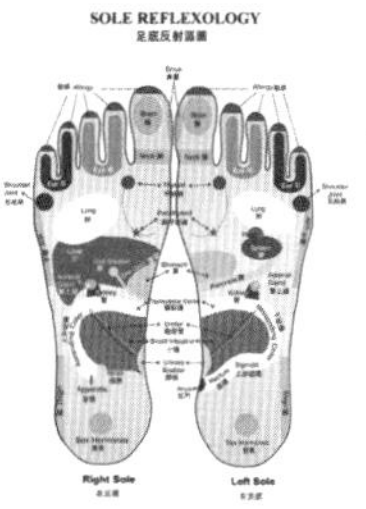

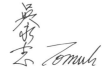

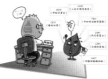

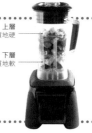

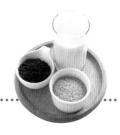

吳醫師推廣生機飲食不遺餘力

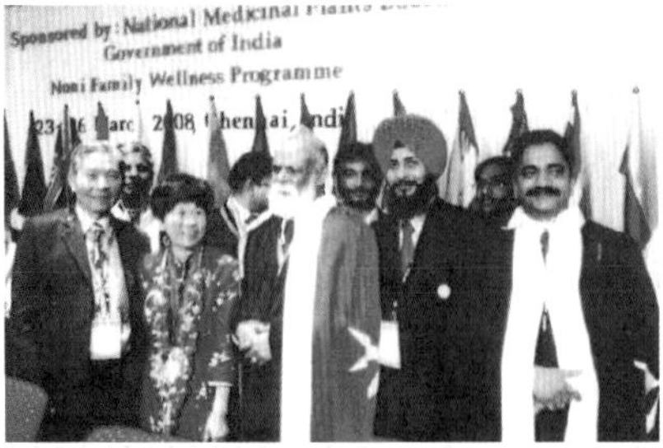

▲吳醫生夫婦於 2008 年 3 月參加印度千奈市的「世界自然保健大會」，並與主席 Dr. Peter 及各國代表合影。

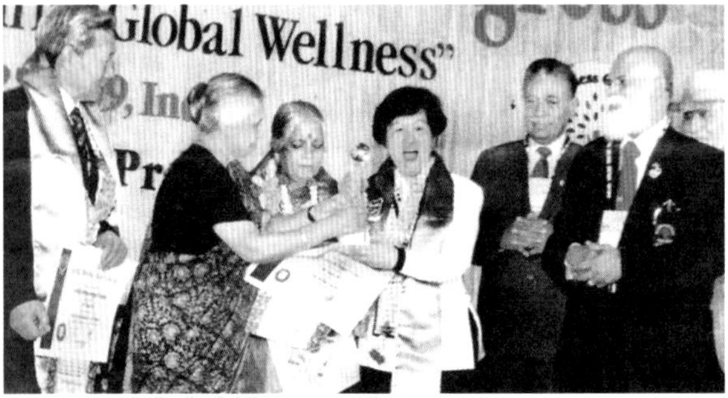

◀2009 年 3 月 20 日，在印度千奈市的「世界健康女性大會」中，印度 Delhi 首席部長親自頒發「世界最佳保健醫生獎」給吳永志博士，「世界保健母親獎」給吳馮潤玉博士。

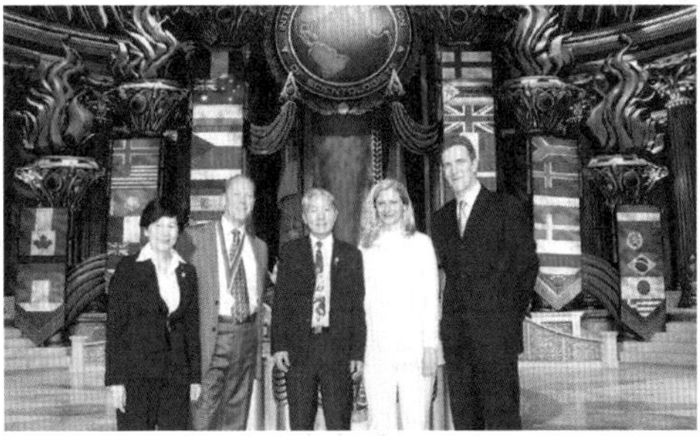

◀2009 年 10 月吳醫師夫婦於倫敦出席世界慈善構舉辦的「國際山達基協會年會」，接受 Patron 獎。

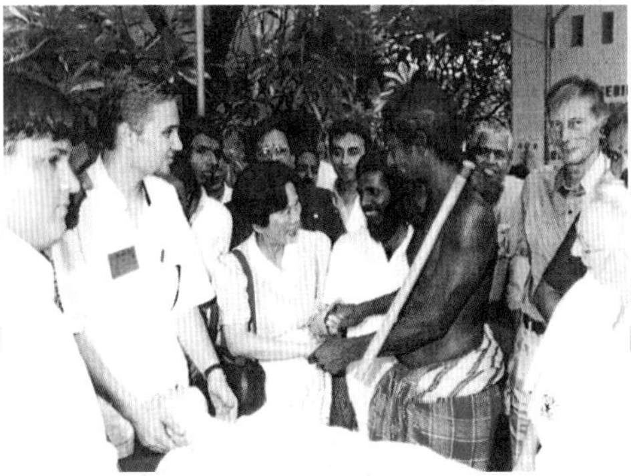

◀1996 年吳醫師夫婦在可倫坡的一個鄉村義診，並指導當地的醫療人員，當地酋長特別向他們致謝。

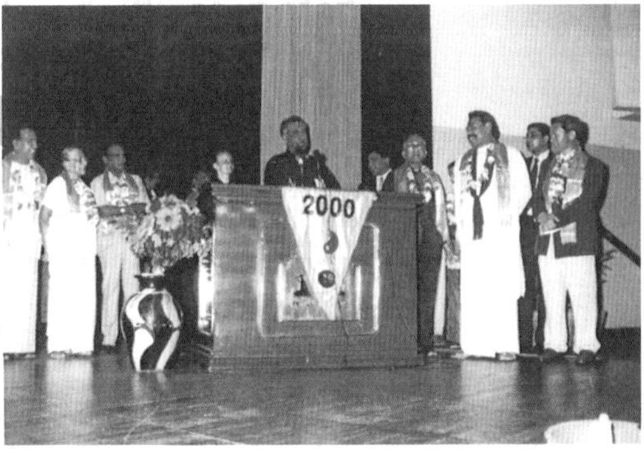

◀2000 年吳醫師與當時的斯里蘭卡總理（即現任總統），同時被邀請以貴賓身分參加該國召開的「世界自然醫學會議」，並在大會中主講生機飲食自然療法對國民健康的重要性。

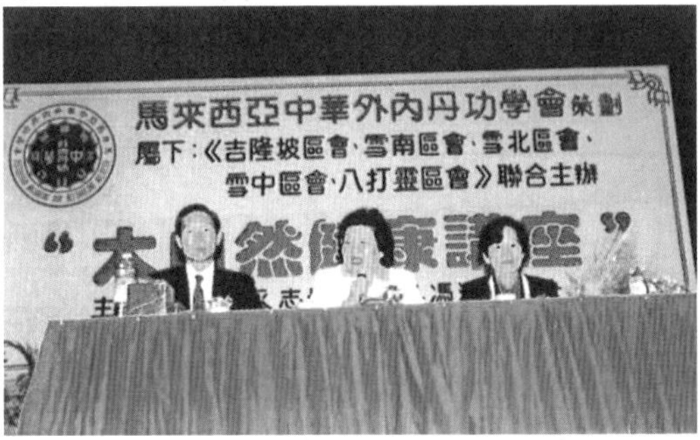

◀1998 年 9 月馬來西亞中華外內丹功學會陳達真會長邀請吳醫師夫婦參與「大自然健康講座」，向二千多位會員演講。

▶1999 年吳醫師夫婦受佛光會西班牙分會吳會長邀請，向當地會員演講生機飲食及自然療法。

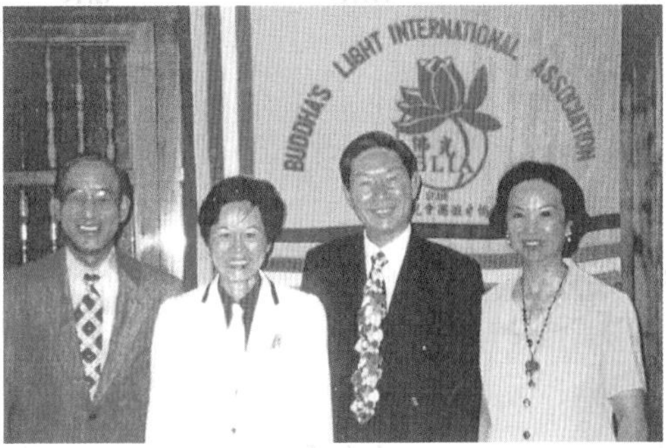

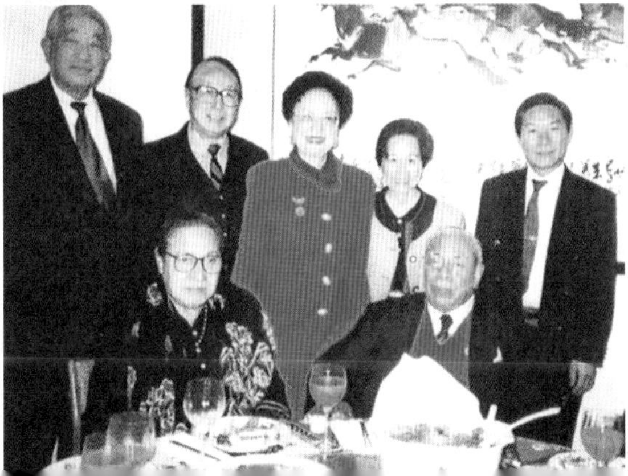

◀2006 年前東加國王與皇后參加使館人員接待晚宴，吳醫師夫婦以貴賓身分受邀參加。

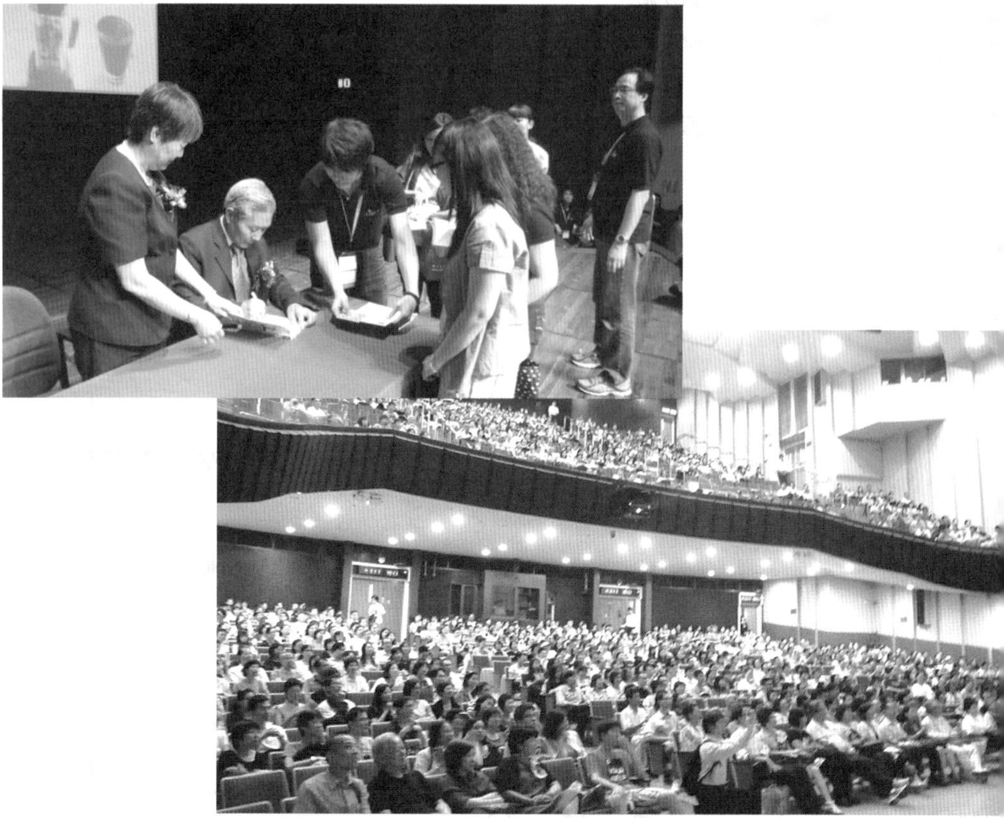

▲ 2011 年 8 月，為回饋香港的廣大讀者，香港城邦書店首次主辦千人健康講座及簽書會，盛況空前。

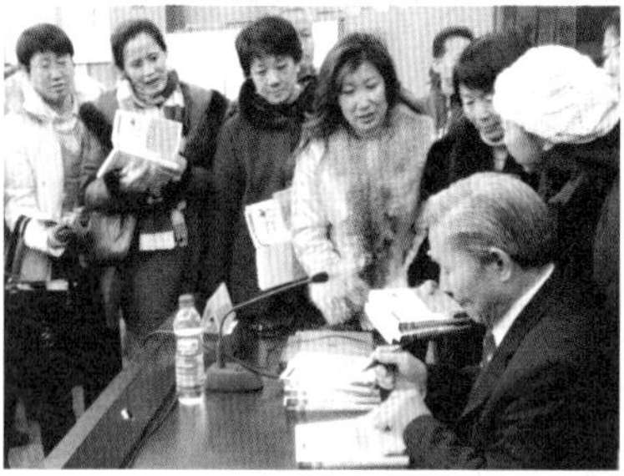

▲ 2009 年 11 月吳醫師受邀為深圳富士康公司進行健康講座，會後並為讀者簽書。

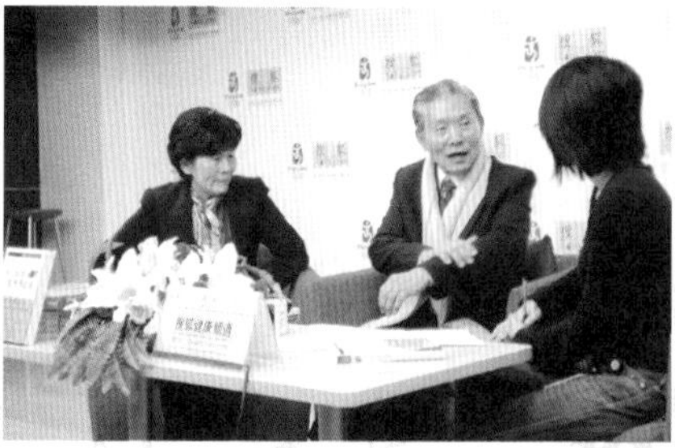

▲ 2009 年吳永志醫師夫婦在北京接受搜狐健康頻道專訪。

吳醫師夫婦關懷弱勢團體

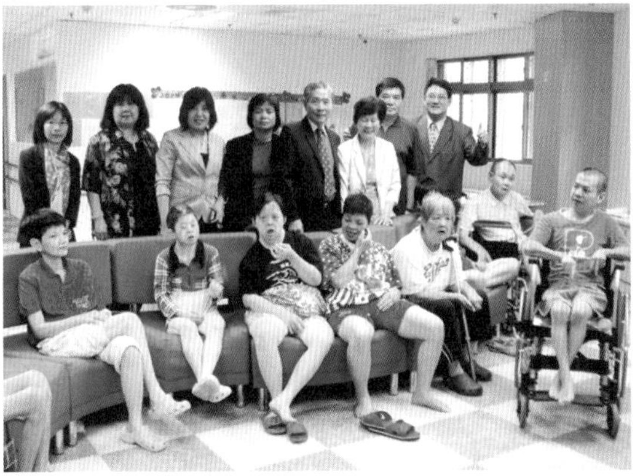

▲2010年吳醫師夫婦由中心執行長賴光蘭女士（左三）等人陪同，探訪台北市南港養護中心並與孩童們合照。

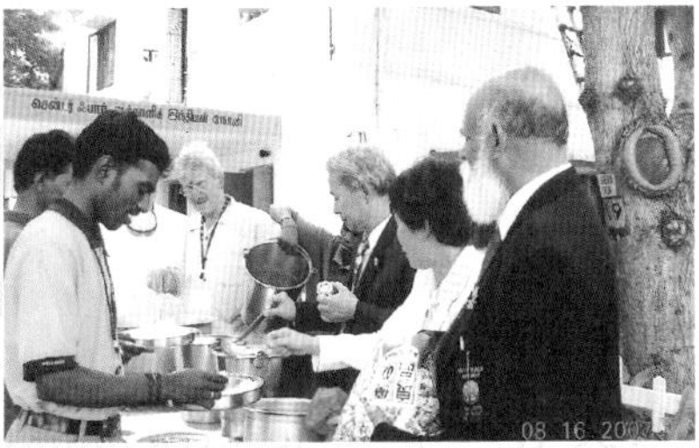

▲2008年吳醫師夫婦與世界保健機構主席 Dr. Peter 一同發送健康餐給印度當地居民。

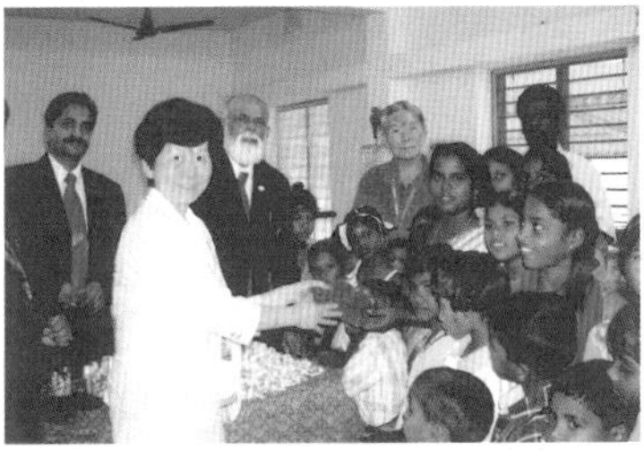

▲2007年造訪印度，並捐獻所得診金給印度殘障孤兒院。

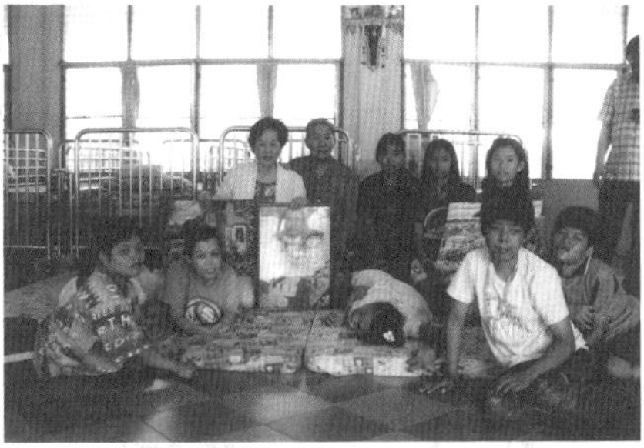

▲2007年吳醫師夫婦探訪泰國殘障聾啞孤兒院，捐獻善款與禮物給院童。

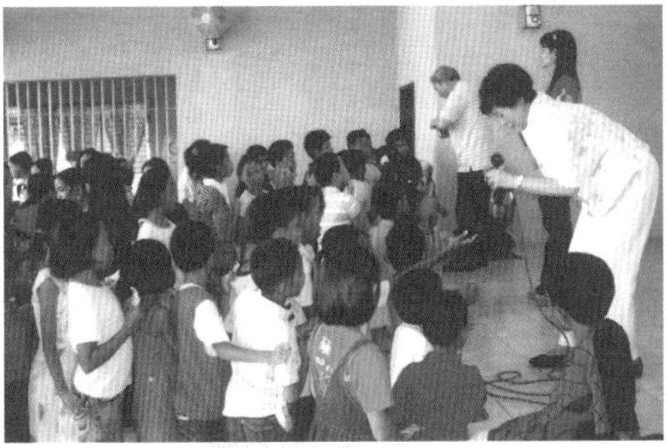

▲2009年菲律賓孤兒院接待吳醫師夫婦到訪，吳醫師夫婦分發玩具及糖果給院童，並捐獻善款。

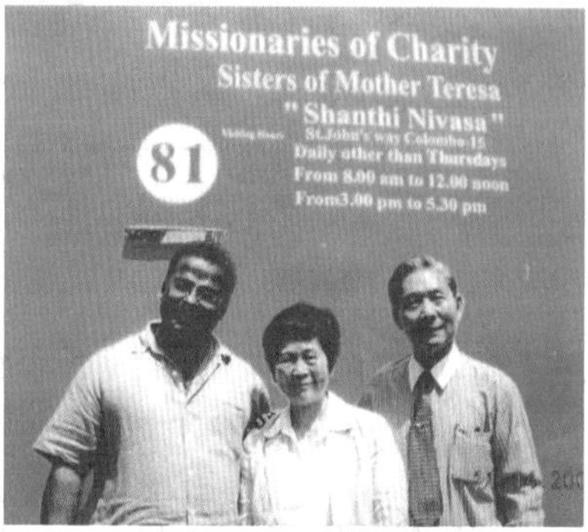
Missionaries of Charity
Sisters of Mother Teresa
" Shanthi Nivasa "
81
Daily other than Thursdays
From 8.00 am to 12.00 noon
From3.00 pm to 5.30 pm

▲吳醫師夫婦造訪印度的 Mother Teresa 老人收容所。

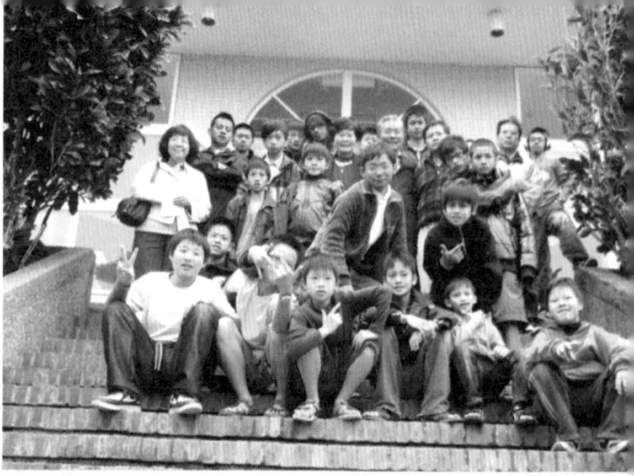

▶ 2010 年黃明鎮牧師帶領花蓮信望愛少年學園，陪同吳醫師夫婦造訪台東監獄，發表演講並慰問。

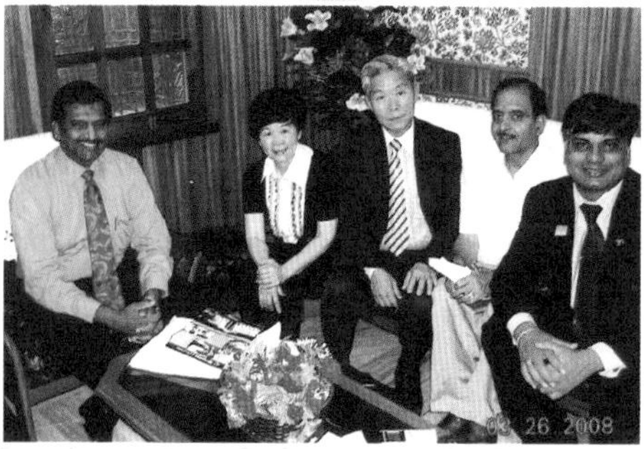
03 26 2008

▲ 2007 年在印度千奈市捐獻獎金及營養品給基督教領袖”Jesus Call”，由首席牧師 Paul Dhinakaran（左一）接受。

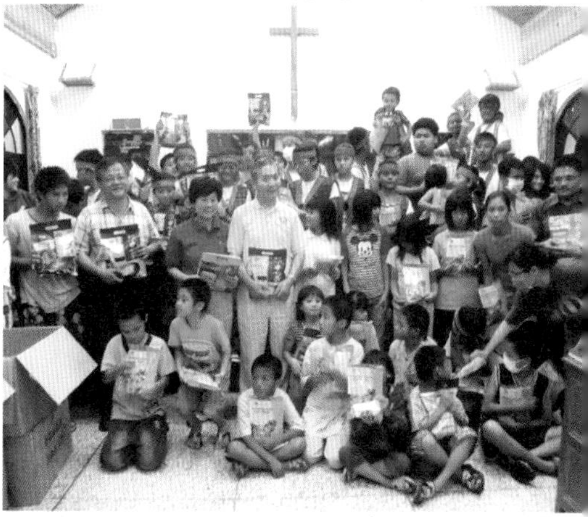

▶ 2010 年 9 月吳醫師夫婦在台灣拜訪在八八風災受到殃及的高雄六龜孤兒院，慰問院童並代發捐款及營養補充品。

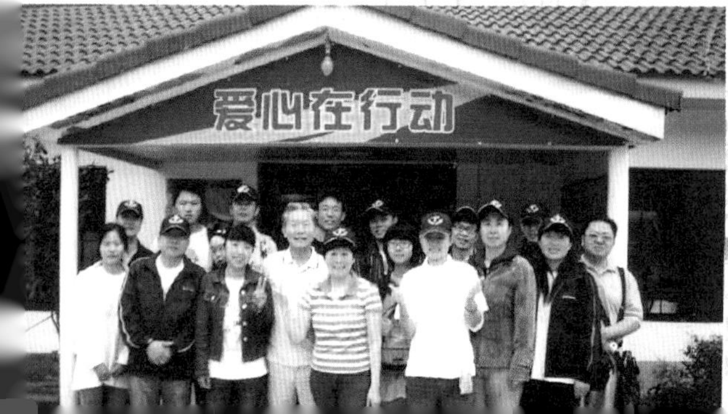
爱心在行动

◀ 2009 年吳醫師夫婦親臨四川，參與賑災活動。

吳醫師及病人療癒親身見證

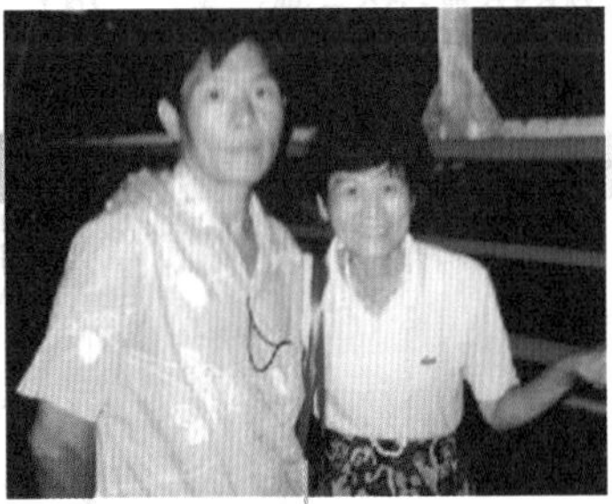

◀1980 年吳醫師肺癌痊癒後與夫人的合照。

▼吳醫師伉儷於 2011 年 2 月的合照。

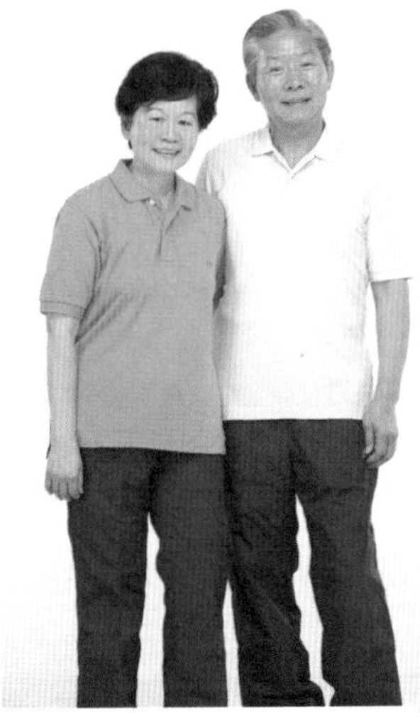

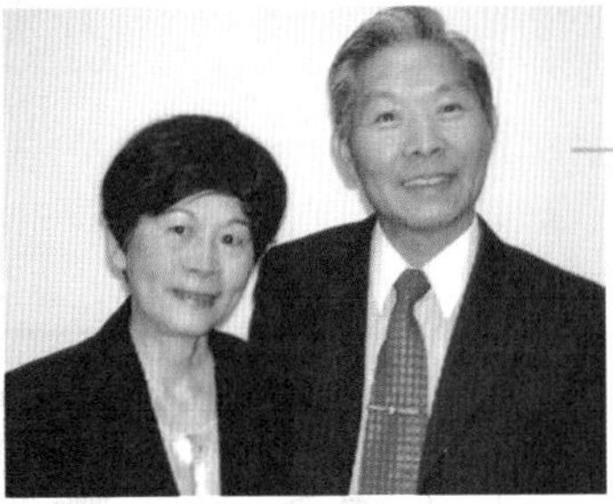

▲吳醫師伉儷於 2007 年的合照。

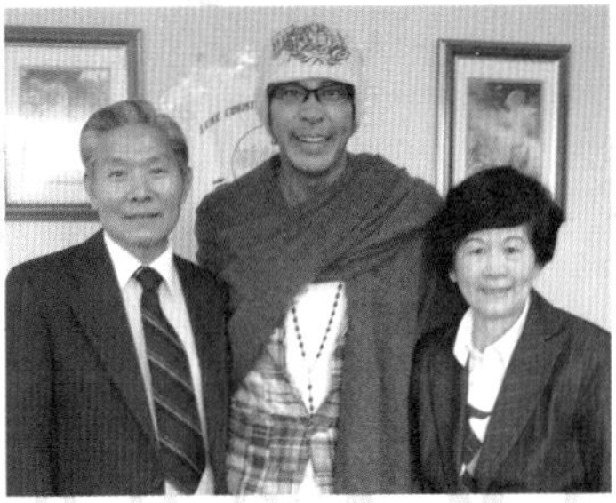

▲吳永志夫婦在 2010 年年初傳授東方比利抗癌的救命飲食。

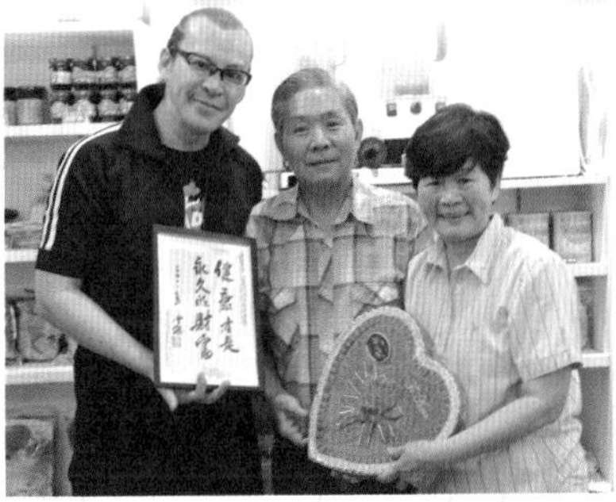

◀2011 年 8 月初吳醫師夫婦與暢銷書《活出生命的驚嘆號！》作者－東方比利的合照。

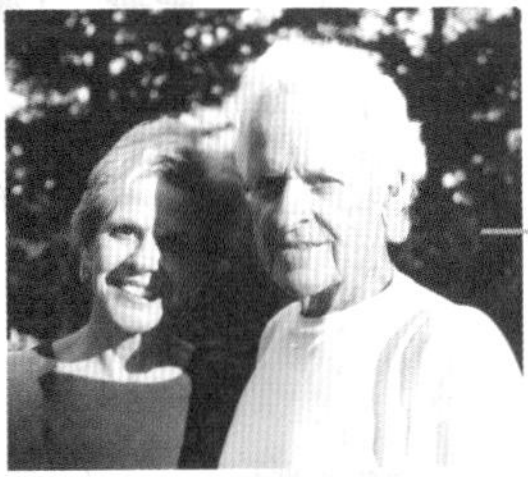

▲ Ed Vincent 在 2003 年罹患了第三期肺癌時，與太太的合照。

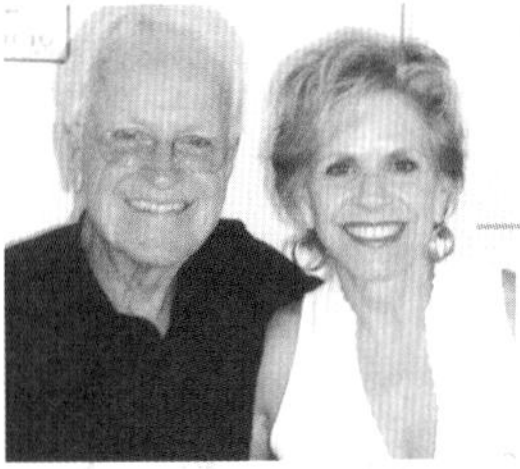

▲ Ed Vincent 飲用蔬果汁三年後，2006 年與太太合照。

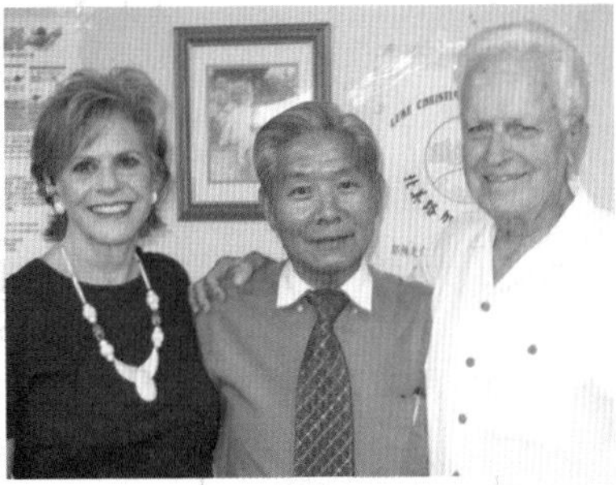

▲ Ed Vincent 於 2010 年同太太一起拜訪吳醫師時的合照。

專文推薦1

活得快樂又幸福！

黃明鎮（更生團契牧師）

「You are what you eat.」（吃什麼，像什麼！）這是我們常聽到的提醒。

在二十年前，我與吳永志醫師夫婦認識，是因為每次他們來台灣，除了開會及舉辦健康講座外，都還會要求去監獄探訪，且每次都是由我陪同。在路途中，他們會為我講解健康的重要性，後來聽了他的錄音帶、又看了他的書，對於他們推廣的自然療法、生機飲食以及少吃煎炸炒烤燒食物、多吃蔬果等理念，在聖經裡都有記載，我全都能接受。

吳醫師有智慧，不只提醒人「吃什麼，像什麼」，也教人「不吃什麼，就不會變成什麼！」——也就是說不亂吃，就少生病，這與古人的「病從口入」一樣是智慧之言。

加州有個教會的姐妹，聽吳醫師建議，吃了三個月美國芹菜、蔬果，多年高血壓就不藥而癒。我多年住加州，也患過花粉熱（hay fever），回台灣服務後，常跑監獄教化，像吳醫師夫婦也常到世界各地關懷別人，平日又不亂吃，越付出就越喜樂，而「喜樂的心乃是良藥」，花粉熱很快就沒了。

多年來我都是這樣在實踐的。我發覺我很少生病，甚至連感冒也很少，我沒請過病假，天天上班。真是感謝上帝的保守，也謝謝吳醫師的教導有方。照著吳醫師的觀念，不亂飲食，又願意為別人付出，身心靈一定越來越舒適，每天都可以活得快樂又幸福。

吳醫師夫婦都是虔誠的基督徒，從聖經的啟示，他悟出健康之道後，馬不停蹄，一直在奉獻金錢和時間。

記得有一次，我替吳醫生安排到台東監獄看守所做心靈健康講座，之後再去花蓮探訪信望愛少年樂園的孩子們。我們在出發前一天就知道有強烈颱風在台東花蓮一帶登陸，出版社打了數次電話給我，表示為了吳醫生的安全，希望取消行程；對於這項建議，換成別人肯定同意取消，但愛心及勇氣十足的吳醫師卻不想讓監獄的朋友和那群需要愛的孩子們白等失望，如期冒著暴風雨上了火車抵達台東。

我到車站接了吳醫生，在路途中，因雨太大導致視線模糊，在一條橫街突然衝出來一部汽車，只是分毫的距離，分秒之差，就要撞到我們出大車禍了。只聽到吳醫生說：「GOD HELP.（上帝救命！）」幸好有上帝與我們同在，車與人都無損。要是別人，已經嚇到魂飛魄散。但吳醫師卻很鎮定還笑著對我說：「如果上帝答應你去做的事，祂一定會負責一切後果的，事情的發生只是考驗我們對祂的信心。」

吳醫師還告訴我，無論遇到任何困難，都用祈禱並深信：「靠著那加給我力量的主，凡事都能。」奇蹟的事還沒完，我送吳醫師上了火車返回臺北，回家看電視時才知道，因蘇花公路隧道有一段倒塌，因此在吳醫師坐的那班車之後的所有班車都取消了！吳醫生對上帝的信心、置生死於度外及無私付出的精神，令我佩服不已！

吳醫師他們除了擁有豐盛的今生，也找到了靈魂的歸宿——永生。在此也深盼讀者不但懂得照顧身體，活出健康的人生，也能蒙受信靠耶穌而獲得祝福——永生。

推薦者簡介——黃明鎮

- 中央警察大學行政系畢業、美國加州州立大學犯罪學研究所碩士，之後再進入美國舊金山神學院深造，研究「人類犯罪之源由及治本對策」。
- 曾於台北市政府警察局、美國舊金山住友銀行（Sumitomo）、加州政府社會部服務。
- 一九八六年，在暑假期間帶著一家人返台，先後到台北土城少年觀護所、彰化少年輔育院向數百位少年傳道。因緣際會下，與當時七十多歲的更生團契總幹事陸國棟先生會面。一九八八年，回台接手更生團契總幹事的工作至今，輔導過的受刑人個案不計其數。二〇一〇年獲得「周大觀文教基金會第十三屆全球熱愛生命獎章」。

專文推薦2

請帶著信心及決心實踐健康養生法

徐立平（美國法律博士、教會牧師）

一九九七年的一個星期日，當吳永志博士伉儷第一次踏入我們教會開始，我便認識這對令我一生難忘的摯友及我家庭中最珍貴的健康顧問。長達十四年的交情，身為教會的牧師，我對吳醫師夫婦有極為深入的認識及了解，我對他們最敬佩之處如下：

超人的愛心

我們教會有一班基層的長者，當他們感到身體不適時，常請教吳醫師該如何調理。有很多次，我都看到吳醫師耐心地跟他們解釋，並親自跪在地上為他們按摩腳掌的穴位。另外，在這幾年當台灣及中國多次遇到天災時，吳醫師夫婦必定親自趕到災區，親力親為去關心災民，用愛心安慰他們，鼓勵他們，又為他們準備食物及指導他們如何健康照護。我看到他們夫妻倆幾乎就是整天忙著去幫助人！

我認為一位好的醫師，最先決的條件就是要有愛心，不然就算學問再高，對大眾的幫助也是有限。難怪《聖經》上說：「**我若能說萬人的方言並天使的話語，卻沒有愛，**

我就成了鳴的鑼，響的鈸一般。我若有……各樣的知識……卻沒有愛，我就算不得什麼」。吳博士及夫人，在愛心方面，實在是所有醫師的好榜樣！

樂捐的善心

這十幾年來，吳博士伉儷一直都忠心地在金錢的奉獻上支持我們教會的事工。他們亦捐贈了很多善款給其他慈善機構，由美洲至亞洲，由歐洲至非洲，毫無保留地奉獻出來。他們的生活十分節儉，他們把省下來的錢，拿來幫助更多的人！更重要的是，一位不貪錢的醫師，才是無私心、最值得信賴的醫師。這樣的醫師不會為了想賺更多的錢而做出與病人「利益衝突」的治療決定，他們只會為病人的最高利益著想。我認識了十四年的吳永志醫師，就是一位這樣的好醫師。

淵博的學問

小弟本人在美國多所大學獲得學士、碩士及博士學位，亦參加過無數次吳博士的講座。但十四年來，每一次跟吳永志博士談到食療及自然療法時，我都學到一些我從來未聽過的新學問。我唯一的結論是，吳永志博士對中西醫學及另類療法的經驗與知識，就好像一個儲水庫一樣，又深又多，好像永遠用不完一樣，真是令人大開眼界。能夠跟他學習及閱讀他的著作，實在是莫大的福氣！

我對吳永志博士書中所提倡的生機飲食及自然療法信心十足，因為十四年來，我親眼見證他的食譜療法，改善了很多我教會會友及我認識的親戚朋友的健康。我深信，如果各位讀者願意帶著信心及決心去實踐這書上所教導的方法，您一定會比較以前更健康，更有活力，並且生活得更快樂！

推薦者簡介──**徐立平**

- 美國加州執業律師，電視及電台法律節目主持人。
- 一九八六年於美國加省大學喜士頓法律學院 (University of California Hastings College of Law) 獲法律博士學位；一九八〇年於美國北加路連那州東南浸信會神學院 (Southeastern Baptist Theological Seminary, North Carolina) 獲神學碩士學位，曾創辦多個教會及非牟利機構。

專文推薦③

一位兼容並蓄的醫生

何飛鵬（城邦媒體控股集團首席執行長）

我是一個相信專家，又懷疑專家的人，因為我更相信自己。

做為一個病人，我是一個最麻煩的病人，我會仔細傾聽醫生的分析，然後再自己搜集資料，尋找解答，以確認醫生的說法是正確的，我才會遵循醫生的指示。嚴格說來，這對專業的醫生是不敬的，但我就是這樣一個固執又自我的人。

所以當幾年前，吳永志醫師第一次與我們出版社合作出書時，我的心情是複雜的。原因很簡單，他是一個另類的自然療法醫師，不是台灣認可的西醫與中醫，再加上編輯所描述的他的經歷又是如此特殊，我又如何能相信呢？

我告訴出版社同仁，要仔細確認吳醫師所有的經歷，也仔細閱讀書的全部內容，一定要經歷正確、內容也是一般醫學知識所能理解的範圍，我們才能出版。

就這樣，我們反覆確認，吳醫師的第一本書《不一樣的自然養生法》才得以面世，而書中的主要內容：每日喝蔬果汁健身，再經過我自己的再三理解後，覺得這是有道理的，不妨一試，從此我也成為蔬果汁健身的奉行者。

書出版之後，一紙風行，帶動了台灣蔬果汁養生的風潮，但也引起了一些質疑，有人說他不具備醫師的身分，有人說他經歷誇張。針對他的學經歷及醫師身分，我們一一確認屬實。但我面臨了抉擇：出版這本書是對的嗎？

我重新回到一個出版人的初衷：只要是對讀者有幫助、對讀者有效益的書，都是我們出版的範圍。而我自己做為一個讀者，同時也是「蔬果汁健身」的奉行者，我的感覺如何呢？

想到這裡，我確定吳醫師是對的，這本書的內容是好的，對讀者是有幫助的，因為自從奉行吳醫師的說法之後，我自覺神清氣爽起來。

我只能用「神清氣爽」形容，進一步的私密我不便透露，但我確定吳醫師的說法，對讀者是好的，就這樣，我們與吳醫師走過許多波折，事後看來，許多的說法，只是醫學上的派系之爭，無損於吳醫師的專業與被信賴。

之後，我與吳醫師有了更多的接觸，我發覺吳醫師是一位兼容並蓄的醫師，他曾受過西醫的訓練，也涉獵了中醫的知識，再加上對自然療法的鑽研，他幾乎把所有醫學的優勢，整合成他個人獨特的觀點與診療方法，他會從細微的病灶，探詢各種可能，應用在病人身上。他分析病情的準確性，常讓人驚異。

但更重要的是，他更強調健康的保養，強調一個人如何用健康的生活方法、食用健康的食材、用健康的烹飪方式，以維護一個人的健康，所以他用最多的精力，在推廣健康的飲食與生活態度，其中蔬食與素食，又與當前最熱門的環保綠色生活理論吻合，這也是吸引我最重要的原因。

當然我還是一個不太聽話的病人，我沒有照吳醫師的方式全然奉行，但我的健康有了進步，所以我知道他是位有愛心、有責任心，也是一位真正大愛無私，不是為名利而是真心誠意要去幫助大家的好醫師。

推薦者簡介——何飛鵬

- 城邦媒體控股集團首席執行長
- 台灣數位出版聯盟理事長
- 暢銷書《自慢》系列作者

專文推薦④

傳播自然養生法，幫助需要幫助的人

李妙珍（退休護理長）

我是一位護理長退休人員，在西醫的養成教育中，「有病要看醫生」、「按時服藥」、「早期發現疾病、早期治療，治癒率高」……等，是不變的通則。

在我從事麻醉護理師工作三十餘年裡，看盡了許多人間的生、老、病、殘，甚至死亡，總感嘆人生的無奈與無常。在三年前（二〇〇八年一月下旬），弟媳秀媛因車禍傷及頸椎第二至六節，歷經了開刀醫治及兩個多月的復健，怎知同年的四月中旬又發現罹患乳癌第三期，心想怎麼又會有這樣的磨難呢？難道是命運在折磨、考驗她嗎？西醫的教育及工作經驗告訴我們，唯有快速將腫瘤切除，斬草除根才是最好的治療方式，因此我建議弟媳要趕快就醫治療。

秀媛本身是位壽險從業人員，處理過不少癌症的理賠案例。從中她看到許多轉移及復發的個案，因此當下竟毫不考慮接受西醫治療，反倒希望採用自然療法，當時我心急如焚，對於她的屢勸不聽無法理解，但她力排眾議，沒想到短短的半年時間，她的腫瘤由四公分縮小到一公分，隔年（二〇〇九年）元月再度回診，腫瘤已完全消失，找回了健康！

不只是她，就連小弟的B肝帶原，也透過自然療法而有了抗體。當時他們一再跟我強調吳博士的健康理念是——排毒（**蔬果食療法**）、喝水、運動、舒壓放鬆、按摩、曬太陽（**吸收維生素**D3）、調整養生作息時間，以增強免疫系統，全方位執行改變體質，才是抗癌最根本的方法。仔細思考，深覺有道理，因而也就尊重她的選擇。

得知弟媳腫瘤消失的消息，全家大大小小都非常高興，最要感恩的是吳博士及夫人給予的信心鼓勵與支持，加上弟妹全家配合與努力的成果。這樣的成果也讓原本要求進行手術、化療及放療的醫師感到訝異與好奇；而我竟也改變多年來對西醫及藥物的觀念，開始以開放的心積極學習自然醫學、生機飲食與養生保健有關的課程。

吃錯食物、缺乏運動及過度壓力，讓現代人染上了文明病，而我周遭的親朋好友們看到及耳聞真實個案後，都紛紛開始注意到不一樣的自然養生法，讓大家開啟了新的健康思維與理念。

猶記二〇〇九年南台灣八八風災災情慘重，吳博士及夫人在國外知悉高雄縣六龜育幼院需要援助時，愛心不落人後，不僅在國外積極協助募款，還遠從美國冒著颱風及災後六龜道路嚴重崩坍之危險，經過溪邊顛簸臨時疏通的便道來到育幼院關懷與捐助。而他們平時對國內的育幼院、老人院、庇護工廠、更生團體以及教會，也是如此無私的捐出版稅與大愛付出。我由於與秀媛的關係，有幸與博士及夫人結緣，也因著與六龜育幼院的院長與夫人熟識，而陪同吳博士及夫人造訪六龜育幼院。沿途兩老對同行者的關懷、對院童的關愛，及當晚冒著大風雨還到每個房間去看孩子，細心指導老師如何照顧六位H1N1的病童，如此忘我的大愛，看在眼裡內心著實感動。二〇一一年過年兩老行程被排滿檔，但他們還是惦念著六龜院童，特地又包了紅包要我們代勞，將紅包及美國帶來的巧克力和健康食品，一一發送給育幼院的每位小朋友，讓他們能感受到溫暖與喜悅。

愛是不分國界、宗教，愛是不分你我。吳博士及夫人將愛帶給需要的人，傳播不一樣的自然養生法，讓多少走過死亡幽谷的人重獲新生，找回健康，因為有吳博士及夫人，弟弟一家人因而重獲健康、幸福美滿。期望在大家由心敬佩之長者所展露的無私與愛心的影響下，也能帶動整個社會，將他們的無私與愛心發揚光大，也能認同這不一樣的自然養生法，幫助更多需要幫助的人。

推薦者簡介——李妙珍

- 畢業於護理專科學校。
- 曾服務於台北&高雄等醫學中心，從事麻醉護理工作長達三十餘年。
- 於二〇〇五年退休。原本不認同罹患乳癌的弟媳堅持採用自然療法，但因弟媳一家人堅定且有毅力的配合，並徹底執行自然療法而獲得健康，轉而以開放的心，認同且積極學習自然醫學。

專文推薦5

一段與吳醫師及其治癒病患的機緣

鄭宏志（台北榮總神經醫學中心神經修復科科主任／國立陽明大學醫學院藥理所教授）

我本身是一個臨床外科醫師，同時又兼身國立大學醫學院藥理系教授。在歐洲接受過全套神經醫學博士訓練，講究的是以事實、眼見為憑的科學實證醫學法則來進行診斷及治療。在傳統的學院派醫學體系中，對於另類療法，尤其是自然醫學是充滿著懷疑和疏離感的。但既然本身是眼見為憑、實證法則的門徒，對於發生在我行醫生涯之中所親眼所見、親身體會的另類療法事實，我必須承認並予以尊重。

打開人類整個醫療史，就是一部尋找論病施治生理、病理、藥理各方面真理的過程。雖然現在醫藥科學號稱昌明，但那是和過去蠻荒時代相比的，對於人體的整個知識而言，我們可能只比從前多了解了百分之十至二十而已，還有百分之七、八十尚待發掘。我們看過去五十年前的醫療步驟及作為，有很多是落伍、錯誤甚至可笑的，同樣的，未來幾十年後的醫學看現今的醫學，難保不會出現類似的狀況。

既然如此，對於學理部分還不是很清楚，但臨床實際卻有看到效果的經絡醫療、蔬果自然養生等自然療法，就應該採取正面開放的態度，因為說不定在未來某個時候，等這些學理及實證搞得更清楚了，或許變成了醫療的主軸之一，而現今例如治療癌症堅持用代價極大的開刀切除、副作用極大的化療、放射線治療等，會被未來的醫學認為不必要，也是可能的。

認識自然療法吳永志醫師，是透過治療黃秀媛小姐的一段機緣。黃秀媛小姐本是我的病患，她歷經車禍頸椎壓迫脊髓，經過我施予外科減壓及固定手術之後，神經症狀改善，且持續在門診追蹤及復健。不料禍不單行，她的左乳房長出硬塊，經過我轉介安排到一般外科檢查及切片，證實為4×2公分大小且擴散至周圍淋巴腺的三期乳腺癌。診斷之後，她又回來我的門診探詢我對治療的建議，我勸她趕快接受外科手術切除，並在之後接受化療及其他治療。

事實上乳癌的治療在最近幾年大有進步，治癒率比過去明顯提升很多。但她卻從此消失了一段時間，大約一年之後，她又出現在我門診，氣色紅潤，自信與喜悅寫在臉上。我詢問應該是開完了刀，作完了化療。她卻回答不曾手術及化療，而是走另外一條路：自然療法。我覺得稀奇，隨即調閱所有前後的影像資料及病理切片報告，確認是乳腺癌無誤，且之後影像學顯示左側乳房硬塊完全消失。

以我個人的看法而言，治病的方向是可以多元的，或許原來開刀及化療也可以治好她的病，藉助的是外力的手術切除和化學分子注入身體去追殺癌細胞；但她選擇了另外一條路，靠經絡調整及蔬果、改變生活作息、改正飲食、運動等，乃至正面思考，調養自身的免疫及其他防衛系統殲除或良化了癌細胞。所以，這次她的命是自然療法救的。至於哪一條路對於治癒的勝算比較大，則有待後續科學性的比較才能定論。不過，可以確定的是自然療法是值得繼續探討和深入研究。

由於黃小姐的這段經驗，當她及夫婿李先生提及二〇一〇年十月吳永志醫師來台，邀請我見面餐敘時，我便一口答應了。見到了吳醫師夫婦，經過簡單的介紹以後，我才知道，原來他們也是主內弟兄姊妹。他說，他的這一套其實是符合聖經的教訓的，因為，創世紀第一章29節，神說：「看哪，我將遍地上一切結種子的菜蔬和一切樹上所結有核的果子賜給你們作食物。」可見，在伊甸園中，神所賜與人類的食物是蔬果。之後，吳醫師叫我脫去襪子，觀察我腳底的氣色血流，當下就說，我的肝較弱，而且一週頂多只能吃一天的肉，所以他提供給我一些針對強肝的蔬果療法。

在此之後，我盡量執行其吩咐，已有半年之久，感覺的確較為神清氣爽，且通便比較正常。

雖然這只是我對吳醫師粗淺的認識，但是回憶那天跟他討論現代疾病的致病因素，發現現代人飲食偏離健康太多，我們吃太多的肉，太多的加工食品，而且這些食品又有太多的化學汙染，難怪癌症、心血管及中風等等疾病一直持續增加。我想，回歸到較為自然而且符合我們人類老祖宗為身體設計所能承受的食物，應該是較為明智的作法。配合其他自然療法，例如經絡調整及養生運動等等，可能是未來增進人類健康所應該推廣到全民的一種生活方式。

吳醫師囑咐我為其新書寫序，個人才疏學淺，隻字片語若能有益於推廣這種符合聖經旨意的養生方式，則其甚幸。

推薦者簡介——鄭宏志醫師

- 醫學專長：如神經修復手術、脊椎手術、頭部外傷、神經腫瘤手術、神經內視鏡手術、顱底手術、脊髓空洞症手術等。
- 主要學歷：國立陽明大學醫學系畢業、瑞典卡洛琳斯卡醫學院神經科學博士。
- 學術成就：曾多次獲頒行政院國軍退除役官兵輔導委員會「優良醫師醫療技術創新獎首獎」、優良醫師獎、傑出醫療貢獻獎等。亦獲數十項發明專利殊榮。

作者序

能幫助更多讀者找回健康是我最大心願！

自從《不一樣的自然養生法》中文版上市以來，在台灣、香港、新馬地區乃至北美及世界各地華人地區，都獲得熱烈迴響，之後並再發行至中國大陸、泰國、韓國以及日本等地，讓我備感榮幸，也深刻感受到百萬讀者對健康的重視與殷求。

可見大家都希望藉由攝取天然無農藥或有機耕作的蔬果、五穀和乾淨的好水以及天然的營養補充品來吃出健康；並且願意懂得修正不良的生活習慣，藉由運動及喜樂的心，啟動自癒與免疫力而促進健康；換言之，更多人是期望能從改變食物與生活作息而重拾健康，不希望生病時才依賴藥物解決病痛。只有徹底明白「病從口入」和「預防勝於治療」的箴言，才能真正擺脫病魔的綑縛，成為健康的主人翁。

由於《不一樣的自然養生法》一出書後，陸續接到許許多多讀者的電郵、傳真來諮詢很多關於個人和親人的健康問題，我卻沒有足夠時間一一健康指導，因此才將讀者的諸多疑惑整理在第二本《不一樣的自然養生法：實踐一〇〇問》裡，來回應並代替本人為廣大讀者對某些健康需求的疑惑，提出一些共通性的解決方法。

出這兩本書的原意是想讓大家能自救救人，在還沒有生病時，能有所醒悟，改變以往錯誤的生活習慣，讓人們重新找回真正的健康和快樂！

事實證明，有許多讀者照著這兩本書的內容去做，在短短幾個月內或者一年半載的時間，健康已獲得明顯改善！我看到這些感謝的電郵或傳真，真是滿懷喜悅。感謝神能讓我將畢生的臨床經驗和養生精髓跟百萬讀者分享，讓我即使老了、退休了，甚至上了天堂了，還可將此好書繼續流傳，幫助更多人得到健康！

因此當你擁有這兩本書，並且願意認真執行時，那麼你就好像買了一張全家人的「健康保險單」，身心較有保障，而且也做了一件善事，讓我有足夠的版稅來奉獻給世界各地竭盡心力照顧與輔導弱勢族群的公益團體。我衷心感激！向讀者們說聲：「謝謝你們的大力支持！」因你們也是付出愛心的一份子，你們都是善心的人。

但不可否認，有更多讀者需要更多更詳細的健康知識，卻因我常在各地健康講座或指導、參與公益活動等未能及時回應，讓讀者心如熱鍋上的螞蟻！更有些讀者不辭辛勞遠途來中心希望我能幫忙！每每想到這麼多人渴望健康，便讓我感到心疼。我也因此下定決心抽出時間再出這第三本書。本書共有四個單元：

第一單元，讓全家人都能從預防醫學的角度來保健養生，教導大家如何在生活中實踐不一樣的自然養生法，並提供早午晚的食物內容與生熟食的建議比例，也談及運動、心靈療癒的重要。

第二單元，則是分享數十位個案供讀者參考，讓讀者能從真實個案的食療及營養補充品的使用過程，有個整體的概念來作為參考或作借鏡；讓大家知道，所謂的絕症不一定是絕症，讓大家看到自然療法所發揮的輔助功效。但有一點補充說明，請讀者要特別注意：每個人的病情輕重各異，書中的食療內容以及營養補充品的需求是根據當時病人個別狀況而制定，所以也不盡相同！能改善他人健康的食譜，照吃照做未必就能改善你或者親友的病情及健康。

第三單元，則是希望讀者明白不只是靠著喝幾杯蔬果汁和吃對食物就能得到健康，正確且適量的運動也是健康良藥，跟著我練習「養生調息運動」，就能讓你一整天都充滿朝氣活力。

第四單元，則是分享對症腳底與全身按摩法，這些都是很好的保健方法，可改善肩頸痠痛、頭痛、耳鳴、幫助睡眠、減輕疲勞和舒緩緊張的情緒。

健康是整體的，包括身心靈全方位的平衡，多方面的配搭及照顧，是大家應該每天都必須去注意的日常工作。這是我三十多年來的臨床經驗，供大家參考。讀者應視個別病症的不同狀況，尋求當地專業醫生診斷評估後，加以思考分析，再決定採取哪種治療法是可行或最適合的，因為病患自己的決定及信心，加上家庭成員的支持，就已經先醫好了疾病的一半！相反的，懷疑、沒信心、盲目的做任何治療，只會浪費寶貴的時間及金錢，加深身體的痛苦創傷，不可不慎！

在此請容許我以數十年的臨床經驗及經歷，提供一些診斷學上很重要又寶貴的個人見解：在每年做體檢時，務必請醫生在抽血檢驗的項目裡，加上篩檢所有器官的癌症標記指數，這樣就可以提早五年到十五年預知身體上是否有癌細胞的存在；並在日常生活中吃對自己血型的食譜及改變目前的生活方式，並每天喝蔬果汁及補充正確的營養品，就能常保健康。這裡所說的營養補充品都是從天然食物中萃取出其營養精華，目前已能將上天賜與我們的天然元素的營養精華萃取出來放入膠囊或壓成片狀，卻不會改變其營養價值，也不會在治標的同時傷了身體！

當我建議要喝蔬果汁和服用天然的營養補充品時，很多人會問：「這樣喝蔬果汁會不會太寒？這些營養品的成分是什麼？有沒有毒素？會不會有副作用？……」讀者要摒除過去的錯誤觀念，不要以為用化學藥物治病才堪稱最科學、最高明的醫學，而用上天賜給我們的一切自然有機食物反而產生懷疑！要知道，非天然的東西，身體是很難代謝的。有時太容易得到的東西，反而覺得不值錢，太簡單的道理，大家反而不看在眼裡。現代人類追求美食，說是享受人生，其實是糟蹋生命、慢性自殺，往往被私慾蒙蔽導致疾病纏身。

只有天然的東西才能真正幫助身體康復！所謂：「順天者昌，逆天者亡。」天就是指天然，順天是指順其自然，追求健康要順著人體自然的本能，用藥物抑制人體的免疫及自癒系統功能乃違反自然，自取滅亡，如何能把病治好呢？

大多數的疾病都是因為免疫及自癒系統失調及不平衡所致。身體才是你最好的檢驗室，馬上就會告訴你最正確的答案，醫生只不過治療小部分的差錯而已，大部分的健康及痊癒還是得靠你自己去努力爭取，其實上天早已在你身體上安置兩位「免疫」及「自癒」的大醫生了。只要你肯提供它們所需的營養及植物生化素，它們會無怨無悔，奮不顧身盡力的保護你的健康。

總括來講，要有一個真正健康的身體其實不難，問題是肯不肯改，肯不肯去做。我將幾十年的臨床經驗裡所遇到的病人分為三類：

第一類是很有信心、恆心，有特高的自律精神，絕不放棄，又有善心和愛心，這類病患康復的成功率很高。

第二類開始時很有信心，但越做越沒恆心，時做時停，這類病患不會好轉，但也沒有惡化，病況不好也不壞。

第三類是還沒開始做就問東問西，健康諮詢後第一句話就說：「好難啊！」馬上用很多藉口，使自己不去做。因此，放棄的那一刻，就是失敗的那一刻。

所以讀者若能有信心、恆心去天天實踐，一定可以在短短幾個月的時間就明顯感受到身心靈的大大轉變。

以下則是我到世界各處演講時，常常與聽眾共勉的座右銘：

★世上沒有醫不好的病，只有醫不好的人，因習性難改。

★把食物當作你平日的藥物，不要把藥物長期當成你的食物。

★吃得好，睡得好，心情好，身體自然會好。

★要樂觀，放得下，舒解壓力，有包容寬恕的心。

★捨己為人，愛人如己，多去關心並幫助別人。

我期盼讀者好好研讀這本書，明白我的用心，對內容融會貫通後並願意落實在生活中，把健康經營好！這當然不是一兩天的事，而是要長期的實踐，才會換來一個真正健康的身體。總之，一分耕耘，一分收穫；一分自律，一分成功；健康掌握在自己手中！敬祝大家身體健康，平安快樂！

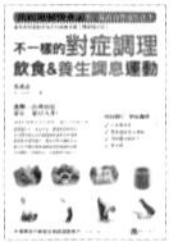
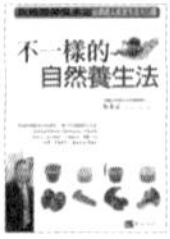
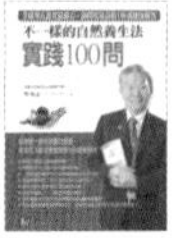

蔬菜類 Vegetables

甜菜根（甜菜頭） **Beet** 港譯：紅菜頭	紅蘿蔔 **Carrot** 中譯：胡萝卜	番茄 **Tomato** 中譯：西紅柿	玉米 **Corn** 港譯：蜀米
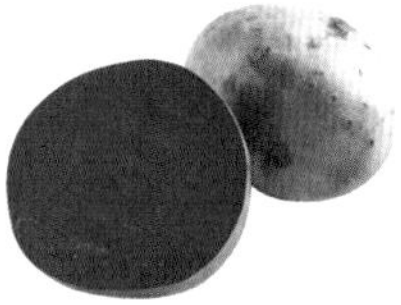	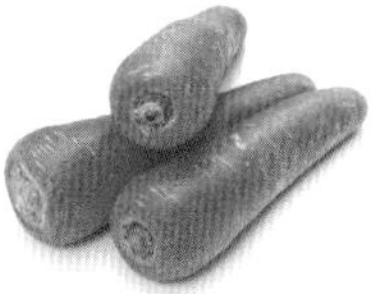	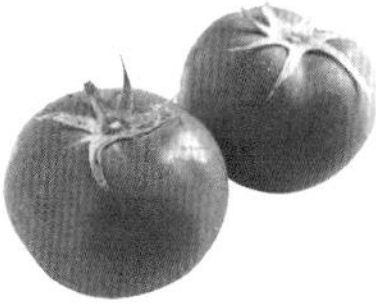	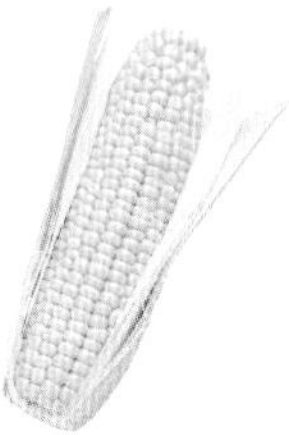
櫻桃小白蘿蔔 **Radish** 港譯：紅皮白蘿蔔	蘆筍 **Asparagus**	西洋芹 **Celery** 中譯：西芹	苦瓜 **Bitter Melon** 港譯：涼瓜
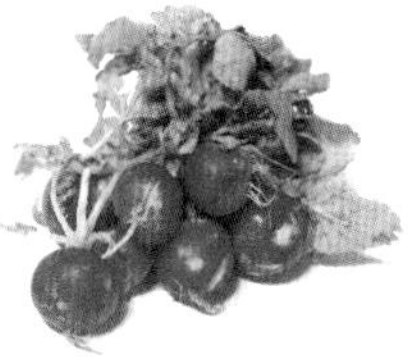	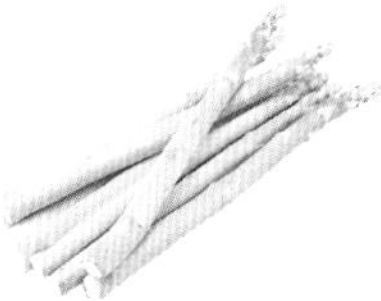	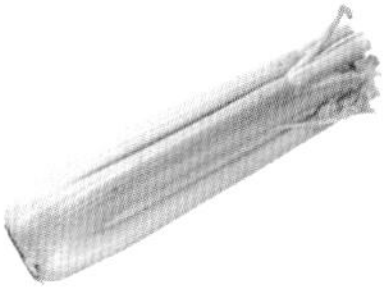	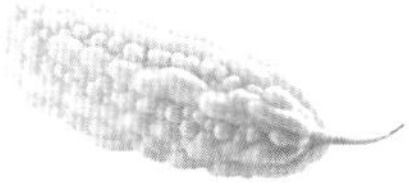
南瓜 **Pumpkin**	大黃瓜 **Cucumber** 港譯：青瓜	地瓜 **Sweet Potato** 港譯：蕃薯	白蘿蔔 **Daikon Turnip**
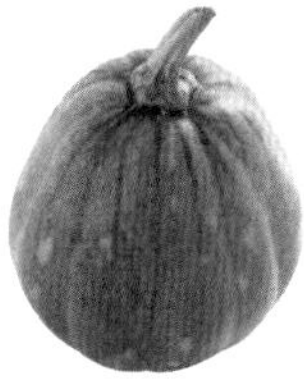	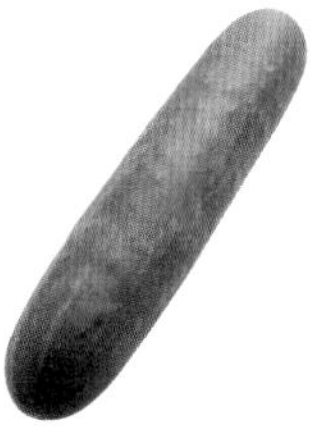	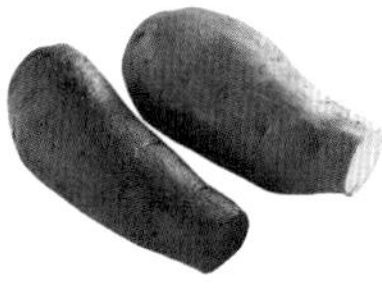	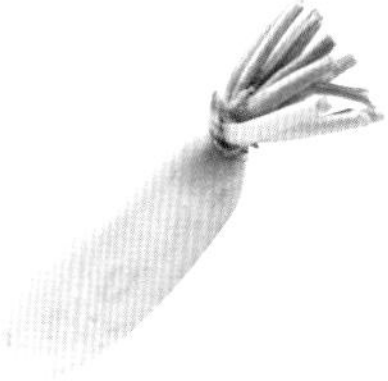

蔬菜類 Vegetables

義大利櫛瓜 **Zucchini** 港譯：翠玉瓜	百葉薊 **Artichoke** 中譯：朝鮮薊	茄子 **Egg Plant** 港譯：矮瓜	朝天椒 **Cayenne Pepper**
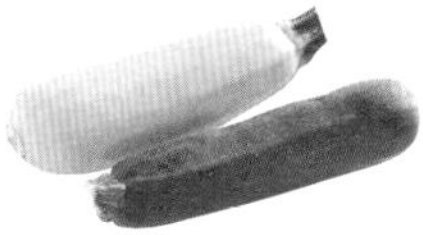	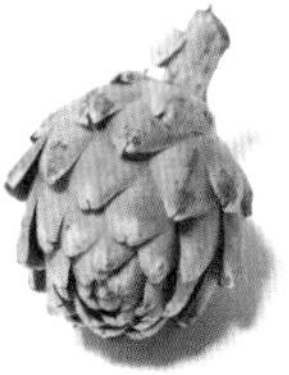	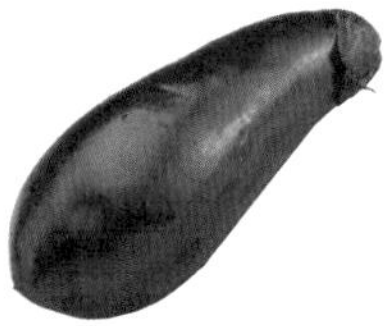	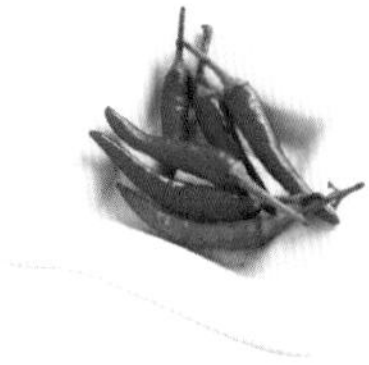
綠花椰菜 **Broccoli** 港譯：綠椰菜花	白花椰菜 **Cauliflower** 港譯：白椰菜花	紫色包心菜 **Purple Cabbage** 港譯：紫椰菜	孢子甘藍 **Brussel Sprout**
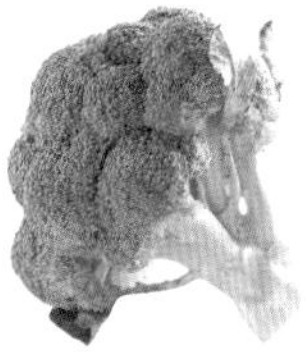	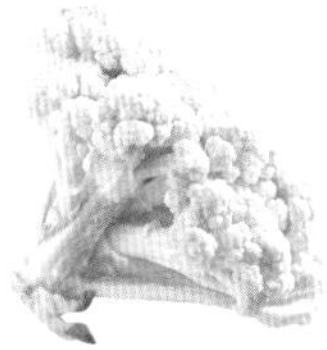	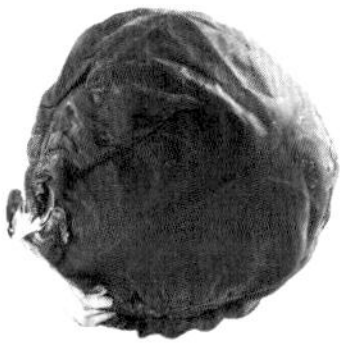	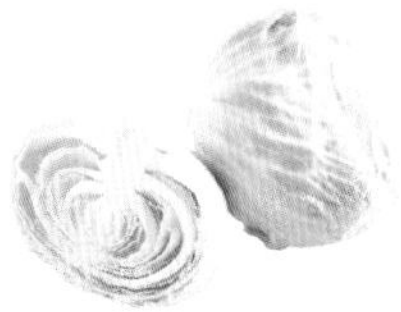
菠菜 **Spinach**	君達菜／**Red Chard** 港譯：豬乸菜 中譯：豬母菜	川七葉 **Madeira Vine Leaf**	苜蓿芽 **Alfalfa**
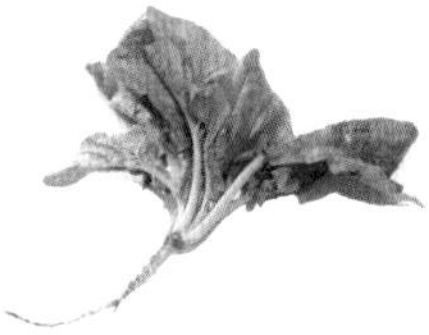	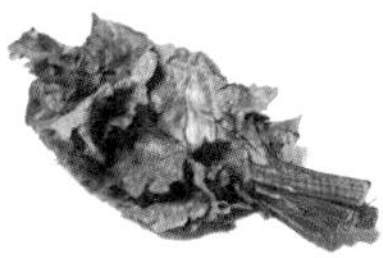	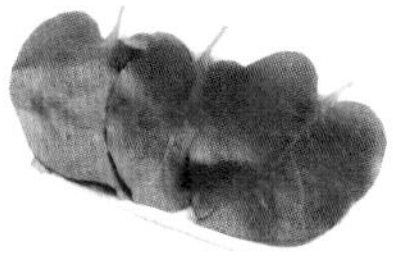	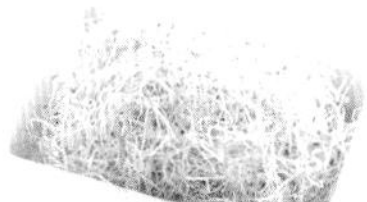

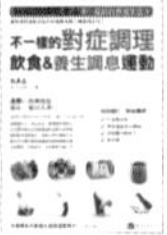

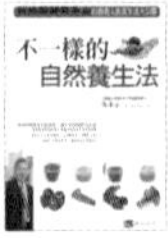

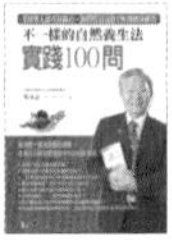

水果類 Fruits		蔬菜類 Vegetables	
奇異果 **Kiwi** 中譯：彌猴桃	青檸檬 **Lime** 港譯：青檸	發芽黑豆 **Sprouted Black Bean**	發芽扁豆 **Sprouted Lentils**
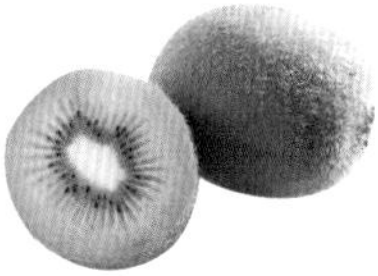	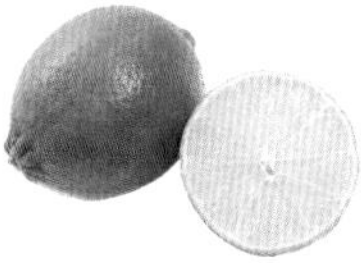	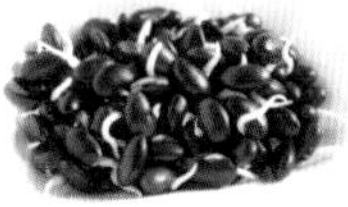	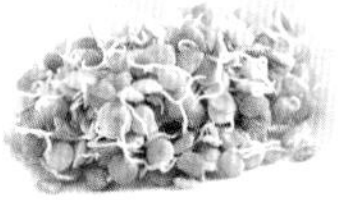
百香果 **Passion Fruit** 港譯：熱情果	黃檸檬 **Lemon**	發芽綠豆 **Sprouted Mung Bean**	發芽雪蓮豆 **Sprouted Chickpea** 中譯：發芽雞豆
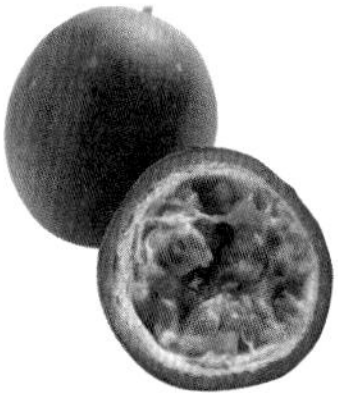	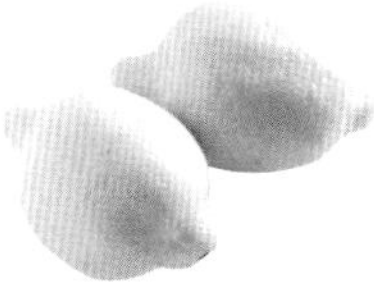	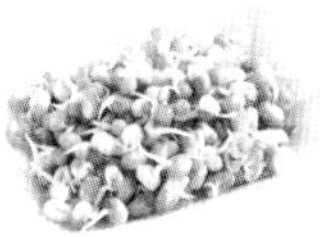	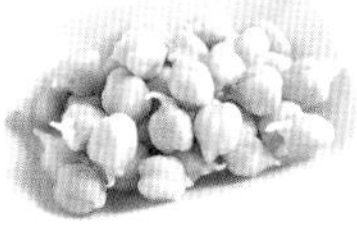
火龍果 **Pitaya；Dragon Fruit**	青蘋果 **Granny Smith / Green Apple**	蘿蔔嬰 **Carrot Sprout**	發芽黃豆 **Sprouted Soy Bean**
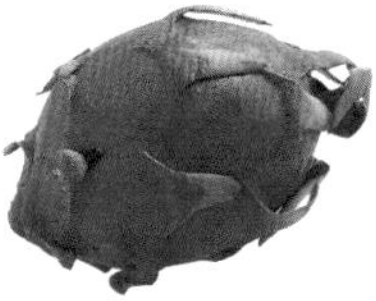	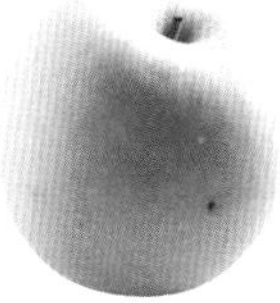	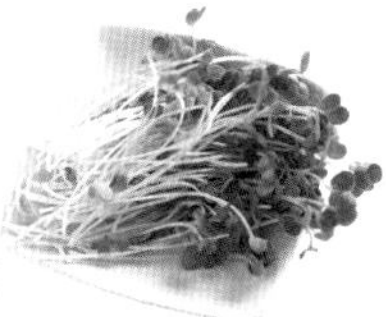	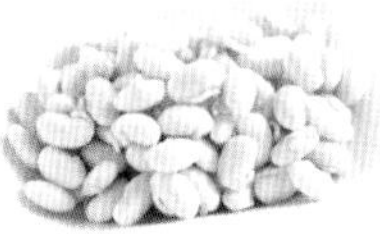

水果類 Fruits

酪梨 **Avocado** 港譯：牛油果	櫻桃 **Cherry** 港譯：車哩子	梨子 **Pear**	鳳梨 **Pineapple** 港譯：菠蘿
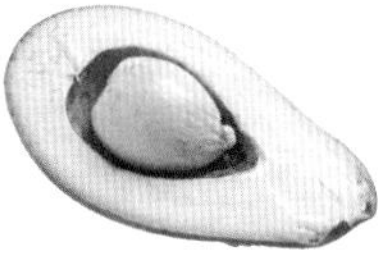	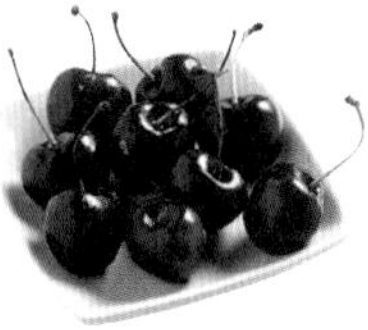	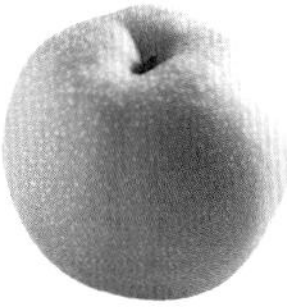	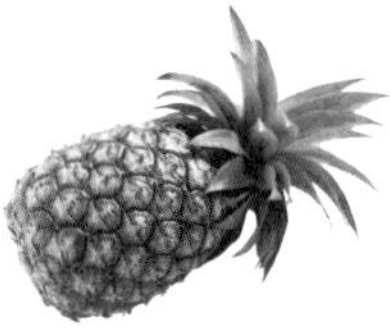
覆盆莓 **Raspberry**	椰子肉 **Coconut Meat**	油桃 **Nectarine**	石榴 **Pomegranate**
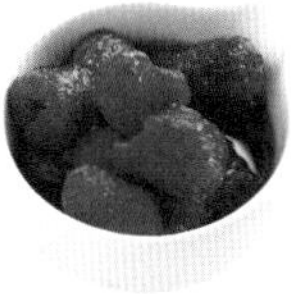	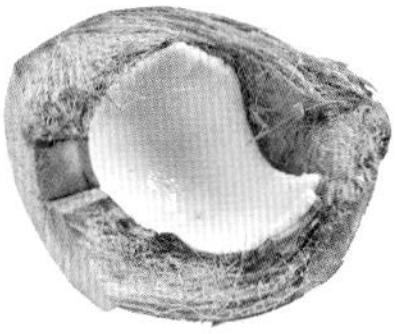	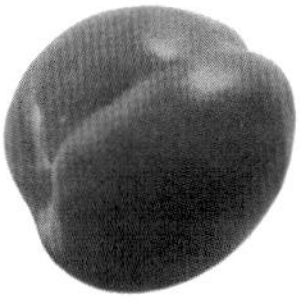	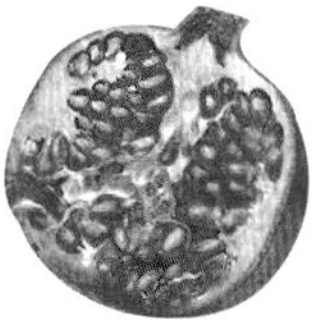
黑莓 **Blackberry**	葡萄 **Grapes**	藍莓 **Blueberry**	柳丁 **Orange** 港/中譯：橙
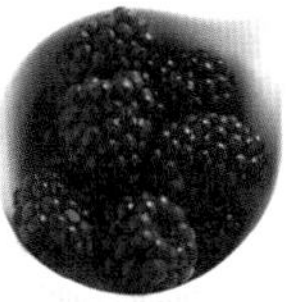	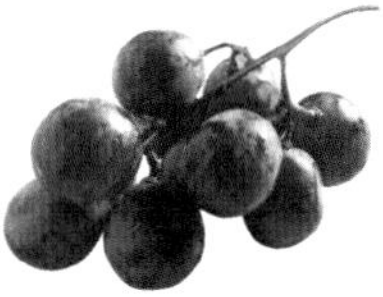	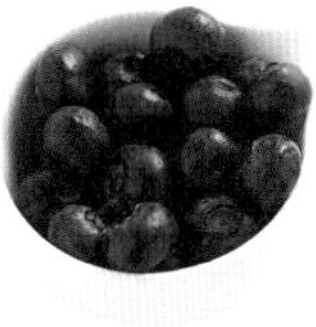	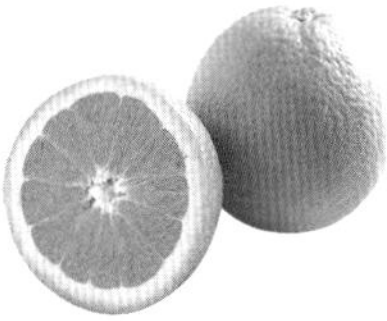

香料類 Spices

葫蘆巴粉 Fenugreek	香茅 Lemon-grass	迷迭香 Rosemary	香菜 Cilantro 港譯：芫荽
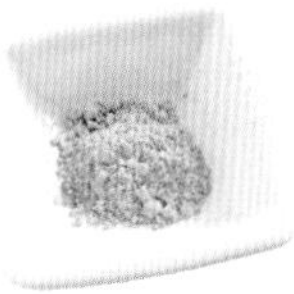	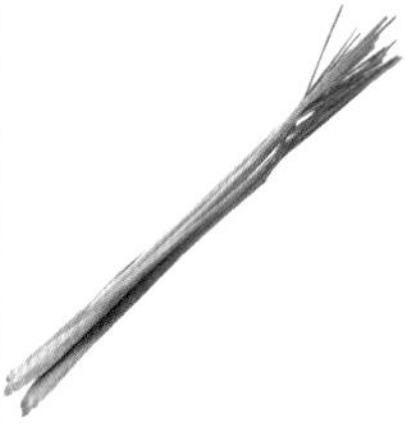	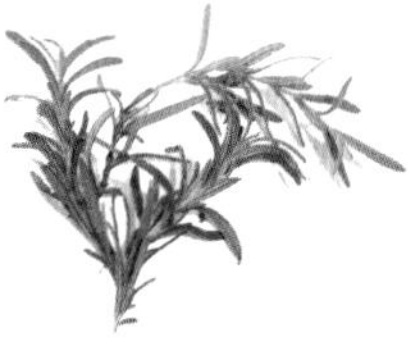	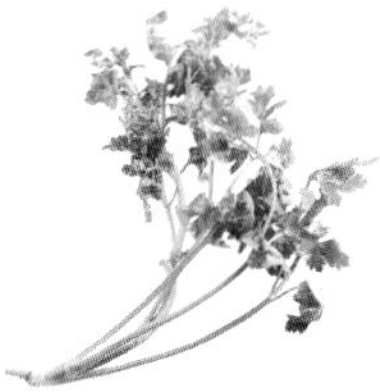
蒜頭 Garlic	紫蘇葉 Perilla Leaf	薑 Ginger	巴西利／Parsley 港譯：洋芫荽 中譯：洋香菜
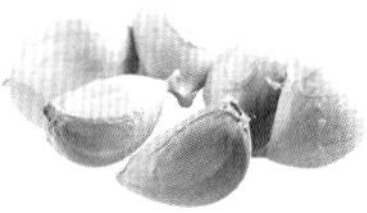	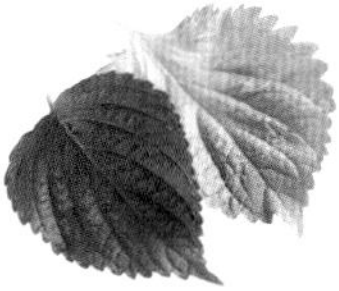	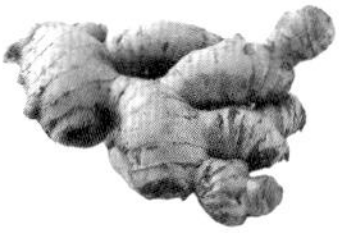	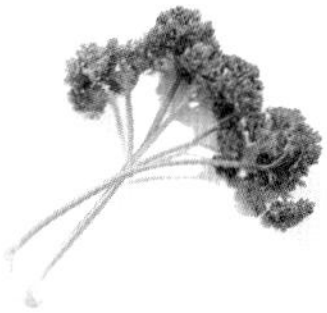
白芝麻 White Sesame	薑黃粉 Turmeric Powder	朝天椒粉 Cayenne Pepper Powder	九層塔 Chinese Basil 中譯：羅勒
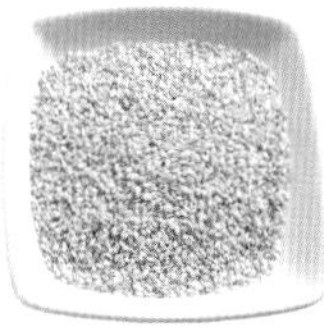	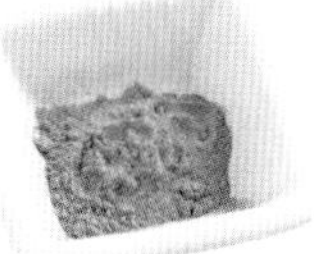	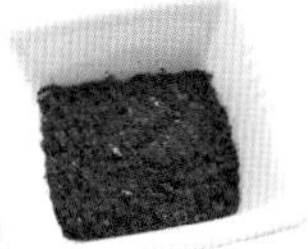	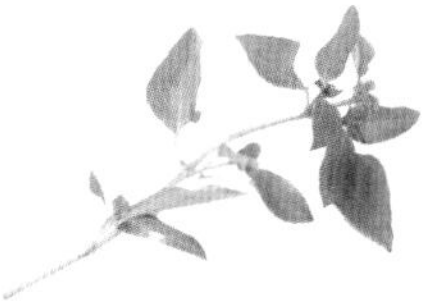

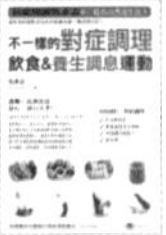

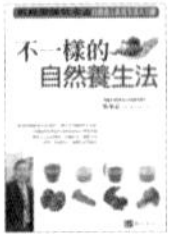

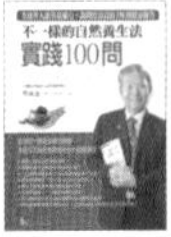

油類 Oil

酪梨油 **Avocado Oil** 港譯：牛油果油	（中鏈）椰子油 **Coconut Oil (MCT)**	肉桂粉 **Cinnamon Powder**	黑芝麻粉 **Black Sesame Powder**
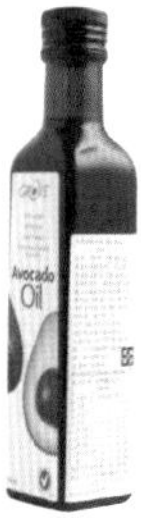	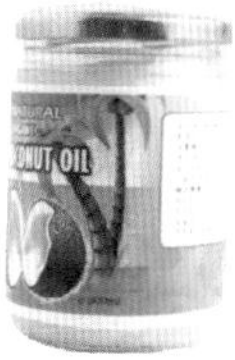	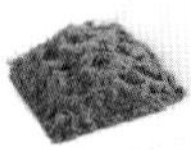	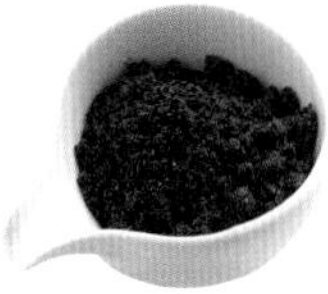
橄欖油 **Olive Oil**	石榴油 **Pomegranate Oil**	丁香粉 **Clove Powder**	小茴香 **Cumin Seed**
	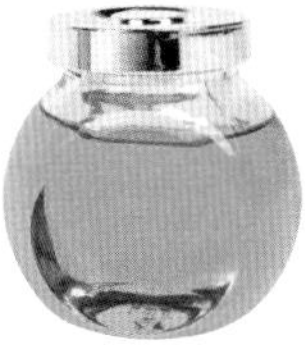	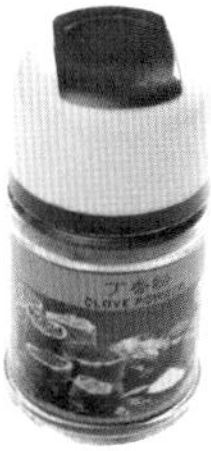	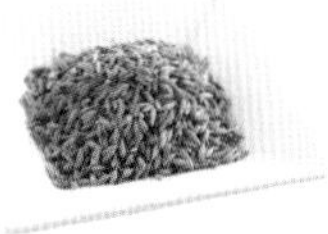
亞麻子油 **Flaxseed Oil**	芝麻油 **Sesame Oil**	乾迷迭香葉 **Dry Rosemary Leaf**	黑胡椒粒 **Black Pepper Seed**
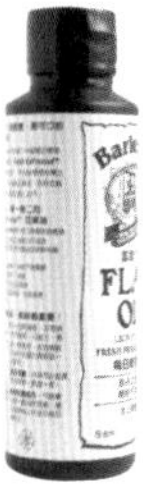	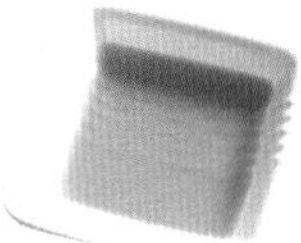	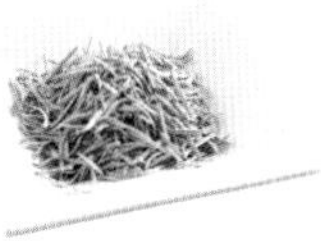	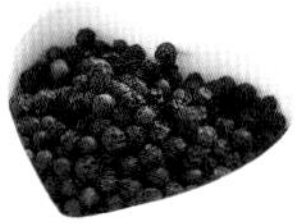

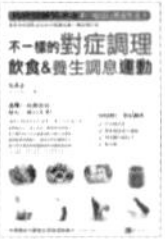

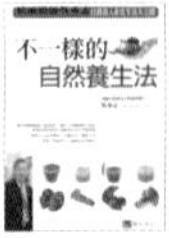

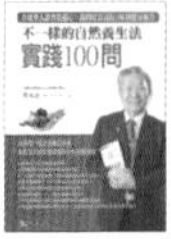

中藥材 Herbs		穀類 Cereal	
玉米鬚 **Corn Silk** 港譯：蜀米鬚	枸杞 **Goji Berry** 港譯：杞子	燕麥 **Oat Groat**	五穀米 **5 Cereal Grains**
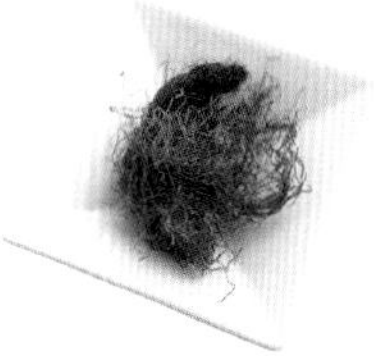	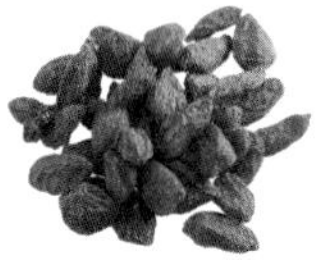	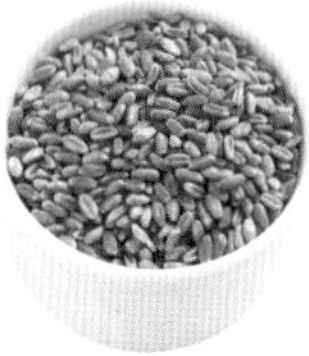	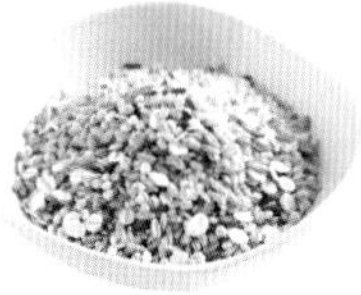
南杏 **Apricot Kernel**	羅漢果 **Fructus Momordicae**	十穀米 **Ten Cereal Grains**	紅麴米 **Red Yeast**
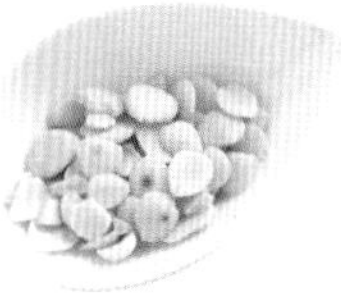	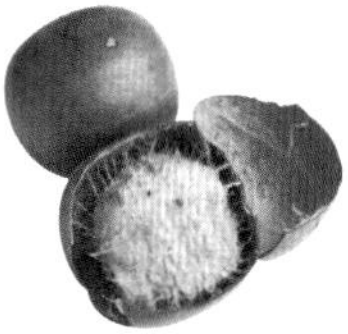	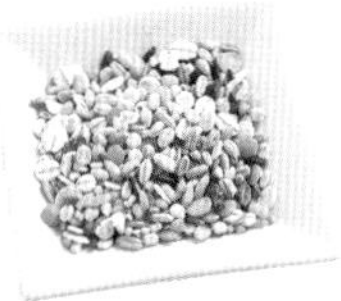	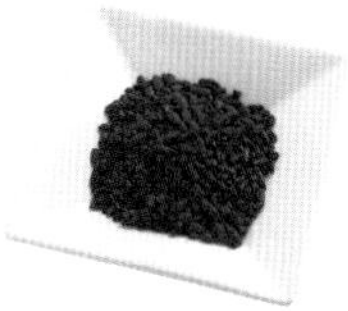
北杏 **Chinese Almond**	人參 **Ginseng**	黑豆 **Black Bean**	蕎麥 **Buckwheat**
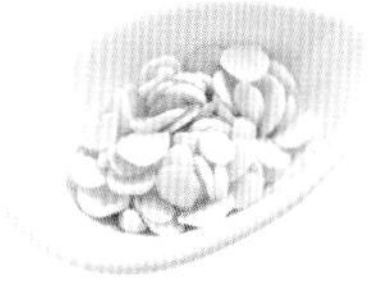	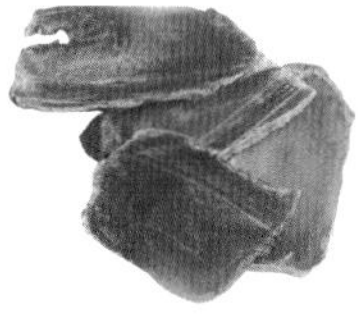	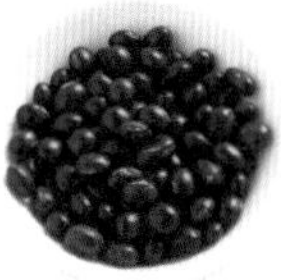	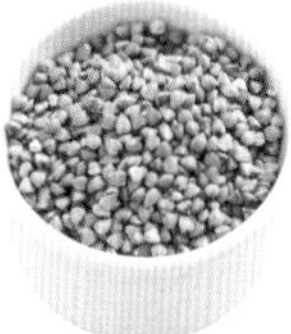

其他 Others		堅果類 Nuts	
有機蘋果醋 **Organic Apple Cider Vinegar**	海鹽 **Sea Salt**	核桃 **Walnut**	巴西堅果 **Brazil Nuts**
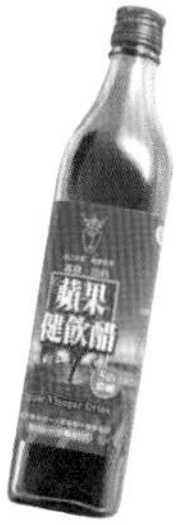		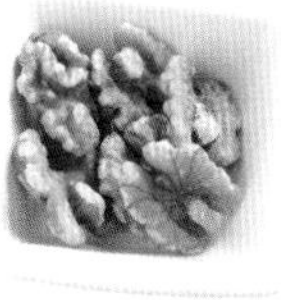	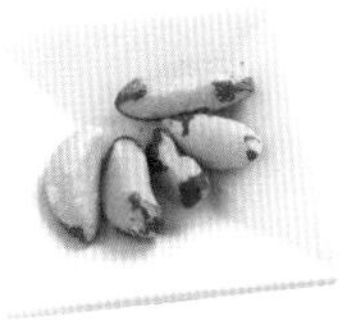
蜂花粉 **Bee Pollen**	酒釀 **Fermented Glutinous Rice**	南瓜子 **Pumpkin Seeds**	亞麻子 **Flax Seeds**
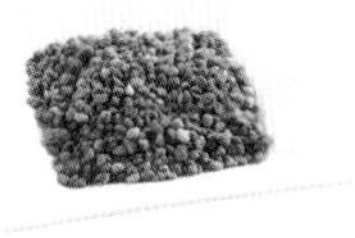	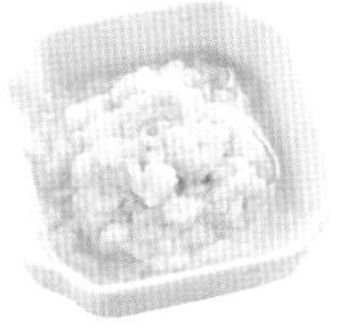	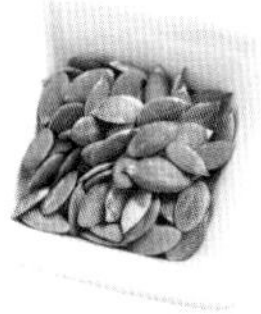	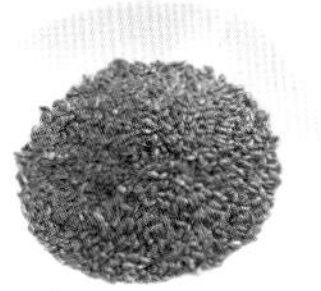
卵磷脂 **Lecithin**	納豆 **Natto**	杏仁 **Almond**	榛果 **Hazelnut** 港譯：榛子
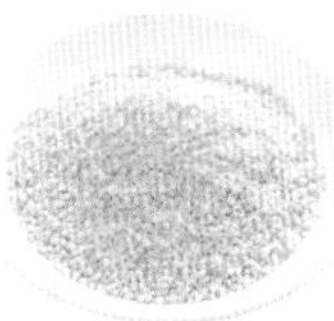	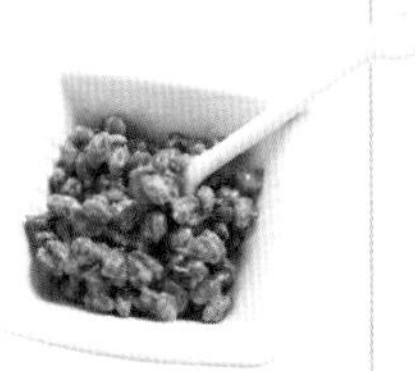	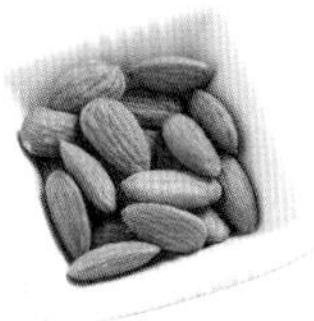	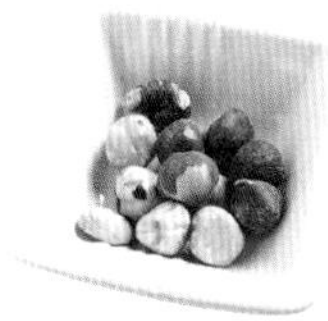

本書特別聲明

本書作者嘗試對本書的主題內容提供一個最深入、正確且完整的訊息，但對於部分來自外部的參考資料，若有缺漏、不精確或矛盾處，作者和出版社誠心接受指教。

本書所提的方法並不試圖取代現有的主流醫療，讀者在採取任何方法之前都應自己審慎評估。書裡的所有陳述都是以作者本身的意見及理論為基礎。讀者在採取任何飲食、營養、草藥和營養補充品前，或在停止任何療法前都應向醫療執業人員諮詢，作者並未試圖提供任何醫囑或替代建議。

此外，本書的陳述未經由美國食品藥物管理局（Food & Drug Administration）或聯邦貿易委員會（Federal Trade Commission）的審查，讀者在採用任何特定的方式來治療個人問題前，應靠自己的判斷或向醫療相關人員諮詢。

part 1 實踐不一樣的自然養生法

〉停止致病飲食
〉進階調整飲食
〉黃金飲食比例
〉救命飲食原則
〉養生療癒運動

停止致病飲食

在古希臘的神話故事裡，有這樣一段記載：

有一天，天上的火（即閃電）燒了一大片的森林及燒死了很多的動物。地上的人第一次聞到用火燒焦過的肉類香味，也第一次嘗試到用火燒烤過的熟肉美味，地上的人開始厭倦吃生冷無味的食物，希望能用火來燒烤煮熟香脆的食物，因此大家就商量如何派使者到天上偷取火把。

天王老早就已經知道使者的來意，就對使者說：

「我會給你火把，也給你一個盒子，叫著pandora box（潘朵拉盒子／裝滿痛苦的盒子），當你將這火把交給地面上的人時，也要立刻叫他們打開這個盒子。」

使者回到地面時，就照著天王的吩咐，交了火把給地上人，也同時打開裝滿痛苦的盒子，盒子內的一切病痛就飛了出來，飛到地極的每一個地方！

這個故事蘊藏了很深的寓義。古代有智慧的人已經知道吃煮熟燒烤過的食物會帶來疾病的痛苦，才用這神話來警誡大家！

吃煎炸炒烤燒食物，帶來疾病痛苦

可不是嗎？現代的醫學研究者已經發現，在快餐速食店裡賣的又香脆又好吃又便宜的煎炸炒烤燒食物，含有很多致癌毒素。譬如：

★炸雞腿、烤肉之類的食物都須高熱溫度熟成。而高熱溫度炸過烤過的肉類會產生很多的異環胺（Heterocyclic Amines 或簡稱 HCA），這是一種劇毒致癌的物質，不僅會破壞身體的細胞膜，引發細胞基因的異變以及細胞的發炎，會引起高血壓、高膽固醇、血管硬化、心臟病；同時高熱煎炸燒烤過的油脂會使油脂高度氧化，讓胰臟的脂肪酶窮於應付，引發胰臟功能失常，帶來糖尿病及肥胖；還有細胞基因的異變也是癌細胞的開始，長期吃這類食物會讓癌細胞累積成癌腫瘤如淋巴癌、胰臟癌、肝癌、腸癌及腎癌；長期吃高蛋白質的食物還會傷腎臟引發痛風、類風濕、關節炎、腎衰竭……等。

★炸薯條、燒餅類的食物都要使用高熱的油。油脂經過高熱會產生很高的丙烯胺（Acrylamide），這是一種致癌劇毒的物質，吸收過量不但可能會引起甲狀腺長出腫瘤、乳癌、卵巢多

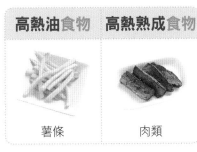

高熱熟成食物

肉類

高熱油食物

薯條

囊腫癌、胰臟癌，還會引起高血壓、高膽固醇、高三酸甘油脂、心臟病、中風等病症。

★炒麵、炒米粉、炒飯之類的食物會吸收很多高濃度的氧化油脂。高熱高濃度的氧化油脂會產生一種聞起來很香，但卻含劇毒的多環芳香碳水化物（Polycyclic Aromatic Hydrocarbons 簡稱 PCAH 或 PAH）。而這種有毒物質吸收過量，可能會引起膽囊炎、膽囊腫瘤、肝腫瘤、乳房腫瘤、卵巢多囊腫瘤、子宮肌瘤、高血壓、心臟病、中風、糖尿病等病症。

★汽水、奶茶、糕餅、饅頭、義大利麵、通心粉等都是屬於高糖高澱粉的食物。過量的高糖分會使血液過濃過稠，可能引起手腳麻痺、頭暈頭痛、糖尿病、高三酸甘油脂、血管栓塞、心臟病、中風、肥胖、失眠、憂鬱症、癲癇症、失智症、癌症等病症。

由此可知，許許多多的病症可能是因為飲食不當而來的！那為什麼仍有這麼多人仍戒不了口？難道不怕生病嗎？

有誰不怕生病？其實只是不知道長期愛吃這類的食物會帶來這麼多的病痛而已！所以世界衛生機構才會警告大家說：

「疾病始於無知！」（Diseases come from ignorance!）

高糖高澱粉食物

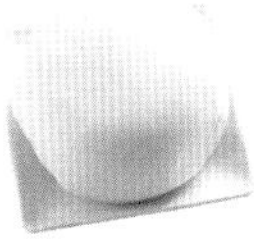

饅頭

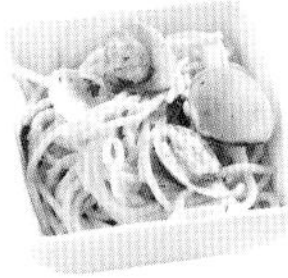

義大利麵

高氧化油脂食物

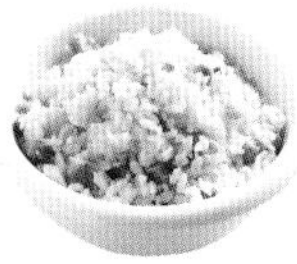

炒飯

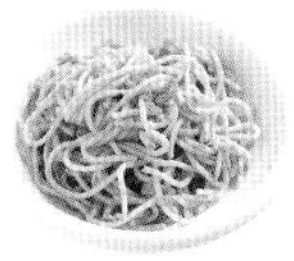

炒麵

不要再讓藥物長期當成你的食物

我們無知的天天亂吃煎炸炒烤燒的食物，甚至無知的濫用藥物，不但得不到健康，甚至還可能帶來更多不必要的病痛與致命的危機！

大家真的要明白一個事實：藥物能暫時控制病情，能將嚴重危急的病症先緩和下來，這毋庸置疑，然而接下來應該要靠病人本身能立即修正飲食及回歸正常生活，讓食物與運動變成你的健康良藥，雙管齊下，慢慢在幾個月內讓身體日益改善，否則若只想一味長期仰賴藥物，而不願改正錯誤的飲食型態與生活作息，難保不會帶來更加嚴重的副作用——例如長期服膽固醇藥，恐怕日後會引起肝硬化、脂肪肝的疑慮；長期服高血壓藥，恐怕日後會引起腎衰竭、洗腎的疑慮；長期服糖尿病藥，恐怕日後會帶來眼疾、截肢的疑慮等等。

藥物能治病也能致命，大家真的不可不慎！

因此，知道了疾病的起因，就要立刻下定決心回歸大自然賜給我們最天然的飲食生活，這包括吃得對，喝得對，起居定時，常做輕鬆的運動，常到戶外活動吸取新鮮的空氣，常保喜樂的心，常輕鬆的歌舞，常關心自己也關心別人，常有善心幫助別人，常正面的對事對人，有信心，不放棄……這才是真正整套的生機飲食生活，而不是只喝幾杯蔬果汁，只吃一些全生沙拉，補充一些天然營養品，保持天天有四次大便，就算是實踐了「不一樣的自然養生法」。

以上所說的，都是每一個人能自己做到的，所以真正的健康掌握在你自己的手中，不要再讓無知毀了你的一生，不要再讓藥物長期當成你的食物！而要讓神的天然食物成為天天保護你的良藥！

怎樣吃不生病？大自然已預備好對症下藥良方

實際上，神送我們來到這個世界上，不是來受苦受難，因為神已經先創造了宇宙萬物，祂認為很滿意後，才開始創造我們人類的祖先亞當，並為了亞當的健康，還吩咐他說：

「所有地面上一切有種子的蔬菜五穀雜糧豆類，以及所有樹上有種子的水果堅果都是你的食物。」

古人也常常告誡我們：

「每天一蘋果，使醫生遠離我！」

這是一針見血的古訓——只要我們天天吃神所創造出來的大自然蔬果，我們就很少會生病，因為神的食物就是良藥，能裹腹也能治病防病！因為智慧的神知道人體所需要的一切：蛋白質、氨基酸、脂肪、油酸、澱粉、水分、糖分、單糖、多糖、活性礦物質、微量素、維生素、植物生化素、抗氧化素、酶素等等，是我們人體不可或缺的物質，用來供應身體的每一個細胞、五臟六腑及一切的系統，尤其是神所賜與我們的二位大醫生（**即免疫及自癒系統**），讓我們能健健康康，幸福快樂的活過一百二十歲，而全部人體所需要的營養物質都能在蔬果、五穀雜糧、豆類裡獲得！

但因為人們的無知，已經吃了很久的煎炸炒烤燒的食物，和染上了抽菸、喝酒的壞習慣，又怎麼辦呢？

不用怕！請立刻懸崖勒馬，及時回頭，神所賜與我們的二位大醫生還是一樣會無怨無悔的保護及修補已經破損的細胞和器官，只要我們肯提供給它們所需要的營養及肯給它們一個機會：

★每天喝四至六杯含高量植物生化素的蔬果汁來淨化血毒及活化免疫自癒系統；
★每天午晚餐要吃蔬菜吃沙拉和五穀豆米飯來保養五臟六腑；
★每天運動二十至三十分鐘來活動筋骨（**適量的運動**）；
★每天還要喝六至八杯的好水和活性水來排毒（**水是生命之源**）；
★每天能有三至四次大便來排廢物毒素（**若要長青，大腸常清**）；
★每天要大笑三百聲，分開五至六次來做（**喜樂乃是良藥**）；

★每天要有充足的休息（早睡早起身體好）；

★每天都要感恩、做一件善事，或幫助別人（日行一善）；

★每天都要祈禱，求神賜喜樂的恩典、活力的能量及堅强的信心（身心靈平衡）！

讓大自然的好食物成為你的健康良藥

★天然的降血壓好食物：例如西芹菜、芽菜、青瓜、絲瓜、佛手瓜、川七葉、蒜頭、洋蔥、菇類等。

★天然的降血糖好食物：例如苦瓜、南瓜、君達菜、大黃瓜，以及在食物上每次都放點肉桂粉、小茴香粉、胡蘆巴粉、丁香粉。

★天然的降膽固醇好食物：例如高纖維的全生堅果、黑木耳、白木耳、甜菜根、卵磷脂、紅麴米菌、白豆、燕麥米（不是燕麥片）及天天保持有三至四次大便，並每年在春天時做一次四天的排膽石淨化膽囊與肝臟。

★天然的降三酸甘油脂良藥：天天在強陽光下快步走二十至三十分鐘及在吃沙拉時，放多點含有中鏈三酸甘油脂的椰子油或石榴油和丁香粉。

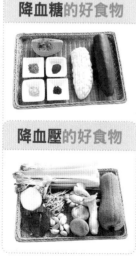

降血糖的好食物

降血壓的好食物

進階調整飲食

如前所述，養生療癒當然不光只靠喝蔬果汁就能長命百歲、百病全消；您還要吃得對！在我的第一本著作《不一樣的自然養生法》書中第三章第一節，就極力倡導「四階段調整飲食」（參見該書第一三八至一四〇頁），只要按階段逐漸改善體質，我們的身體就會遠離疾病，變得愈來愈健康。

大量蔬果、少量肉類

因此若您很認真的調整飲食內容，從第一階段（將大魚大肉稍稍減量並添加一些生鮮蔬果的量），進階到第二階段（大魚大肉再減量；避免煎炸炒烤燒的食物；新鮮蔬果再增量；多吃燙青菜），甚至邁向第三階段（大魚大肉的份量再降低；食用大量蔬菜，甚至有一半比例生食或打成蔬果汁、一半稍燙一下的熟食），最後進階到第四階段（完全不吃魚或肉或者一星期只限吃兩次少量的魚或肉，開始全面大量蔬菜和飲用蔬果汁），那真要恭喜您，您如此善待自己，相信您的身心靈也會善待您！

因此，三十多年的臨床經驗告訴我，要有真正健康的身體，最重要的是：

吃對你血型的好食物

每一種血型應該吃的食物分類，簡單概念如下：

★A血型的食物：建議多攝取蔬菜類，水果堅果類次之，動物性蛋白質越少越好，最好一週只一次，不超過兩次。就能遠離心血管病症（**高血壓、膽固醇、心臟病等問題**）、胃病、癌症等，最好吃全生蔬果。

★B血型的食物：建議多吃蔬菜五穀類，水果堅果類次之，動物性蛋白質比A血型多一些，但比O血型要少很多，即每週最多二次，不超過三次。就能遠離神經系統的病症、痛風、腎臟病、淋巴癌、腦瘤等。最好是營養食物均衡，不能偏食。忌吃乳製品及雞肉。最好生食及水煮。

★AB血型的食物：建議多攝取蔬菜豆類，水果和五穀類少吃，動物性蛋白質可如B血型（**比A血型多一些，但比O血型要少很多**）即每週一次或二次，就能遠離糖尿病、心臟病、腎臟病、皮膚病、風濕等疾病。忌吃乳製品、花生及煎炸炒。要多做善事及幫助別人。

★O血型的食物：建議多攝取蔬菜水果及豆類，動物性蛋白質可比B型和AB型多些，但也不能天天吃；每週最好三次。就能遠離肺病、性病、花粉症、腰疼背痛等。最好多運動、多用體力，少發脾氣、少情慾。忌吃乳製品、花生及煎炸炒。

黃金食物比例

百分之六十的蔬菜，百分之三十的五穀豆類與水果

當您懂得進階調整飲食內容之後，更進一步也知道要選擇吃對適合您血型的食物內容，然而每天三餐該如何分配這些好食物才能讓身體更健康？從我個人累積數十年來對生機飲食的研究與曾經罹癌復原的經驗，加上提供給病患的食療建議且獲得良好的成效，我樂於分享以下有益健康的食物分配比例的大原則：

★百分之六十的**蔬菜**
★百分之十的**五穀米**（蕎麥，小米，燕麥，糙米，黑米）
★百分之十的**豆類**（稍微發芽的各種豆類）
★百分之十的**水果**
★百分之五的**生堅果及生種子**
★百分之五的**動物性蛋白質**（每餐只選擇其中一樣：海鮮、蛋類、家禽、肉類、羊乳

製品）。如不想吃動物性的食物，可以將百分之十的豆類增為百分十五（發芽豆的蛋白質比動物性蛋白質多出幾倍，是癌症病患最需要的蛋白質，但一定要每口細嚼四十下才吞下！）

早午晚餐，百分之八十五生食加上百分之十五熟食

早餐該怎樣吃才健康？

★全家老少——起床先喝一大杯加海鹽微溫的好水：不論成年人或小孩，在起床後，立刻喝一大杯（成年人五百西西、小孩二百五十西西）微溫好水或活性水，加入大約四分之一小匙的天然有機礦鹽或海鹽（如果有高血壓者，最好只加八分之一小匙，但低血壓又手腳冰冷者可增加二分之一小匙），稍微搖勻後，慢慢一小口一小口吸入口中後，如漱口般的在口中搖動幾秒鐘後才吞下。

慢慢喝完半杯後，用剩下來的微溫活性水服一至三粒的助生素（即益菌），視個

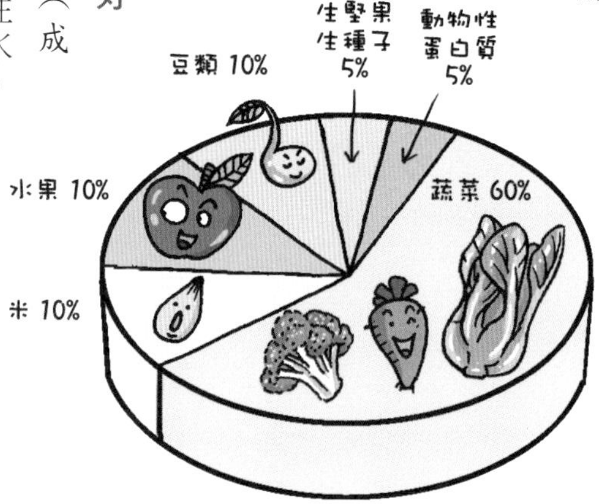

▲有益健康的食物分配比例。

人個別份量的需要來增加消化系統益菌的數量，能同壞菌對抗，爭取地盤，保護大腸環境的清潔。

淨化了消化系統後就可以吃早餐了。

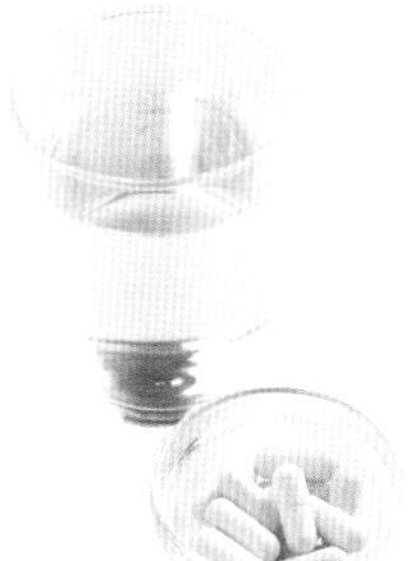

▲益生菌是健胃整腸的好幫手。

★成年人——先喝二杯蔬果汁、可再補充蔬菜湯或五穀米粥、酸味水果：大人起床後，同樣也先喝一大杯加了海鹽的微溫好水，再喝二杯**（每杯二百四十西西）**含有高植物生化素的蔬果汁。食材可加番茄、紅蘿蔔、甜菜根、蘆筍、奇異果、蘋果或各種莓類、枸杞子及活性水**（以上食材份量隨宜，最好是蔬菜多於水果）**，再加2片薑、1小匙薑黃粉，1小匙亞麻子，1小匙芝麻子放入蔬果機內打2分鐘即成。

因為早餐時間正是身體排除廢物及排除毒素的時間，所以早上喝一杯或二杯全營養的蔬果汁，能有效的將廢物毒素排出體外；況且用強馬力蔬果機打出來的蔬果汁是微溫的，很適合全家老少一起喝。

請記住！飲用時，最好用吸管將蔬果汁吸進口中，慢慢細嚼約十下與口水津液混合後吞下，更有利於營養吸收和消化。

當然吃一切煮熟過的蔬菜及五穀雜糧豆類也同樣含有纖維素與植物生化素的物

質，只可惜相較之下，高溫煮過的食物會流失較多營養素，不過仍比吃含有化學添加劑的麵包、饅頭、包裝的穀類、麥片、白稀飯（即白粥），健康多了！更何況許多人的早餐吃培根、麵包塗上奶油、香腸熱狗、煎蛋、奶茶、咖啡等，更會緩慢身

成年人早餐建議進食順序

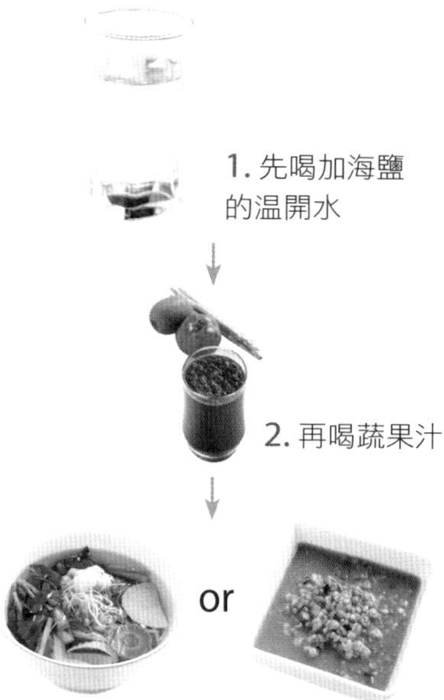
1. 先喝加海鹽
的溫開水
2. 再喝蔬果汁
or
3. 可補充蔬菜湯或五穀米粥

每天喝六至七杯蔬果汁如何分配時間？

當然，只要在空腹狀態下，任何時間都可以喝蔬果汁。但若能在餐前一小時喝蔬果汁，最能讓身體吸收更多的營養和植物生化素。因此建議每天喝六至七杯蔬果汁的時間分配如下：

★早上二杯當早餐，沒有飽足感可在出門時再多喝一或二杯；若趕著上班者，可裝入保溫瓶裡帶去公司喝。

★午餐前及晚餐前一小時左右也喝一杯或二杯，之後才吃午餐和晚餐。

體的排毒程序，所以最好能及時改過以往錯誤的吃法，這樣才能活得更健康，減少苦痛疾病的來臨！

喝完二杯蔬果汁後，若仍沒有飽足感，可以再多喝半杯或一杯，或另煮蔬菜湯（食材份量隨宜）補充；或者也可用五穀米或十穀米加薑後加1小匙薑黃粉，加蒜頭五至六粒，加適量玉米粒煮成粥來吃。也可以再吃些含維生素C高的酸味水果。

★兒童青少年——可先喝蔬果汁，再補充五穀或玉米：孩子起床後就讓他先喝一杯加了海鹽的微溫好水後，接著可讓孩子喝一杯約二百四十西西的全營養蔬果汁。材料有番茄、紅蘿蔔、甜菜根，加多些水果如蘋果，一切的莓類、葡萄、枸杞子（以上食材份量隨宜，但為

兒童青少年
早餐建議進食順序

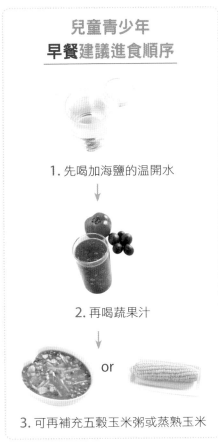

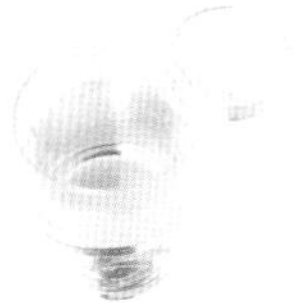

1. 先喝加海鹽的溫開水

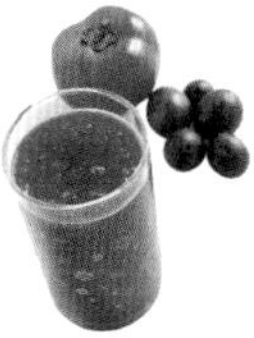

2. 再喝蔬果汁

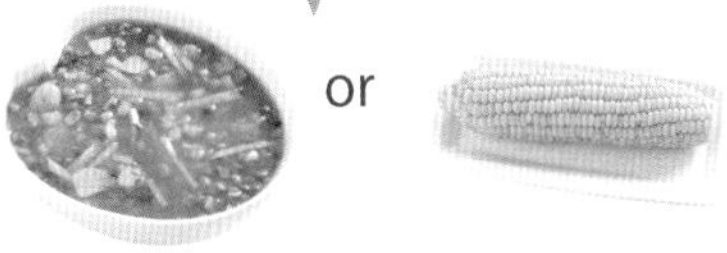

3. 可再補充五穀玉米粥或蒸熟玉米

了讓孩子容易接受，開始時，不妨多放點水果讓他們滿足口慾後，才慢慢將水果的份量減下來，但不建議食用香蕉、梨子、西瓜、哈密瓜、甜瓜、木瓜等這類較寒涼又會降低免疫的抵抗力，因為孩子們的免疫力都還沒有完全成長完善）。

如果小孩常容易感冒，建議再加入助生素及輔酶素（視個人個別份量的需要）同蔬果一起打細，這樣孩子的體質就會慢慢改善，智力、閱讀力也會增強。

喝完一杯蔬果汁後，如還不夠飽，可以再多喝半杯或一杯蔬果汁，或者補充一碗用五穀米或十穀米加玉米粒（份量隨宜）煮成的稀飯（即粥），五穀米含有一切對腦有幫助的維生素B群，而玉米又含有對眼睛好的營養，對入學孩子的思考有很大的幫助！

如果孩子不喜歡吃粥，可以蒸熟一條玉米來吃；如果孩子肯吃全生的有機玉米，補眼補腦的功效會更高。但記得吩咐孩子要細嚼才能釋放出植物生化素。

每隔一天喝完蔬果汁後，也可以讓孩子喝半杯羊奶（千萬不要喝牛奶）、偶爾一星期一盒酸奶（優格）也可，或半杯堅果奶，如此變換，增加營養的攝取。

以上食物內容的順序對孩子最有益，請注意為要！

午餐該怎樣吃才健康？

★午餐（最好中午十二點左右）先吃生食再熟食，有助身體吸收營養：因為午餐是身體吸收蓄存營養的時間，所以務必盡量提供給身體最好、最豐富的全營養食物，而全生的沙拉、發芽豆類、酸味水果、生的堅果、各種天然生鮮的調味香料就是最佳食物！

因此午餐前一小時，可以先喝一杯蔬果汁；吃午餐時則再吃些酸味的水果來幫助開胃，例如蘋果、百香果、奇異果、楊桃、李子、枇杷、草莓、柳丁（柳橙）、櫻桃、杏果、鳳梨、綠色葡萄等。

午餐建議進食順序

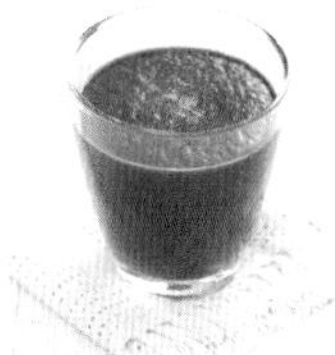

1. 喝蔬果汁

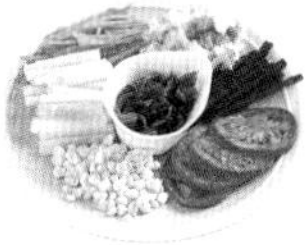

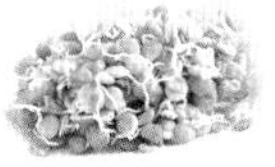

搭配

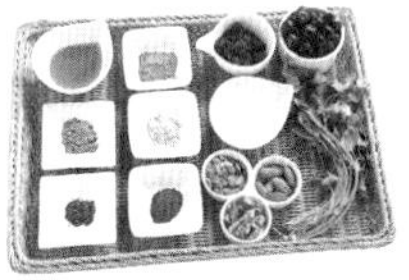

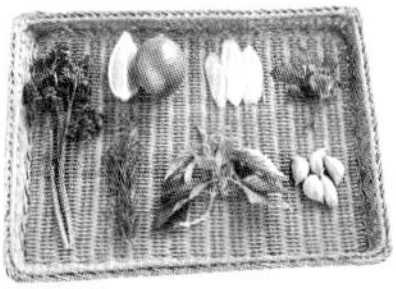

2. 吃全生沙拉搭配發芽豆；加天然辛香料、堅果、莓果、健康油及有機蘋果醋調味

or

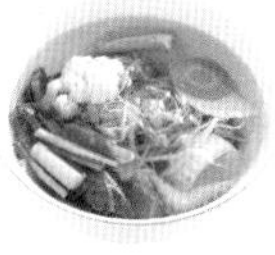

3. 喝蔬菜湯或吃蒸蛋

吃完酸味的水果後，接著吃一大碟全生的沙拉，蔬菜種類及顏色要豐富（至少五種），當然盡量吃有機的蔬菜，天天都要吃到紅番茄、紅蘿蔔、甜菜根、蘆筍、海帶外，其他食材則盡量天天替換不同，並且要添加半杯到一杯量稍微發芽的豆類，同時也要加入各樣的天然生鮮調味香料等，如生薑末、蒜頭末、切細碎的九層塔葉、新鮮薄荷葉、香菜（芫荽）、洋香菜（巴西利），再加上薑黃粉、香茅粉、小茴香粉、肉桂粉、迷迭香粉、芝麻粉、亞麻子粉等，以及切細碎的杏仁、胡桃、核桃及南瓜子，之後再加入切細片的酪梨（牛油果）及任何酸味的莓類（如藍莓、蔓越莓等），最後再加入含中鏈三酸甘油脂的椰子油（MCT oil）或者石榴油或亞麻子油、橄欖油，擠上檸檬汁、淋上有機蘋果醋等，慢慢且用心咀嚼健康原味美食，每一口都要細嚼三十至四十下才吞進去，這樣能讓身體獲得更多的營養！

最後才吃煮熟的食物（滿足口慾，但養分不及生食），例如午餐吃些蒸熟或水煮熟的蔬菜或喝些蔬菜湯、蔬菜肉湯或肉湯，清蒸海鮮或水煮全熟的蛋等。

中國人因為受了幾千年根深蒂固的生冷寒涼的灌輸，很怕冷凍的食物，尤其在冬天，更加難以接受。解決之道是：可先將好水煮到滾沸後，才將要吃的全部沙拉食材及稍微發芽的豆類一起放入沸水的鍋中燙約三十秒至一分鐘就立刻撈起來，這樣全生的沙拉及發芽的豆類並不會流失營養，且能提升酶素的功效，也解決冰冷飲食的疑慮！

對症吃對水果

★**健康沒病：**可吃任何的水果，最好天天更換種類。

★**若有手腳冰冷、血壓偏低（正常值是一二〇／八〇），常感冒、過敏：**建議選吃石榴（Pomegranate，不是芭樂或番石榴！）、火龍果、柳丁、葡萄柚，一切的莓類、葡萄、蘋果等。不建議吃香蕉、梨子、西瓜、甜瓜、哈密瓜、木瓜、山竹、芭樂等。

★**若有高血壓：**建議選吃香蕉、梨子、西瓜、甜瓜、哈密瓜、木瓜、鳳梨、楊桃。

★**若有高血糖：**建議選吃番石榴（芭樂 guava）、青蘋果、奇異果、藍莓、枸杞子、櫻桃番茄（小番茄，是水果也是蔬菜）。

★**若有癌症：**建議選吃又酸又澀的水果，例如酸的柳丁、葡萄柚、一切酸的莓類、硬的奇異果、百香果、酸的楊桃等，而吃石榴時，要吃籽連白膜。

手腳冰冷

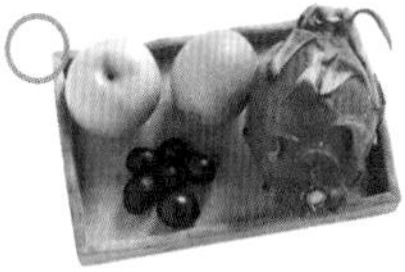

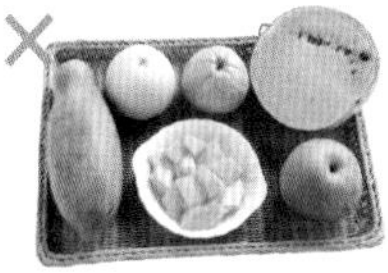

高血壓

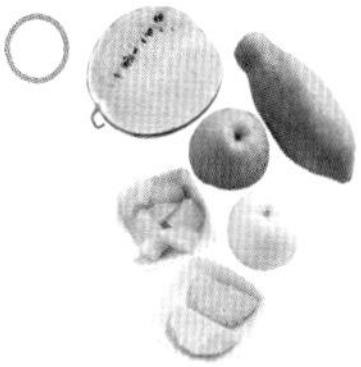

高血糖

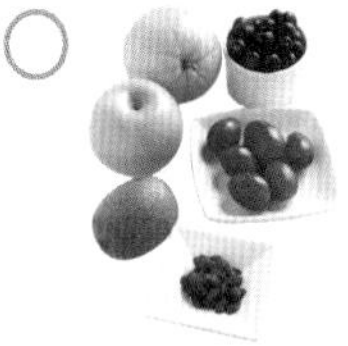

癌症

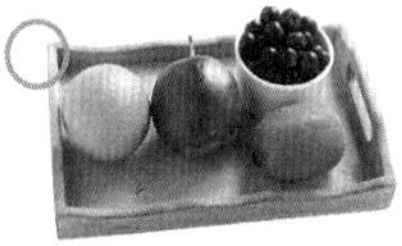

晚餐該怎樣吃才健康？

★晚餐（最好晚上六點左右）吃煮熟的五穀發芽豆飯或粥類，有助睡眠、修復細胞：

晚餐是處於肝臟要開始分配營養到身體所有的器官及每一個細胞的時間，所以晚餐吃進胃臟的食物要在肝臟開始分配營養之前完全消化掉，這樣肝臟才不會一面忙著吸收由胃臟送來的營養，一面又要急著分配營養到別的器官的雙重工作。所以晚餐盡量能在晚上六點鐘左右吃完，但一般人都很難做到，這也就是為什麼有這麼多的人腸胃不好，要服腸胃藥來幫助消化的原因！

晚餐前一小時，建議不妨先飲用一至二杯蔬果汁，接著吃一小盤加了許多天然香辛調味料的生菜沙拉（**食材和沙拉醬可以同午餐**），以及五穀豆米飯。若仍沒有飽足感，還可以喝一碗熱熟的濃湯（**千萬不**

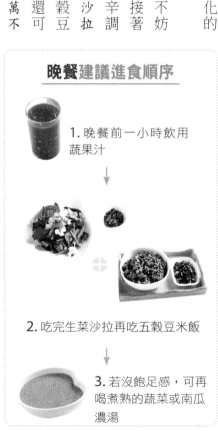

晚餐建議進食順序

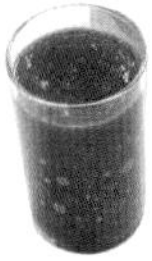

1. 晚餐前一小時飲用蔬果汁

↓

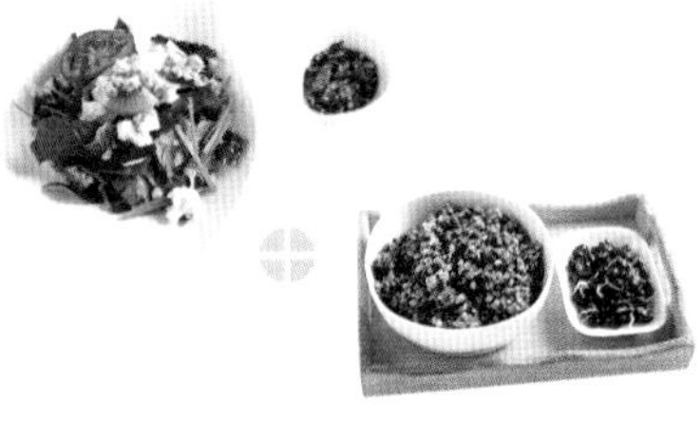

2. 吃完生菜沙拉再吃五穀豆米飯

↓

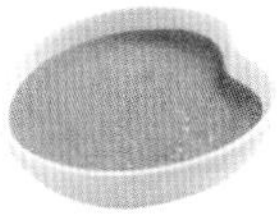

3. 若沒飽足感，可再喝煮熟的蔬菜或南瓜濃湯

要喝太稀的湯，這樣會稀釋胃酸，阻止營養的吸收，濃湯會增加胃酸的分泌）。

豆米飯的作法如下：五穀米加發芽豆，加切細的老薑、香菜、6～7瓣整粒的蒜頭、1小匙小茴香粉、1小匙薑黃粉、1/4小匙肉桂粉、1小匙高鹽分的紫菜片（**也可以加入一些切成丁狀能幫助睡眠的紫番薯或能幫助糖尿病平衡血糖的南瓜**），再加入活性水煮成豆米飯或粥來吃。吃前再加些枸杞子、芝麻粉、亞麻子粉、石榴油或含中鏈三酸甘油脂MCT的椰子油，更加健康好吃。

晚上則盡量不吃肉類，因為肉類的氨基酸會影響睡眠，且所吃的五穀米和發芽豆類，已含有很高份量的色氨基酸，有助睡眠，若又吃了肉類，反倒會相互干擾。

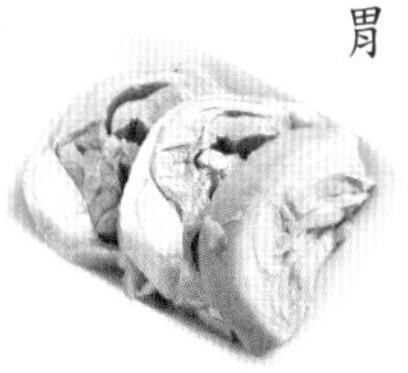
▲晚餐建議不要吃肉類，以免干擾睡眠品質。

餐與餐之間該怎麼吃才健康？

★兩餐之間可補充一些酸中帶甜的水果、少量生堅果，取代餐與餐間的零食：可降低因為害怕改變飲食而產生的飢餓感，反倒讓身體有飽足感。建議水果如奇異果、葡萄柚或莓類等；若午晚餐的沙拉沒

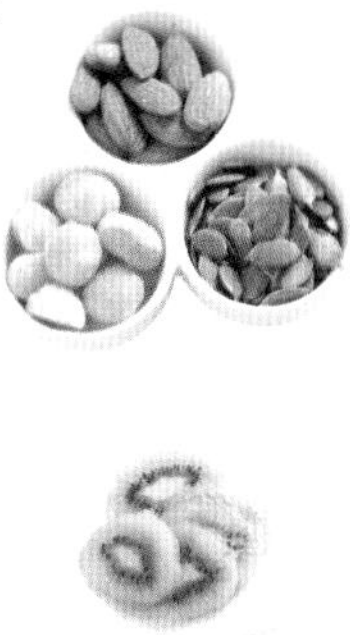
▲兩餐之間若有飢餓感，可食用少量酸中帶甜的水果或堅果。

添加堅果類，則可在餐與餐間補充如生松子、南瓜子、巴西堅果、核桃等全生堅果類，因為堅果有很豐富的營養、並含有很高的好油脂，所以能吃全生的最好，偶爾一個星期吃一兩次稍微烤過的堅果是沒有問題的，但能不吃就最好不吃！

對症吃對堅果

★另外特別強調，花生並不是堅果，而是豆類，烤過的花生和腰果常會升高血壓，所以有**高血壓、糖尿病及高膽固醇的人**都要盡量戒口！

★當然，如果是**手腳冰冷**，**血壓又偏低者**，那花生和腰果就是最好的良藥，但一定要稍微烤一下或煮熟的花生。

★**有前列腺（攝護腺）問題**，天天可以多吃些全生的南瓜子。

★**有過敏、容易傷風感冒**，天天可以多吃點全生的杏仁或喝杏仁奶。

★**有心臟病和血管問題者**，最好多吃些全生的核桃和葵花子。

★**有膽固醇及大腸問題**，最好多吃些全生的榛果。

★**有甲狀腺機能低下者**，最好多吃些英國黑核桃(English Black Walnut)，但不建議吃一般的核桃，而甲狀腺機能亢進的人就要多吃些全生的核桃。

★**有關節炎、風濕者**，最好能吃多點全生的葵花子、杏仁。

★**癌症病患**就要多吃以上的所有全生堅果（腰果和花生除外），來增加更多的油酸，對修補被破壞的細胞膜有很大的幫助。

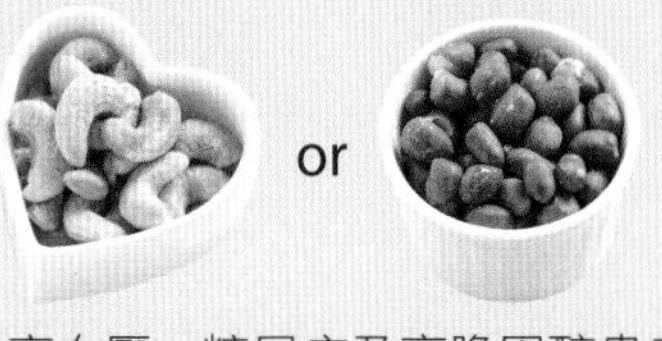

▲高血壓、糖尿病及高膽固醇患者應避免食用炸烤過的花生和腰果。

救命飲食原則

能生食就不熟食、需熟食就不生食

能生吃的食物盡量生吃，才會有機會得到更多齊全的營養素，就算是全生的五穀米和生的發芽豆也可以加好水用調理機打成豆米漿來喝。

只有不能生吃的食物才煮熟來吃，如一切動物性的肉類含有寄生蟲、鉤蟲、細菌等危險的微小生物存活在肉中，就算是新鮮的生魚片也一定要沾芥末一起食用，以免養生不成反而致病。

相信如果大家肯照著以上的方法天天實踐，也聽從古人長壽無病的秘訣：「盡量不吃人間煙火」的飲食生活型態，就能讓身體更健康、少病痛。我一再強調：不吃煎炸炒烤燒的食物，就能減少自由基破壞細胞、降低得到各種慢性病的機會；少吃動物性蛋白質，就會升高血液的酸鹼度及強化免疫系統的功能，讓細菌、黴菌、寄生蟲及病毒等無法在人體內生存，也就能讓傷風感冒、流行病症、花粉症及大多數的各種慢性病及癌症遠離！

養生療癒運動

運動非勞動，輕鬆快步走才是運動

當我問病患：「你有天天做運動嗎？」

許多人的回答都是：「我每天都有運動，天天都要走一段路去搭公車！」

但若你走路去搭公車時的心情是緊急怕遲到，怕趕不上車時，這不是運動，這是勞動。運動是要放鬆心情，無擔憂無掛慮，輕鬆快樂地進行。運動會幫助血液循環，吸收多的氧氣，排除緊張壓力、增加能量精力；而勞動是增加碳氣，消耗能量精力。

我們每天盡量都要能運動二十至三十分鐘，可以做任何自己喜歡的運動，不過快步走是最安全經濟的運動。它可以幫助血液循環，使毒素由皮膚排出，而且最好能在強陽光下輕鬆的快樂走路。

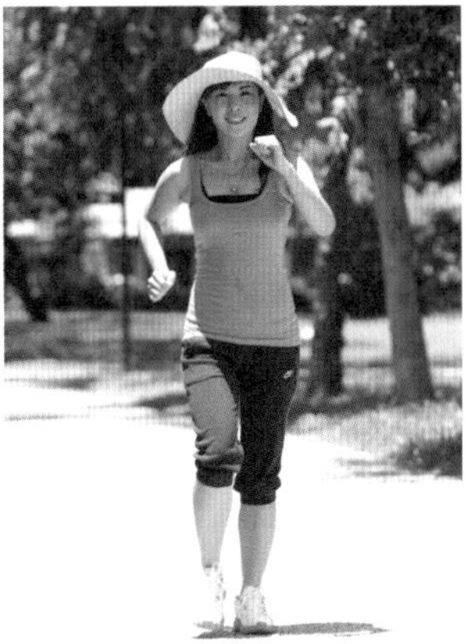

「神是光」，陽光是人類及一切動植物生命的泉源，也是紅外線和紫外線的根基，所以在早上太陽剛升上來，以及黃昏太陽即將西下時，是太陽發出紅外線最強的時候，

可激發自癒系統修補被破壞的細胞，此時最適宜花半小時去散步或做些溫和的運動。中午是陽光發出最強紫外線的時候，此時可在強陽光下快步走二十至三十分鐘，激發免疫系強化身體軍隊殺菌及病毒的攻擊力。身體的能量靠著大自然的環境，就可得到平衡與和諧。若擔心皮膚曬傷，可以戴上大草帽。

快步走時，最好能選在公園裡面進行，因為公園內有石椅，可以喜樂的快走五分鐘、坐五分鐘：當喜樂地快走五分鐘時，可以增加身體的免疫攻擊能力；而坐下來休息五分鐘時，則可以增加身體的自癒修補功能。坐的時候可大笑五十至六十聲，給免疫及自癒系統鼓勵，同時也激發屬靈的喜悅，加快病情的痊癒。

人是身、心、靈整體，所謂「活動、活動」，要活就要動。無論是瑜伽、太極拳、外丹功、各種氣功、土風舞、元極舞、宇宙操，或是最近很流行的讚美操等，都是非常有益身心靈的運動。

當身體在陽光、好空氣的陪伴下，做優質的讚美操，會令細胞處於活化，心靈處於放鬆狀態，每天有神的話語滋潤心靈，以感恩喜樂的態度面對生活，人生將是彩色的。

每日一操，老和少，天天笑，容顏俏，身體健康不用藥，神的祝福就來到！

祈禱、感恩、寬恕、冥想，也有醫治的力量

當快步走完五分鐘坐下來時，最好能閉起眼睛祈禱，求神給你信心、恆心、耐心的力量來戰勝病魔，因為意念在病患求生及康復過程中占很重要的地位，正如古代神醫華佗所云：「治病要先醫其心，後醫其身。」也用冥想的方法，讚美鼓勵免疫和自癒這兩位大醫生，誠心的感謝它們；也感謝五臟六腑的不停工作，感謝家人親友的安慰與關心。如果人人身體健康，心胸必然開闊，有正面開放感恩的心態，有包容寬恕之心，便能與人、甚至細菌、癌細胞和平共存，不會有好鬥殺生、憎恨、妒忌之心，如此一來人際關係能和好無爭，互相愛護照顧；以愛療癒也是身心靈一種潛在的力量。

想想今日世界各地的天災人禍，人為因素占極大比例，希望自己與親友都健康、期待能綠色環保、能天地人合一，那就要盡量照以上方法實踐，一方面可以減少能量的浪費，降低二氧化碳和氮氣的釋放，減緩地球的暖化，阻止細菌病毒的蔓延；另一方面可以綠化環境、增加氧氣、解除病痛、人和氣和，可能會避開一場人類大災禍！

接下來的第二單元，還請讀者包容我不斷在各個病症個案，一再闡述生機飲食法的理念，不論在飲食內容或是生活宜忌、營養素的補充建議、心靈療癒的處方等，可能同中有異、異中有同，請大家細細體會我的用心良苦！

part 2 參考不一樣的對症自然療法

〉癌症
〉乳癌
〉卵巢多囊腫瘤
〉腸癌
〉肝癌轉肺癌
〉頸動脈栓阻（頭暈）
〉巴金森氏症
〉失眠
〉高血壓
〉心臟病
〉口臭和便秘
〉胃食道逆流 & 便秘
〉脂肪肝
〉B 型肝炎
〉疲倦
〉甲狀腺機能亢進
〉甲狀腺機能低下
〉糖尿病
〉肥胖 & 乳癌 & 三高
〉攝護腺肥大
〉痛風
〉更年期

癌症 生機飲食法參考（飲食／生活／運動／營養計畫）

在所有的經年退化病症（慢性病）裡，癌症是最讓人聞之色變的病症，其不僅讓患者飽受身心痛苦的折磨，也使得患者自身及其親人，在耗神費力，散盡家產之餘，仍可能面對其無情摧殘生命的威脅；所謂「一人生病，全家受苦」的疾病，除了中風、失智症、精神疾病等之外，還包括癌症，尤其癌症病患所承受的痛苦，乃至家人所受的煎熬，更加倍沉重！

為什麼會得腫瘤和癌症？

我們身體有六十兆的細胞。這六十兆細胞組合成我們身體的五臟六腑、五官、髮膚、肌肉、骨骼、神經系統、血液循環系統、淋巴液系統、免疫和自癒系統等等，由大腦神經中樞指揮、監視和指示，各自管好本份的職責，努力完成神所交託的工作，使我們整個身體能健康活到神所許諾下來的一百二十歲。

這六十兆細胞時時刻刻都需要由血液送來的充分新鮮氧氣、乾淨的水分和豐富的營養及植物生化素，才能齊心合力來成就這艱鉅的使命：神所託付它們要照顧神的殿——我們的身體。

神創造我們人類的始祖亞當之前，祂就已經先預備好一個十分完美的環境和豐富的糧食給他享受。在伊甸園生活的亞當天天：

★呼吸的空氣是含有百分之三十八的氧氣；

★喝的水是純天然無汙染的活水；

★吃的是全天然無農藥的蔬菜、水果、五穀和豆類。

亞當每天只吃神所賜的食物，天天都會感受神的恩典、愛護和溫暖，所以常常會喜樂、感恩和讚美神，幸福的度過九百多年的歲月，而無病痛的返回天國！

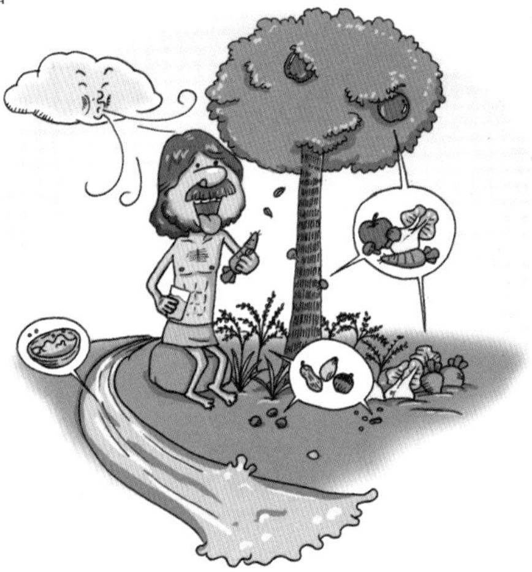

現代人的飲食出了什麼問題？

反觀現代人的生活實況，我們每天：

★呼吸的空氣只有不到18％的氧氣，有些大城市甚至只有12％以下的氧氣！更加危險的是，這些空氣還含有無數的劇毒物質，吸收入身體會帶來敏感、氣喘、缺氧、咳嗽、肺病、失智、心臟病發作。

★喝的水是由汙水經過處理後的自來水。這些處理汙水的化學物質都有致癌疑慮，且全部存留在自來水中！就算是蒸餾水、半逆透水、鹼性水、電解水、金字塔水、電子水、質子水，這些好水的根源還是來自於自來水，來自於汙水！來自於病人所用過還含有或多或少的病源體頻率的水（**蒸餾水是病源體頻率最少的水**）！很多人以為喝了這些好水就會健康，但一旦深入的研究一下，或用巨大的新科技顯微鏡望一下，

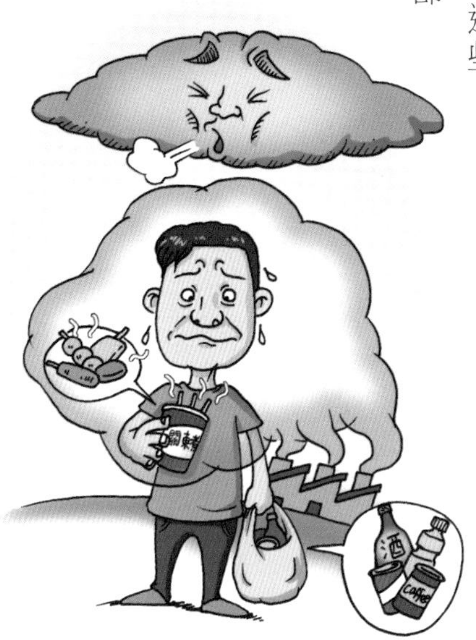

你就會被嚇壞了！其實我們只是喝到比較乾淨的水，真是令人無可奈何！

★吃的是人工製造出來沒有酶素的食物，是煎炸炒烤燒的有毒食物和含有種種化學劑、防腐劑、調味劑的假食物（artifact），不是真食物（foods）；是只能飽腹卻無法供應營養給身體的食物！這六十兆細胞，不但得不到血液送來的好養分、好水分和好的營養，還要受到煎炸炒烤燒的自由基不斷攻擊、破壞，汙水毒素不停的滲蝕和垃圾食物化學劑的毒害，再加上外來藥物，細菌、黴菌、菇菌和病毒無時無刻地試探和進攻，有些細胞就這樣的被損壞受傷而發炎腫大。

什麼是腫瘤？什麼是癌？

受損發炎腫大的細胞會繼續感染周圍的正常細胞，讓受傷的細胞越來越多並累積在一起，堆積成硬塊，這就是我們所稱的「腫瘤」；也就是說，腫瘤是由受損發炎腫大的細胞累積在一起的一團損壞細胞，其實是我們自己的細胞！

當血液不能充足的供應腫瘤養分時，腫瘤為了生存下去，就會開始異變叛變、出軌，脫離我們身體六十兆細胞的大家庭，自立門戶，開始製造出酶素及增生新血管，不再受定時的生死機鍵控制，自己可以不停的繁殖生存下去，並同我們六十兆細胞爭食血管送來的營養，也開始來分化吃掉我們的肌肉，提供給腫瘤細胞的需求，並釋放腫瘤種子和毒素進入血液中，讓血液送到別的地方。這個能自己製造酶素及新血管的腫瘤，開始會不停的吃掉我們的肌肉和吸取我們的營養，這就是癌腫瘤！因為有自己的酶素及新血管，這癌腫瘤就生長得更快，甚至轉移！

這癌腫瘤自己製造出來的酶素稱為「惡性酶素」（malignin），而自己製造出來的血管稱為「血管增生」（angiogenesis），所以這腫瘤也稱作「惡性腫瘤」，即「癌腫瘤」或「惡性癌」（malignant cancer）。

現在大家應該已經可以分辨出腫瘤和癌腫瘤的不同，也知道腫瘤並不可怕，因為是屬於自己的細胞，受到太毒的血液毒害而變成腫瘤，不值得我們大驚小怪、如此地害怕！

既然腫瘤不可怕，那癌腫瘤又怎樣？難道就沒有其他方法可以阻止它們，只能任由它們放肆地吃掉肌肉及血液的營養嗎？只能用化療、電療或割除方式解決嗎？這是大家急著想要知道的事！

癌症老早就可用天然方法變消失不見！

其實，早在一百年前，英國蘇格蘭的一位胚胎學科學家畢爾德博士（Dr. John Beard）在倫敦從事研究癌的工作，已經在一九一一年公布了他的研究「治療癌症的酶素和它的科學根基」（The enzyme treatment of cancer and its scientific basis）。

在那時候，他發現胰臟所分泌的酶素有很多種，如：蛋白質酶素能將蛋白質分化成極細小的氨基酸分子，澱粉酶能將澱粉分化成單分子的糖。當胰臟將這些酶素送到小腸內，它們就會將胃臟送來的食糜分化成極小的分子，之後由腸壁送入血液來提供營養給身體的每一個細胞。

他又發現，這些酶素除了可以停留在小腸做這分化的工作外，還可以穿過腸壁，進入血液來分化血液中的異常物質（**即不屬於自己身體的外來物質**）。這時，他也想知道這些酶素是否也可以分化癌細胞，他曾將胰臟酶素用針打入接近癌腫瘤的地方，結果證明這些酶素真的能分化癌細胞！這是多麼重大的發現：癌症可以用天然的酶素讓它消失不見！癌症對於畢爾德博士來說，已經不再是絕症！在一百年前，已經可以用科學的方法證實癌症可以用天然的方法解決，多麼可喜可賀啊！

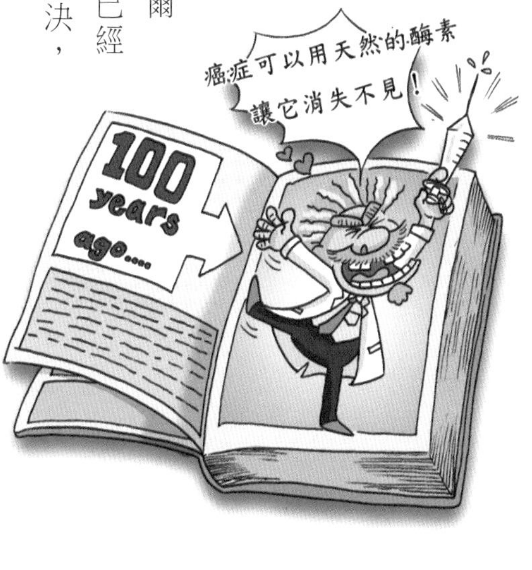
癌症可以用天然的酶素
讓它消失不見！
100 years ago....

認識左向蛋白質、右向蛋白質

但有一點他不明白的是：這些胰臟蛋白酶能分化食物的蛋白質和癌細胞的蛋白質，卻又為什麼不會分化掉我們自己肌肉的蛋白質，即吃掉我們的肉體？

關於這一疑問，後來讓他找到了答案：胰臟的蛋白酶只能分化煮熟的左向蛋白質和分化生的右向蛋白質，而我們肌肉的蛋白質是生的左向蛋白質，所以不會被胰臟的蛋白酶吃掉，然而癌細胞的蛋白質是生的右向蛋白質，所以會被胰臟的蛋白酶吃了。

什麼是「左向蛋白質」？什麼又是「右向蛋白質」？什麼是「熟的左向蛋白質」，什麼又是「生的右向蛋白質」，讓我先簡單解釋：

所有食物，除了含有極小量的維生素、活

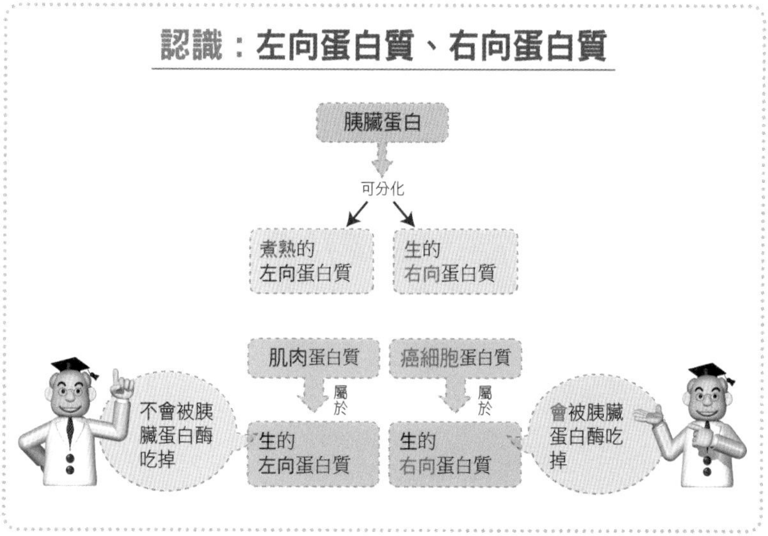

性礦物質、抗氧素、酶素、植物生化素和水分外，都含有以下三大類的物質：蛋白質、碳水化物（即澱粉）、脂肪。

這三大類物質的分子極大，我們的身體不管有多健康，都不能直接吸收來提供營養給體內的六十兆細胞，都需經過酶素的分化成極小單位的分子，才能穿過腸壁進入體內來供應營養給每一個細胞。

我們的身體有各種不同的酶素，來分化各種不同的食物：

★**蛋白酶**：將極大分子的蛋白質分化成極小單位的「氨基酸」。

★**澱粉酶**：將極大分子的碳水化合物分化成極小單位的「糖」。

★**脂肪酶**：將極大分子的脂肪分化成極小單位的「油酸」。

它們各自管好自己份內的工作，不會多管閒事去干擾別人的工作；也就是說：蛋白酶只能分化蛋白質，並不能

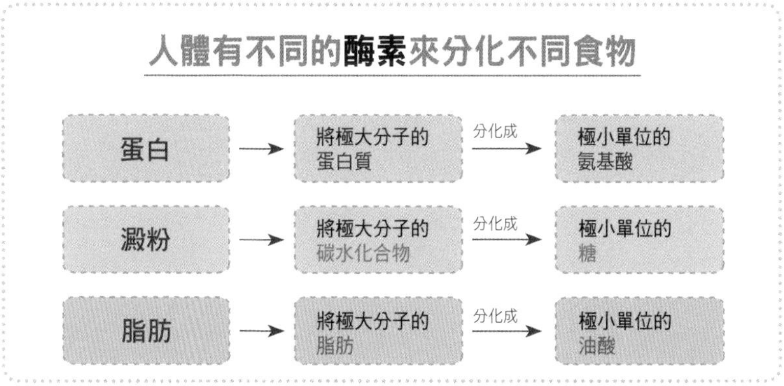
人體有不同的酶素來分化不同食物
蛋白
將極大分子的蛋白質
分化成
極小單位的氨基酸
澱粉
將極大分子的碳水化合物
分化成
極小單位的糖
脂肪
將極大分子的脂肪
分化成
極小單位的油酸

分化蛋白質以外的澱粉或脂肪，反之亦然。因為一種酶素只能分化它相關的一種物質，所以我們需要有各種不同的酶素才能分化各種不同的食物。現在已經知道的酶素就有四千多種，不停的在我們身體內做分化及化學反應的工作。

我要特別提醒：直到目前為止，身體還沒有任何一種酶素能分化任何一種藥物及人造化學物！吃進體內不能分化的藥物和化學物就是毒素，毒素累積越多，致癌的機率就越高！不可不慎！

還有很重要的一點是，大家幾乎少注意到和聽過的（除非你是生物化學和胚胎學專家）：食物裡面的蛋白質化學結構有分左向結構（left handed structure）的蛋白質及右向結構（right handed structure）的蛋白質。

一般來說，全生、沒有煮熟過的食物蛋白質，都是右向結構蛋白質，我們稱這類全生的蛋白質為「生的右向蛋白質」。例如：生牛肉、生魚、生的豆類都是「生的右向蛋白質」。

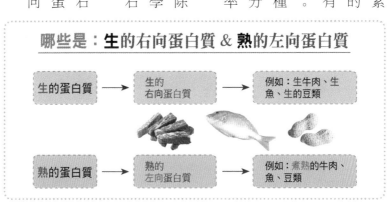

哪些是：生的右向蛋白質 & 熟的左向蛋白質

生的蛋白質 → 生的右向蛋白質 → 例如：生牛肉、生魚、生的豆類

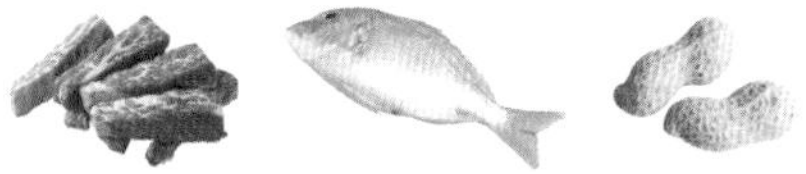

熟的蛋白質 → 熟的左向蛋白質 → 例如：煮熟的牛肉、魚、豆類

但當我們將生牛肉、生魚、生的豆類煮熟後，它們的化學結構就變成了「左向結構的蛋白質」。簡單的說，生的蛋白質都是「生的右向蛋白質」；熟的蛋白質都是「熟的左向蛋白質」。

畢爾德博士發現，我們胰臟所製造出來的蛋白酶，其固定工作就是：

★能分化「生的右向蛋白質」，但不能分化「生的左向蛋白質」（即我們身體的肌肉）；

★能分化「熟的左向蛋白質」，不能分化「熟的右向蛋白質」（即藥物、化學物）。

所以當吃生的肉或熟的肉時，我們體內的蛋白酶都能分化為氨基酸，因為吃生的肉是「生的右向蛋白質」，而吃熟的肉是「熟的左向蛋白質」。

畢爾德博士更進一步發現：我們身體肌肉的蛋白質是生的蛋白質，而且是左向結構的蛋白質，也就是說，我們的肌肉是「生的左向蛋白質」，所以我們的蛋白酶不會吃掉我們自己的肌肉！因為它的固定工作只會分化「熟的左向蛋白質」，並不能分化「生的左向蛋白質」！

畢爾德博士也發現癌腫瘤的蛋白質都是「生的右向蛋白質」，所以我們體內胰臟製造出來的的蛋白酶可以消化掉癌細胞，如果我們有足夠的蛋白酶，癌腫瘤根本無法存在！

正統醫學療法可否完全消滅癌細胞？

正統醫學療法只要一發現病患有腫瘤，就必須先做切片，以測量腫瘤的大小及淋巴結粒數的感染，來區分第一期、第二期、第三期，並確認是良性腫瘤或是惡性腫瘤；如果確定是良性腫瘤，通常會勸告病患趁早割除，以免變成惡性，如果切片結果是惡性腫瘤，則會勸告患者應立即開刀，或是接受化療或放療的療程，以免擴散沒命！

然而正統醫學療法的殺、毒、燒三大法寶，一開始就將癌症當成是最可怕、最頑強的敵人來做出發點，投下龐大的金錢，希望能研究出一種最新、最強、最有效的藥物，來將癌症趕盡殺絕，這是醫學界的一大盲點！

反倒如果研究癌症的一開始，就將癌當成是自己反叛離群的細胞，而研發出一套較不傷害身體細胞的醫療步驟，來將這些反叛的細胞轉回正途，這將是醫學界的一大突破，也才有可能讓癌症病患不再受苦！

所以，希望有開放胸襟的醫學研究者，能重新審視、研究畢爾德博士的報告，進而幫助更多人重拾健康，降低癌症病患的死亡人數，同時，政府與民眾也可以省下巨大的醫療支出！希望大家共勉，朝這一方向的目標邁進！

多攝取有酶素、全營養的食物或相關營養補充品

既然談到酶素，也順便提醒大家：酶素並不是酵素！這是兩種完全不同的物質，不可混為一談。

只有動物（包括人類，一切能飛的昆蟲及能走的雞鴨、牛羊……）和植物（包括水果、蔬菜、五穀及豆類雜糧）才有酶素。

動植物的體內有幾千種不同的酶素：

★用來幫助將某種物質轉變成另外一種物質。

★用來將巨大分子的物質分化成極小分子的單位物質。

★用來幫助完成動植物體內的一切化學反應及一切新陳代謝的工作。

如果沒有酶素，身體就沒有物質的轉變及化學反應。沒有化學反應就沒有新陳代謝的工作，一切就會停頓，也就是說，沒有生命！因此酶素是多麼的重要！酶素要靠外來食物不斷的供應材料，才能繼續不斷的製造。當我們吃的是沒有酶素的食物，不只沒有供應身體製造酶素的材料，還會減少體內酶素的蓄存量。

但如果我們吃進的是有酶素的食物，身體就不用用到體內的酶素來消化吃進的食物，讓身體有休息的時間及讓多餘的酶素去消化分化掉體內的廢物、外來物及癌細胞！

所以癌症病患都要盡量的吃進有酶素、全營養的食物，才會有足夠及多餘的酶素來分化消除體內的癌細胞！而有酶素及齊全營養的食物就是生機飲食裡面的水果、蔬菜、五穀米及豆類雜糧，尤其是全生的食物，含有最多的酶素及營養。這就是為什麼我一直堅持有嚴重疾病的病患，要盡量多吃全生的食物，而有癌症的病患更需要盡量吃百分之百的全生食物，才能有足夠的營養及酶素來支撐身體的大量需要！

那什麼是酵素呢？酵素即是酵母。菇菌及細菌都含有酵素。菇菌及細菌當遇到糖分及澱粉，會釋出酵素讓這些物質發酵，製造出酒精、重氧（H_2O_2）、干擾素（interferon）、維生素D及K、B複合維生素，尤其是B_{12}。

★重氧及干擾素有加強免疫殺菌的功能。

★維生素K能防止血液過稀及有凝血的功效。

★維生素D及K能增加骨質，防止骨質疏鬆症。

★維生素B_{12}是貧血及吃全素人群的救星。

酵素還能製造出很多有益的食物，如：

★麵包、饅頭、糕餅等可口的食物。

★納豆：能稀血、降膽固醇。

富含酶素的食物

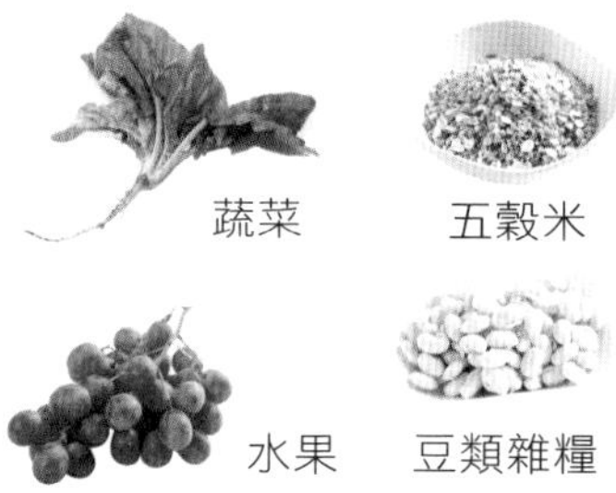

★紅麴米：能降膽固醇及保護心臟。

★甜酒釀：能強化心臟功能，增加壽命。

現在大家明白酶素及酵素的不同了嗎？酶素是生命的泉源，是不可缺的物質，所以是越多越好的好東西；但酵素只能有限度的食用，因為過多會有酒精中毒的機率及危險性！

市面上有天然酶素產品，也有天然酵素產品，更有酶素及酵素合成品來幫助身體的需求，只要我們吃的份量對，都是有益於身體的良藥。雖然酶素可以吃掉癌細胞是經過科學證實的，但很不幸的是，這位科學家的酶素治癌研究報告，並沒有得到當時醫學界的注意和認同，甚至受到譏笑及排斥！然而酶素治療癌的成功率已經證明會更好、更高，所以我們要吃有酶素的食物，而只有全生的蔬果及五穀雜糧才有齊全的各種酶素，反倒煮熟的食物已經將酶素消滅掉，吃後要先用掉體內的酶素來分化，身體又要浪費能量來將煮熟的酶素材料分解，重新組合成活的酶素。

含有酵素的食物

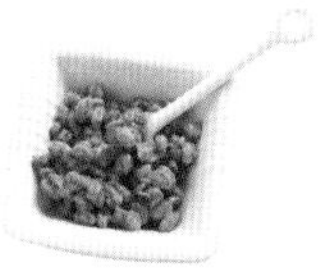
納豆

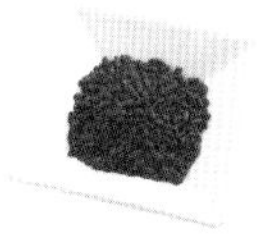
紅麴米

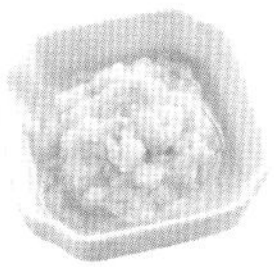
甜酒釀

在生死交關危急時，癌症病患可以也選擇吃全生的蔬果、也可用正統的治療，雙管齊下，但要仔細衡量考慮清楚，有沒有足夠的精力、體力，去做化療、放療或開刀？或者要先吃有酶素的食物來強化身體，鞏固每個細胞及免疫自癒系統的功能後才治療？仔細衡量好先後順序，這是很重要的關鍵。

血毒是癌症真正的禍首

我們身體的每個細胞都需要有足夠的營養，才能健康的活下去，所以血液中要含有身體細胞所需的各種營養。血液的循環可以將這些營養輸送到身體的每一個細胞，讓它們擁有足夠的營養而保持完整健康；換句話說，細胞的完整健康，就是身體的健康！

其實，我們喝的和吃的東西，都轉變成血液，由血管系統將這些血液運送

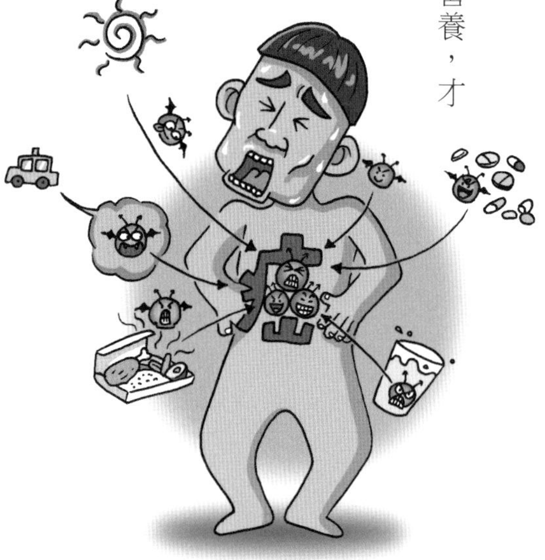

▲外來的毒素是形成癌症真正的禍首。

給這六十兆的細胞。而我也一再強調，身體之所以會有癌症腫瘤，正是因為血液中的致癌毒素過多。包括：吸入空氣中的毒素、喝入水中的毒素、吃進食物中的毒素和烹調錯誤的毒素、常服藥物的毒素、情緒緊張造成的毒素、輻射線的毒素、生氣不開心的毒素、大吵大鬧的毒素、心術不正的毒素、妒嫉的毒素、算計整人的毒素、貪心的毒素等等。

因此如果血液中充滿了致癌毒素，而血液的循環又將這些致癌毒素送到每個細胞內，那麼細胞就會因吸取過多的毒素而中毒、受傷、破壞、腫大！這些受傷的細胞，如果繼續不停地吸收由血液送來的毒素，會感染周遭的細胞，使受傷、破壞、腫大的細胞數量越來越多，不斷的累積、增長、擴大，最後便成為腫瘤；而腫瘤細胞長期的繼續吸收毒素又沒有營養供給時，就會自己製造酶素及血管，演變成惡性腫瘤、接著變成癌腫瘤。

反過來說，如果我們血液很乾淨又有足夠的營養及很多的植物生化素，血液循環時便會將這些營養和植物生化素送到正常的細胞內來活化和強化它們的功能，也同時送到異變出軌的細胞內，讓它們返回正軌變回正常的細胞。因此血液是否乾淨，是否含豐富的營養，是否遭到汙染，或是含過多的致癌毒素，對腫瘤的影響關係至關重大！

所以血毒才是癌症真正的禍首，要防癌、抗癌，就要先清除血液毒素；清血毒是一切治療之前的首要工作！

清血毒是抗癌的首要工作

三十幾年來，我經常對癌症病患說：「我從來不醫治任何病症，包括癌症。但我會教導大家怎樣清血，淨化細胞，怎樣供應營養給身體的每一個細胞，怎樣讓自己的免疫系統和自癒系統能輔助改善自己的疾病，讓自己做自己的健康主人翁。」這些話聽來似乎很神奇，但其實道理卻是很簡單易懂，我將三十幾年研究自然療法所得到的結果，加以總結說明，提供給大家參考：

★**先停止再送進有毒的東西給身體的五臟六腑**：不論是癌症或是其他嚴重的疾病，首先要做的便是清除血液中的毒素；而在進行清血毒之前，最需要遵守的紀律便是——不要再將那些會汙染血液的東西送進身體內。

★**盡量避免吸進空氣中的毒素**：要達到這個目標，請盡可能遠離汙染嚴重的城市，到郊外或是鄉下旅行、郊遊、野餐，甚至住上一兩天；如果時間、體力或金錢不許可，那麼便試著經常到公園靜坐，去戶外爬山，多吸取一些新鮮空氣，來淨化肺和血液，

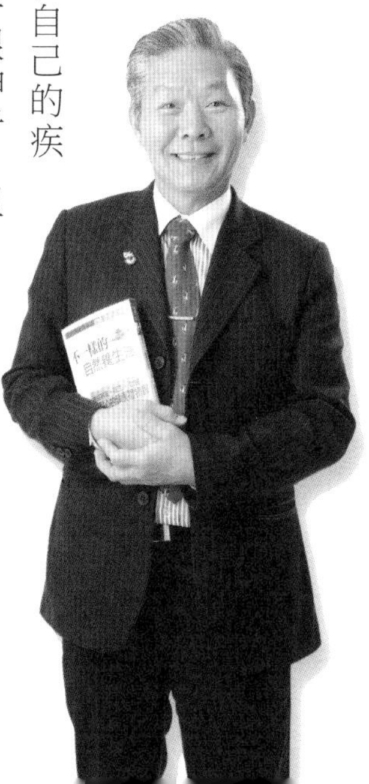

讓血液中的含氧量增多，以活化細胞。如果癌症是第二期或以上，最好停止上班，遠離工作的壓力毒素，到鄉下長住三、四個月，來緩和情緒和減輕壓力。

★盡量不再喝汙染的水：市面上有各種好水，如蒸餾水、逆透水、鹼性水、電解水、金字塔水、磁性水、活性水等等；請盡量飲用上述的這些水，並將其用來炊飯、煮飯。至於一般水龍頭扭開的自來水，就用來洗菜、洗米、洗衣服、洗澡即可，不要取用來喝。最佳的飲水量是每天至少要喝八杯（每杯二四〇西西）好水，以補充一天的消耗量。

★盡量不再吃含有化學物質的食品：一切人為加工的食物製品，或多或少都會含有各式各樣的防腐劑、調味料、色素及化學物質，這些都是致癌物質，所以能避免就應該盡量避免食用。

★盡量不再吃煎、炒、炸、烤、燒的食物：這些高熱量、高油脂，又含劇毒游離基的食物，會破壞細胞膜，構成細胞出軌異變，最終會導致癌症的發生。

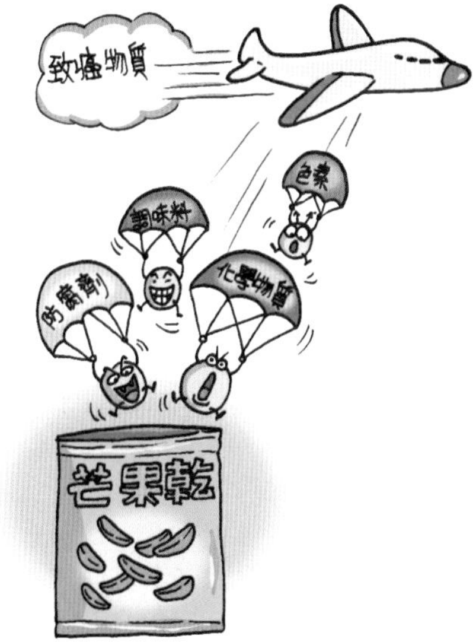

▲外來的毒素是形成癌症真正的禍首。

★盡量不再吃過多的動物性蛋白質：過多的動物性蛋白質會使血液變酸，而酸性血液是百病的根源，就算是豆腐、鮮魚也一樣，最好每星期的攝取量以2至3次為限；當然這還需依據每個人的血型，來決定次數的多寡。

如果癌症是第二期以上，不管什麼血型，都只限制每星期只能吃一次的動物蛋白質或一次豆腐。注意！癌症病患是需要很多的蛋白質，但不是動物性蛋白質，這包括一切肉湯、雞湯、魚湯，一切牛奶製品：包括鮮奶、奶粉、煉乳、乳酪、奶油、披薩、酸奶（優格）、冰淇淋、市售含牛奶成分的巧克力，而是應該補充一切的植物性蛋白質（**例如：一切豆類，尤其是稍微發芽的豆類、堅果**），但不是豆腐（**前述可以吃豆腐，最多只能一次！**）。

植物性蛋白質

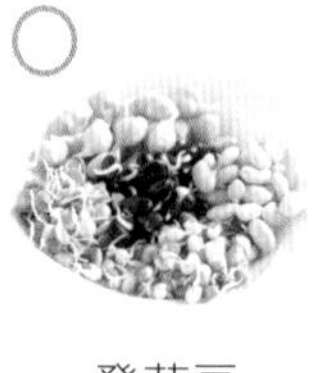
發芽豆

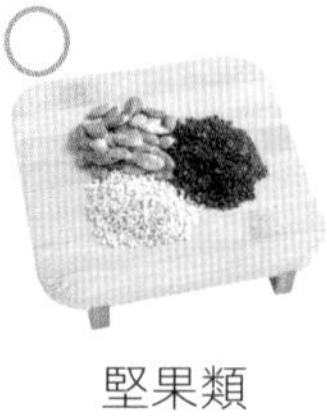
堅果類

在我這麼多年的臨床經驗，已經發現很多的皮膚癌、鼻竇癌、肺癌、乳癌、卵巢癌、腎癌，都跟牛奶製品有關。原因是這些牛奶製品的來源都是從食用充滿防腐劑、抗生素的飼料，和注射生長激素的母牛而來的。吃了一樣或多樣的這些牛奶製品，只會汙染我們身體的血液，激發細胞的增生和變異。

有些讀者會這樣反駁說：「我只吃喝有機的牛奶製品，應該可以避免毒化我的血液吧？」

這話不錯，但科學家坎貝爾博士（Dr. John Campbell）的研究報告說：要避免正常細胞的癌變，我們一天攝取的動物蛋白質不能超過我們一天食物總熱能（以兩千卡計算）的百分之五即一百卡，即一盎司或三〇公克！這裡說的動物蛋白質包括蛋類、海鮮、雞鴨、牛羊豬和牠們的湯水！他多年的研究都證明了，一天只能吃不超過百分之五的動物蛋白質，才能保險不會得癌。每天吃了一小盒兩盎司（即六〇公克）的酸奶（60×3.5=210熱卡），就表示已經超標了，因此千萬要小心防範。但如果已經有癌了，這百分之五的動物蛋白質也不能再吃了！

還有，有機的牛奶製品已經用高溫消毒（pasteurized），牛奶製品本身的酶素已經被破壞消滅，所以吃了這種有機牛奶製品，就要用掉我們身體胰臟自己所製造的酶素來分化，和自己的胃酸來消化吸收。

一個癌症患者本身已經沒有足夠的酶素來完成自己身體的新陳代謝工作，又要拿一些酶素去分化牛奶製品，就會使身體更加衰弱，更加沒有力氣！

還有，牛奶製品是屬於酸性，它會增加血液酸性的上升。酸性的環境是癌細胞的溫床，更加容易繁殖、擴散。再者，所有的血型都不太適合吃牛奶製品，因為牛奶製品有一種蛋白質叫酪蛋白（casein），只有牛本身有三個胃才能消化，不是我們只有一個胃可以消化的！

此外，雖然羊奶製品是所有血型都可或多或少攝取（**根據每人的血型而決定喝的量**），但也不能超過百分之五動物蛋白質的吸收比例，尤其是癌症患者！最好每週不超過三次，每次半杯。

只有生的植物奶，如豆奶、杏仁奶、椰子奶、五穀米奶（包括米奶、燕麥奶），不受此限制。

★盡量不再吃用粉製成的食物：能遠離粉製品，就能遠離腫瘤！粉製成的食物，包括：麵條、麵包、包子、饅頭、米粉、河粉、糕餅、餅乾等。這些用粉製成的食物，除了含有很多的化學防腐添加物外，還含有致瘤的溴化物。

天天吃這些粉製品，只會將溴化物不停地往身體內丟，加速長瘤的危機，尤其是子宮瘤、前列腺（即攝護腺）腫大、乳房肌瘤、甲狀腺瘤……等。

幸運的是溴化物所帶來的瘤大多數是良性的，只有將粉製物用高熱的油來煎、炸、炒、燒，如煎餅、炸油條、炒米粉、炒河粉、

健康的植物奶

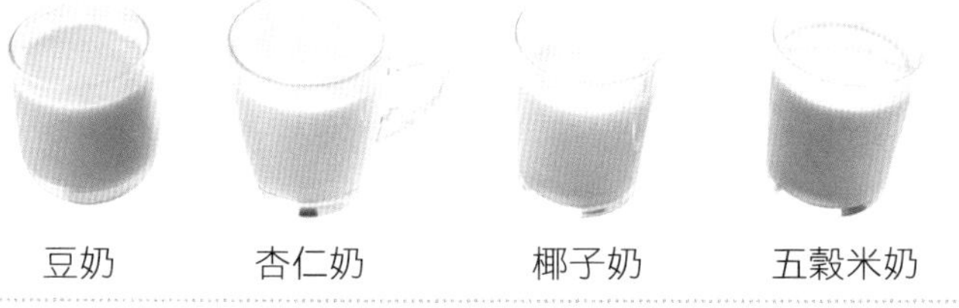

炒麵、炸饅頭等，才會變成惡性的腫瘤！但不管是良性或惡性的腫瘤，都不正常、都有危險。

三十多年的臨床經驗告訴我，要遠離腫瘤，最好要遠離粉製品！一個星期只吃一、兩次倒還可以，因為身體有機會將溴化物排除掉，但若天天吃，就會有長瘤的危機了！

有些人會問我：「我們是北方人，我們是山東人，我們的祖先天天都吃饅頭和餃子，為什麼他們不會長腫瘤，而我們現在吃，反而會長瘤呢？」

我會對他們說：「如果你們能像你們的祖先買小麥來自己磨成粉後，才做饅頭和餃子，就不會長瘤，因為這小麥磨成的粉沒有添加防腐劑和溴化物！但現在所有糕餅店、麵包店、餃子店所販賣的食物，都是買麵粉來做的粉製品，而不是買小麥自己磨成粉來做的食物！」

我衷心希望所有賣粉製品的老闆或廚師能為了大眾的健康，也為了生計和利益著想，能夠選購真正的小麥、糙米來自己研磨成粉做為粉製品的原料，這樣不僅可以賺錢，也可以帶給大眾健康，又做了公益事，何樂而不為？就算成本貴了些，反映成本而售價稍高些，相信大眾為了維護健康，還是會優先選擇，因為沒有人

避免食用
粉製品的食物

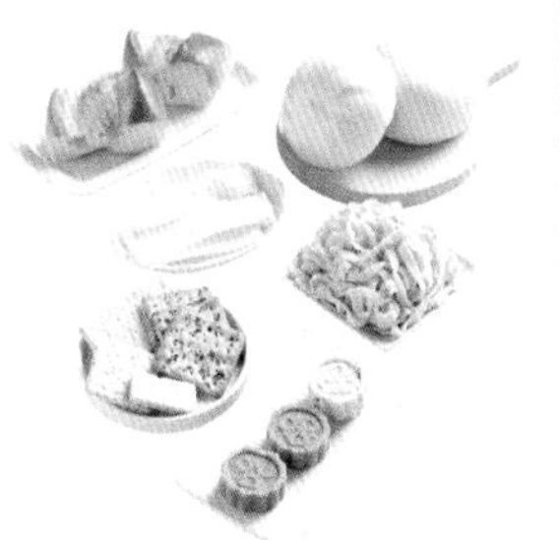

想生病而不想健康啊！

況且，北方人以前也不是天天吃饅頭和麵條啊！多半是在慶生日、家有喜事時才吃這些粉製品。以前，除了富貴人家以外，一般民眾還是以蔬果雜糧為主食。

所以我們也不要三餐都以粉製品為主，而要以蔬菜五穀雜糧為主，因為製造粉製品時一定要用酵母發酵。食用少量的酵母對身體無大害且還有益，但天天攝取過多的酵母就會不利身體的健康！你知道有多少人經常會發生念珠菌感染、氣喘、脹氣、便秘、腹痛、過敏等症狀嗎？這都可能肇因於吃太多的粉製品而來；所以在《聖經》〈出埃及記〉第十二章第十五節中提及，智慧的神不要祂的兒女生病，吩咐猶太人不要吃發酵的餅，要把酵母丟到街上，不要帶離埃及！你們看，神是多麼的愛護我們，時常在旁邊照顧關懷我們，為了要我們大家健康！

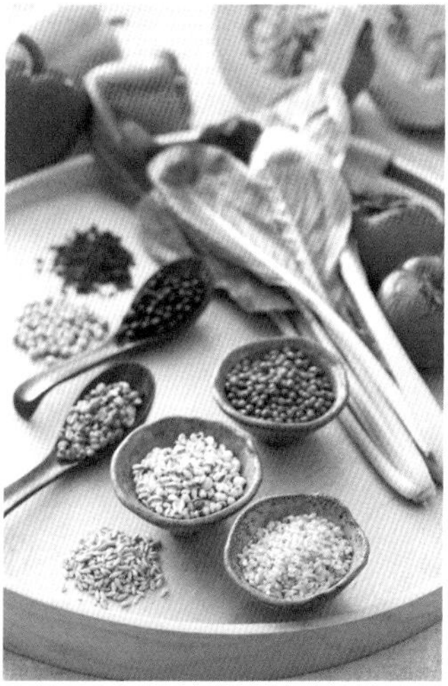

▲天然的蔬菜、水果、五穀雜糧、堅果及種子是幫助身體健康最好的食物。

還有，就算我們現在吃的粉製品都是現磨的小麥做成的，沒有添加任何含有化學成分的毒素，但若經過燒烤的烹調程序後，食物中所含的酶素及維生素大多也已經被消滅掉！健康的人每個星期吃一兩次是沒有問題的，但有癌症的病患，不管是零期或是末期，最好都暫時完全停止才好！

★一杯紅酒等同三杯糖水，請停止吸菸、喝酒的惡習：吸菸不但會汙染自己的體內環境，也會毒害週遭的親人朋友，所以香菸可說是害人害己的毒物；而酒精所帶來的毒素，則會將血液中的氧氣吸走，毒化血液和細胞。雖然有許多的營養專家或醫師都建議，可以每天適量喝1小杯紅酒，提升心臟的運作功能，但能不喝就最好不要喝，偶爾逢年過節，想小酌一下並無大礙，但癌症患者就要節制不能喝，因為一杯紅酒等於三杯糖水，而癌細胞是靠糖來存活和擴散的。

斷絕不好的飲食習慣，並且不再送進會汙染體內血液的食物後，接下來，建議要開始吃潔淨、營養豐富的有機食物、才能讓：

★五臟六腑盡快恢復正常的運作功能。

★免疫系統能發揮全面攻擊敵人的能力。

★自癒系統能及時的修補被破壞的細胞。

★血液系統能獲得足夠的營養，來供應給每一個正常的細胞，

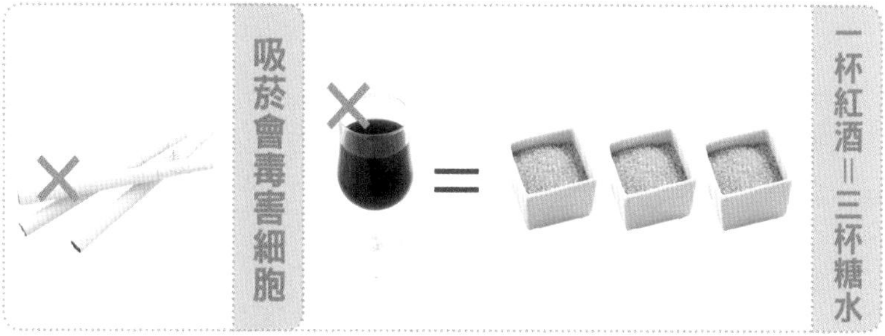

以免這些正常的細胞受到破壞而出軌。

★叛離出軌的癌細胞，有機會回歸正軌變成正常的細胞。

★胰臟有充足的　素去分化癌細胞和癌腫瘤。

營養最豐富、最齊全的食物，當然是全生新鮮的蔬菜水果或稍微燙熟三十秒至一分鐘內的全生蔬菜，因為煮熟的食物會流失大部分的寶貴營養，尤其是至關重要的酶素和維生素。它們是不能用高溫來處理的，而半生熟的食物只有一半的營養，只有全生、新鮮的食物，才有百分百的齊全營養！

要多吃、多睡、維持重量，並保持樂觀

癌症是一種消耗病（wasting disease），所以若有癌症，要慢慢不停的吃、多休息、多做輕鬆的運動。我常對病患說：「要不停的吃、睡、吃、睡、吃、睡！少量多餐不停的吃，讓身體能保持原來的體重。」所以若查覺病患有反應：「不能吃，吃不下，也睡不好覺，一下子體重下降十幾公斤……」，就要高度警覺身體健康的不妙了！

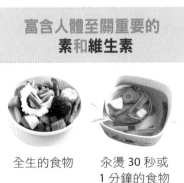

富含人體至關重要的
素和維生素

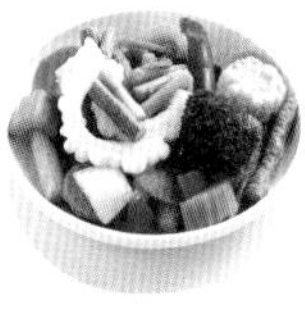
全生的食物

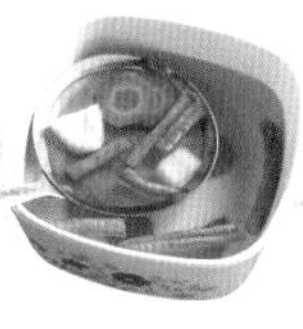
汆燙 30 秒或 1 分鐘的食物

反過來，雖然醫師已經診斷出病人是末期病患，但病人本身能吃、能睡，體重又沒下降，又還沒有進行任何高度侵入性的治療，如果肯積極徹底放棄以前錯誤的生活習慣和飲食方式，並肯努力奉行「有機全生」的食療處方，將幾十年累積來的毒素盡快清除，肯吃肯睡，樂觀、有信心、恆心與愛心，相信在未來的日子仍有很好的生活品質！就算不幸離開人間，也能很安靜的離開！

喝含高量植生素的蔬果汁，能幫助排除血液中的毒素

在我三十多年的臨床經驗裡，發現有百分之七十的癌症病患，都是因為長期吃沒有營養的食物和長期吃高量化學調味劑的食物，進而汙染血液。沒有營養的血液再加上超標的毒血液，就會讓身體有機會長瘤、長癌！所以建議癌症病患補充全營養的全生、新鮮的蔬菜水果和蔬果汁，才有機會扭轉乾坤、化險為夷！

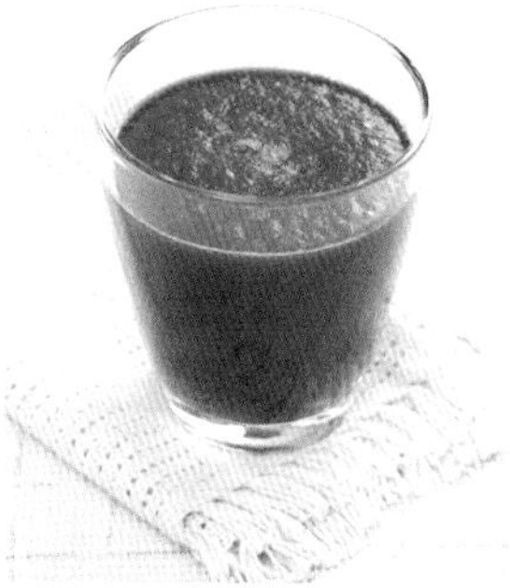
▲健康的蔬果汁含有豐富的植化素。

清血毒的全營養蔬果汁

【份量：1天6～7杯　口感：甜帶酸】

材料

蔬菜

全紅大番茄2顆、紅蘿蔔2條、中型或大型甜菜根1個、西洋芹1根、蘆筍5根、海帶半杯（生的海帶結或昆布）、紫高麗菜1大片（或菠菜7～8葉）

水果

奇異果2個、有籽麝香紅葡萄（即粉紅色最大有籽的葡萄，或任何有籽的葡萄亦可）10～15粒、藍莓1/2杯（或覆盆莓1/2杯）

香料

香菜3～5小支、巴西利3小支、帶皮老薑片5片、薑黃粉1小匙、小茴香粉1/2小匙、九層塔3葉、迷迭香少許、香茅少許（如沒有可免）

種子

亞麻子2小匙、黑或白芝麻4小匙（如果有咳嗽、血癌、低血壓，一定要加黑胡椒粒，至少由5粒開始，慢慢加到20幾粒）

好水

活性好水2～2.5杯

營養保健品

卵磷脂2小匙、蜂花粉2小匙、綠藻20粒

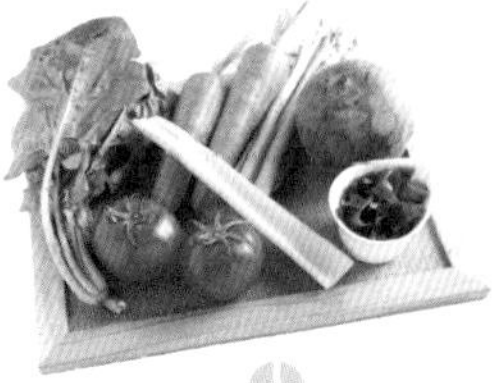

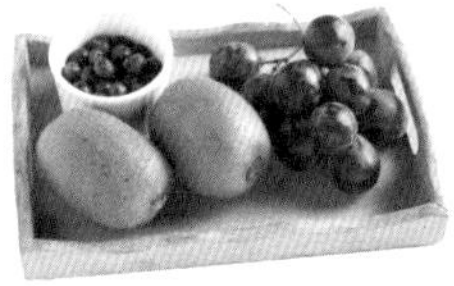

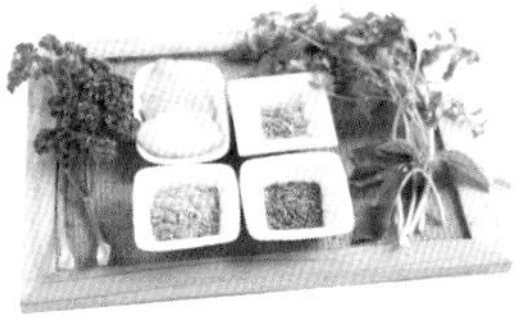

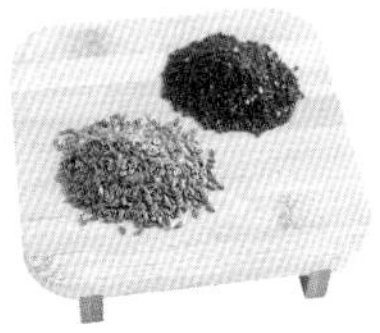

作法

❶將所有需要預先清洗的材料，先洗乾淨備用。

❷大番茄、紅蘿蔔切塊狀；甜菜根去皮切塊；西洋芹、蘆筍切段狀；紫高麗菜切絲；甜菜根、奇異果削去外皮

後，切小塊。

❸連同活性水與所有的蔬菜、水果、香料以及20粒綠藻一同用3.5匹強馬力蔬果機高速攪打2分鐘成汁，再打開蓋子，加入卵磷脂2小匙、蜂花粉2小匙，再續用高速打約30秒，即可飲用。

吳醫師的健康小叮嚀

★打蔬果汁時，蔬菜和水果都要先切細、切小塊，且質地軟的蔬果先放在生機調理機的杯子底部，而質地硬的蔬果放在上層，比較可以順暢攪拌均勻，並可保護機器。

★這份蔬果汁打好後，早上喝2～3杯（每杯二四〇西西）當早餐，午餐和晚餐前1小時再喝1～2杯，其餘蔬果汁則任何時間都可以喝；總之，一天要喝完6～7杯的蔬果汁。

★請記住！最好每一口蔬果汁都用吸管吸進口中，並慢慢細嚼10下再吞下去。雖然這蔬果汁已打得綿密如冰淇淋般細滑，但一切食物都要在口中慢慢咀嚼同口水津液（含有大量的澱粉酶）混合後，再一起吞下，才能有利營養吸收及助消化。

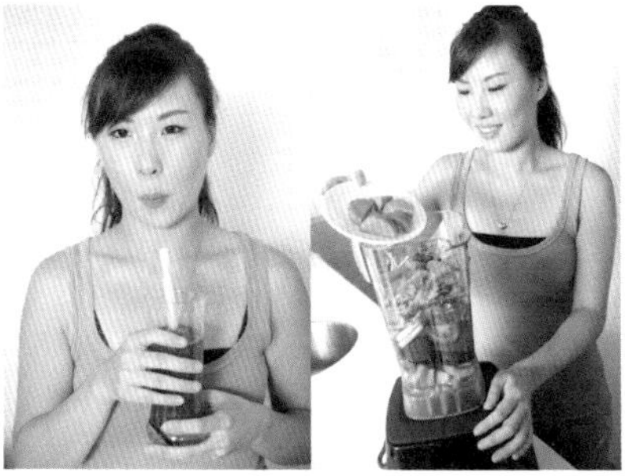

▲打蔬果汁要注意食材置入的先後順序，而飲用蔬果汁都用吸管吸入口後，慢慢細嚼 10 下再吞下去，才能有利營養吸收及助消化。

★這7杯蔬果汁會將血液中的毒素清除，排到腎臟再流出體外，或是排到肺臟，再化為毒氣吐出，或者排到大腸由糞便排出。這7杯蔬果汁也含有豐富的植物生化素，能提供給免疫和自癒系統優質的養分，讓它們能回復正常的運作。

★如果喝後有想嘔吐的現象，那是種子和卵磷脂的份量過高所致！若是如此，開始時先不要放種子和卵磷脂，喝了一個星期之後，才少量由1/4茶匙開始，慢慢增加到適可的份量。如果有這種現象，也說明要做4天的排膽石了（請參閱二四九頁）！因為沒有膽汁來分化種子的油，才會有反胃的現象。

★並且每天還要喝至少5杯的活性水（活性的礦物質水）和3杯好水，好讓體內囤積的毒素更容易由尿液排出體外。

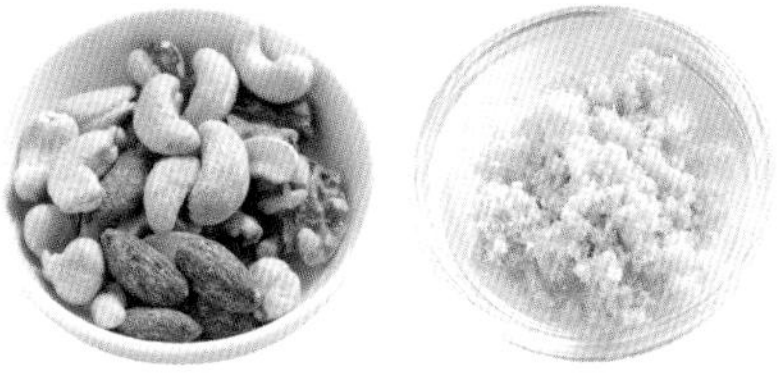

▲每個人的體質不同，所以添加種子和卵磷脂的份量必須由少量開始增加至適可的份量。

中午晚餐要吃全生新鮮沙拉和五穀豆米飯

在中午餐和晚餐時，請務必先吃一大碟全生、新鮮的沙拉，和少許清蒸或稍微用滾水略汆燙過的蔬菜。晚餐用餐時間盡量安排在晚上6點左右進食，且最晚8點前要吃完。晚餐前一小時，建議先飲用1至2杯蔬果汁。晚餐食物要先吃一小盤生菜沙拉，才可吃一碗煮熟的五穀豆米飯，可加少量汆燙的蔬菜，但不要吃肉類以免影響睡眠。

晚餐的食物烹煮方面，應儘量避免煎、炸、炒、烤、燒的方式。

新鮮全生沙拉

材料（除非特別註明，否則份量隨意）

蔬菜

各種顏色的生鮮有機蔬菜：紅蘿蔔絲、甜菜根絲、紅番茄片、蘆筍片、芹菜片、切細碎的綠花椰菜、切細的海帶（或海藻、紫菜）、切粒的玉米種子，稍微發芽的各種豆類半杯或一杯（以埃及豆、扁豆、白豆、紅豆、黑青仁豆和苜蓿芽等較佳）

水果

藍莓（枸杞子或任何的莓果）、奇異果丁、酪梨（或任何喜愛的酸味水果）

種子

杏仁片、核桃、南瓜子、葵花子、巴西核果皆可，數量可依個人喜好添加。

醬料

切細碎連皮的香菜、洋香菜（巴西利）、老薑、九層塔、迷迭香，加薑黃粉、亞麻子粉、芝麻粉、小茴香粉、黑胡椒粉、冷壓橄欖油（或芝麻油、亞麻子油、椰子油或更好的石榴油）、青檸檬汁、少許有機醋。

作法

❶ 全部蔬菜、水果洗淨，切成適合入口的大小，放入容器中，加入種子。

❷ 將醬料放在容器中，混合均勻，加入蔬菜裡，即成了一道最健康美味的沙拉。

吳醫師的健康小叮嚀

★如果有咳嗽、貧血、血癌者，醬料可再添加青檸檬汁、黃檸檬汁和少許有機蘋果醋，同時，要多薑、多黑胡椒粉、多朝天椒粉或切細碎的朝天椒，可暖身行血。

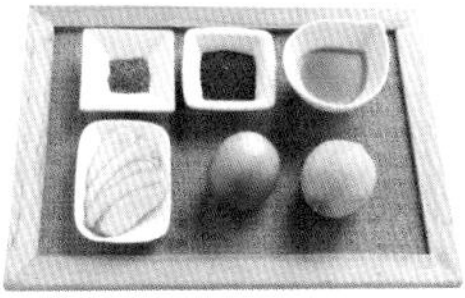

▲天然的辛香料可增強身體的抗病力。

★有血癌病患要在沙拉多加生的四季豆（green bean）。

★每一口全生的沙拉，都要細嚼30～40下，慢慢品嚐食物的美味。並在細嚼時，用意念不停的感謝神賜你豐富的食物，也對身體的五臟六腑說：「我現在要好好的供應你們最齊全的蔬菜水果，讓你們能恢復正常的工作，我很感謝你們的正常工作，也謝謝你們的努力工作。」也對免疫和自癒系統說：「我現在供應最齊全的營養給你們，希望你們能保護我，讓我更健康，我真是感激你們的辛苦，謝謝你們，因為你們的辛苦工作，我一定會好起來，謝謝。」

★這樣每一口一邊細嚼，一邊用正面、高興的語氣，同五臟六腑、免疫系統和自癒系統說話溝通，這是加速身體自癒力的其中一種方法。一大碟的沙拉這樣慢慢的細嚼需要1～2小時才吃完。

五穀豆米飯 DIY

（份量隨宜，除非特別註明）

材料1

五穀米（或十穀米）1杯、發芽豆類1/2杯、薑絲愈多愈好、蒜頭6～7粒、切碎的海帶（或海藻）適量、薑黃粉1～2小匙、活性好水約1.5～2杯

材料2

芫荽（香菜）、洋芫荽（巴西利）、枸杞子、芝麻粉、亞麻子粉、九層塔、薄荷葉、椰子油、石榴油等各少許

作法

❶將五穀米倒入鍋中，用清水洗淨，再倒入活性好水。
❷蒜頭剝膜整瓣；芫荽切碎；洋芫荽切碎。
❸將薑絲、蒜頭、切碎的海帶、薑黃粉、稍微發芽的豆放入鍋中混勻，移入電鍋中煮至開關跳起，打開鍋蓋拌勻，續燜約10分鐘，即可食用。
❹食用前，可再加材料2，更能增加風味。

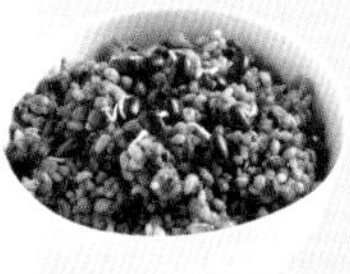

兩餐之間要細嚼全生的堅果

每天攝取一些生的堅果很重要，可在兩餐之間補充六粒巴西核果（有時刻意吃雙倍的份量，即每隔一天吃1次）、十粒美國杏仁（一天3次）、十粒核桃（一天3次）、二粒中國南杏和二粒中國北杏（有時每隔一天2次，刻意的吃十粒北杏，吃後服六粒胃酸素和六粒消化素及一粒二十毫克的鋅片）、十幾粒榛果子、十粒生的夏威夷堅果、十五克南瓜子或葵花子。

以上的中午餐和晚餐的全生沙拉，可用來提供營養給全身五臟六腑，和所有的系統，包括血液系統，讓血液系統有豐富足夠的營養來供應給每一個細胞，讓正常的細胞更健康，讓癌變的細胞有機會轉變回正常的細胞。

在吃中午餐和晚餐的同時，我們就要開始淨化血液，將血液的致癌毒素徹底從體內清除乾淨。那麼究竟應該怎麼做，才能讓血液重新恢復乾淨呢？

全生的堅果

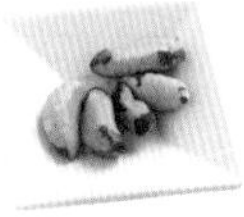
巴西堅果

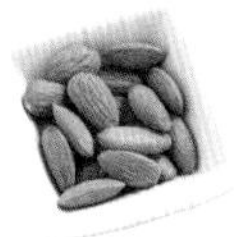
美國杏仁

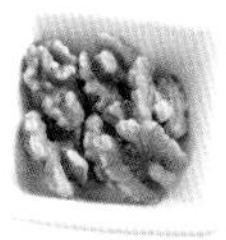
核桃

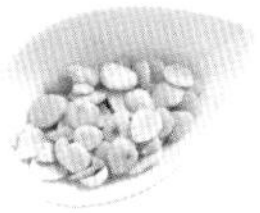
南杏

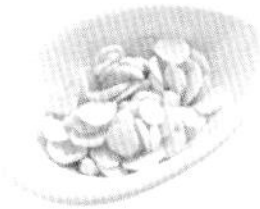
北杏

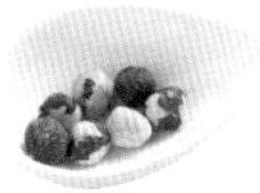
榛果子

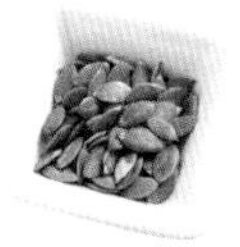
南瓜子

每天的自然生活方式與運動處方

★每天要維持有四次排便：好讓毒素能藉由大便排出體外。如果每天沒有4次大便，就要到生機飲食店買纖維粉和芝麻粉（黑或白皆可）：用2大湯匙的纖維粉，加3大湯匙的芝麻粉，加入1大杯（約三六〇西西）的室溫活性水或杏仁奶，輕輕搖混均勻後，就要立刻快速的喝完，不然會凝結成一團，難以入口！一天飲用2～3次，直至每天有4次排便，才真正的能將大腸的廢物排清。

★每天要做「357」深呼吸運動：做的時候站著做或坐著皆可。作法是快速吸進空氣進入肺部及丹田（即腹部）3秒鐘，然後閉氣5秒鐘，之後再慢慢吐氣出來約7秒鐘，好讓毒素能藉由肺部排出；每次吸吐九下，一天盡量做6～7次，若能每兩小時做一次更佳。最好在空氣新鮮的地方做運動，例如陽台、公園、海邊等。

★每天要在強烈的陽光下快步走二十～三十分鐘：快步走是最安全經濟的運動，而陽光可以幫助強化免疫力及修補身體損壞的細胞，詳情請見「養生療癒運動」一節。也建議可在溫和的早上和黃昏的陽光下輕鬆散步半小時。

★每天慢慢喝三杯羅漢果茶或人蔘茶，並喝六杯微溫的活性好水：每

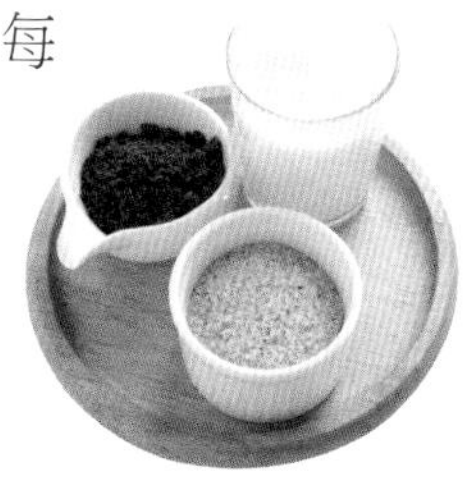

天慢慢的喝溫溫的羅漢果茶，一天內喝完3杯，可用來補氣潤肺；或者喝人蔘茶（作法詳見第一〇六頁），可用來活化細胞的排毒功能，具有補腎及解毒作用；喝活性好水則可用來增加活性礦物質和平衡血液的酸鹼度。

以下章節我也提供數個第一期癌症的個案供大家作參考；當然每個人的體質各自不同，效果也未必一樣，能救他人的方法，未必一定能救你自己，所以這些個案只用來作參考而已，決意要實行這自然療法時，請格外特別小心為要！但信心就是成功的一半，另一半則要自己有決心與恆心、肯努力的去執行！

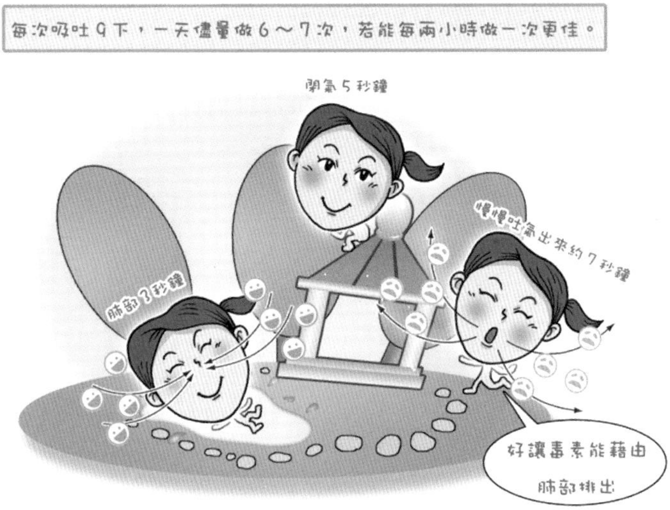
每次吸吐9下，一天儘量做6～7次，若能每兩小時做一次更佳。
閉氣5秒鐘
慢慢吐氣出來約7秒鐘
肺部3秒鐘
好讓毒素能藉由肺部排出

▲排毒的3 5 7深呼吸運動。

羅漢果茶 DIY

材料

羅漢果1顆，加入北耆7片（或黃耆）、紅棗7粒、老薑（連皮）10片、南北杏10粒、黨蔘6條切片、活性水6杯。（如有咳嗽，再加5至25粒黑胡椒粒）

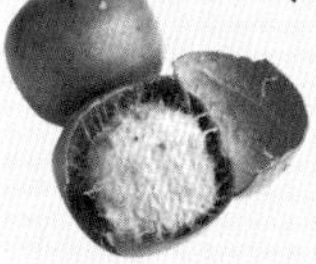

作法

將一顆羅漢果打碎，連同所有材料放入砂鍋中，倒入6杯水，用大火滾沸，再用小火熬煮成3杯，即可。不限定時間，在一天內喝完。

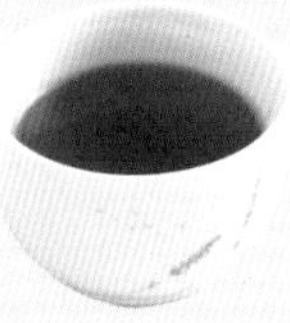

人蔘茶 DIY

材料

吉林蔘粉（或韓國蔘粉、西洋蔘粉皆可）1湯匙，枸杞子2湯匙，甘草5片、活性好水3杯（七五〇西西）

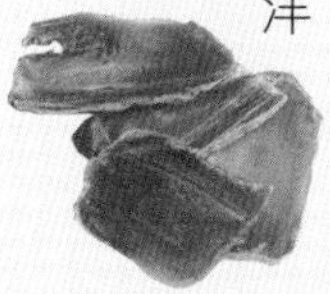

作法

將滾沸的活性水倒入保溫杯中，將吉林蔘放入熱水杯中，再加入枸杞子及甘草，蓋好半小時即可慢慢喝，每次半杯或1杯，一天喝完3杯。

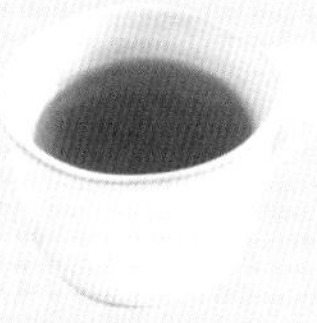

吳醫師的健康小叮嚀

★因為冬蟲夏草非常昂貴，所以我沒有建議加入這補腎補氣的良品，但如果經濟許可，建議最好也將五條切細碎的蟲草加入上述兩種飲料，功效會更好！

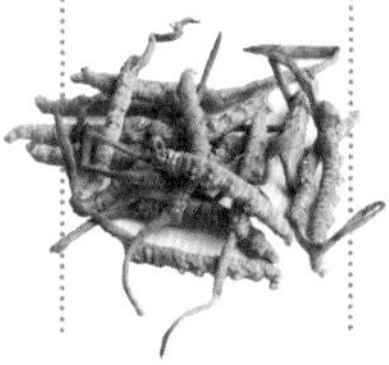

基本的抽血檢驗就能知道癌細胞的存在與否

其實，醫生可靠抽血檢驗癌標記的指數就能得知病人有沒有癌細胞的存在，雖然不能知道癌細胞的準確地方；但病人已經知道以前罹癌的所在位置，經由抽血檢驗就知道那地方還有沒有癌細胞或有沒有在其他地方擴散。

而且病人也可以在實踐生機飲食之前向醫生提出做所有認為有相關的癌症標記篩檢，待改善飲食及修正生活習慣九個月之後，又再做同樣的癌標記指數檢驗，互相比較一下所得的數字和參考範圍（reference range）的數字，如所得的數字在參考範圍內（例如參考範圍為0～35），就還要繼續努力的喝蔬果汁和盡量吃全生的沙拉，直到所驗出的癌症標記篩檢指數達到參考範圍內的最低數字（如0或0.5以下）。如驗出的指數是10，在正常的參考範圍內（譬如是0～35），但這只是代表癌細胞受到控制，還是有癌細胞的活躍！只有所得的數字是在0.5以下或是0，才代表真正脫離癌症、完全沒有癌細胞。因此，不要輕忽「癌症指數都在正常的參考範圍內，就是正常、就是沒問題！」一定要等到指數是在正常參考範圍內的最低數字，才較安心！

而這也是預防癌腫瘤復發的最好辦法，因為在CT掃描還沒有發現硬塊的時候，癌症標記篩檢已經知道指數的高低，雖然還在正常參考範圍內的高數字，就要立刻採取防範措施，才能真正遏阻！

同時每個人在做每年的體檢時，也建議主動請求醫生也做這癌症標記的篩檢，以及肝標記和甲狀腺TSH的指數，才是真正的防癌措施！（請參閱四一四頁）

乳癌第一期 個案參考（飲食／生活／運動／營養計畫）【女性／B血型】

在談乳癌之前，讓我們先來了解一下乳房的主要功能。

乳房的首要工作是哺乳嬰孩，但現在的女士卻更將其視為女性美麗的表徵，而較忽略它最重要的餵哺功能！真是太可惜啊！因為抗拒餵母乳，反倒有可能讓子女日後引發如：中耳炎、過敏性疾病、哮喘、感冒、腸胃失調等病痛；而有諸多女性也擔心哺餵母乳後會造成乳房下垂或變形，影響身材的美觀，卻不知道抗拒餵奶可能引發有礙自身健康的疑慮，例如：乳管鈣化、纖維瘤、乳腺癌等。

其實在以前的年代，每一百位女士當中，很難找到一位罹患乳癌的患者，原因之一可能是母乳哺育降低媽媽罹患癌症的風險；然而到了一九九〇年之後，每十四個女士就有一位得乳癌，而現在更是每四位女士就有一位可能得到乳癌。

醫學界一直在推動「乳癌防治宣導活動」，勸告女士們要有「及早發現，及早治療」預防乳癌的觀念，然而乳癌的罹患率並沒有因為做好乳房自我檢查而下降，每年在美國就有一百二十萬個婦女被發現有乳癌，配合治療後仍有近六十萬的婦女死於乳癌！

真是遺憾啊！

我認為乳房攝影、MRI和CT或PET掃描並無法完全判定是否為良性或惡性，因為乳房在還沒有硬塊出現時，並無法看出跡象，等察覺到時已經是有硬塊了！反倒要留意每次做檢查掃描的輻射線可能會累積在體內很長的時間，而有引發日後乳房細胞的癌變疑慮！若檢查得知有硬塊，醫生多半建議做切片，之後可能要開刀、化療、放療，接著又要繼續做CT、MRI、PET追蹤，同樣可能繼續增加輻射線的累積及癌症復發的危機。

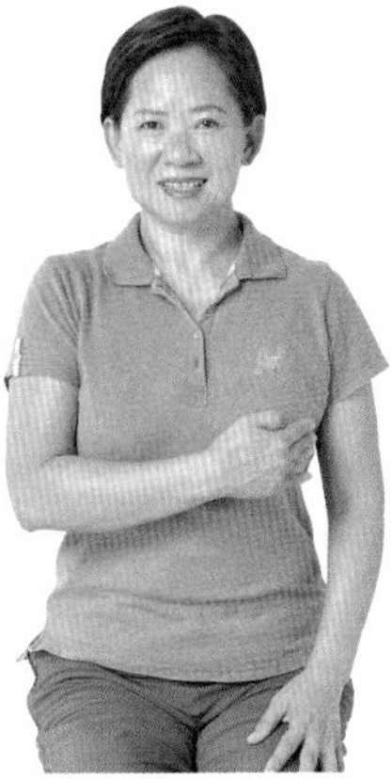

▲每天洗澡按摩乳房可幫助血液循環，且順便檢查乳房有無異狀。

因此我認為「提早發現」的衛教推廣，應該教育女士們首先自我檢查，譬如：要小心胸罩的使用（**在家讓乳房有喘息機會，可以不穿就不穿**），要在每天洗澡的時候按摩乳房來幫助血液循環，也順便檢查有沒有異樣和感覺特別疼痛？有無異常分泌物？乳房或乳頭有無局部或全面性凹陷？乳房皮膚有無橘皮樣變化紅腫或潰爛？腋下淋巴腺有無紅腫？乳房大小或形狀有無改變等等可以自我察覺的問題。

如發現乳房有異狀時，首先要回頭找出為什麼會發生這個問題？同時在還沒有知道答案時，可以先依照《不一樣的自然養生法》書中第八十三頁的①「冷熱浴」的作法去做。②按摩乳房及同一邊腋下的淋巴結各十幾下，及乳房反射區一分鐘，讓阻塞的乳腺暢通，增加血液的循環，以期帶走毒素廢物，同時也請尋求當地的專科醫師協助。

要知道，乳房的硬塊、異樣或異常的感覺，是乳房給妳一個身體病徵的警訊，警告妳：「小心啊！妳身體的毒素過多了，再不注意，妳就會生病了！」

這時，要反省、檢查一下，到底是哪裡出了問題：

★**是不是胸罩出了問題？**根據科學研究報告指出，戴胸罩的女士得乳癌的機率會比沒有戴胸罩的女士多二倍。所以這時已經有了異樣，最好暫時不再戴上，讓乳房的細胞能自由呼吸，使血液循環正常，容易把乳房的毒素排除。

★**是不是常噴香水或搽除狐臭粉或使用制汗劑**（如：制汗爽身噴霧）？其實這些女性用品大多含有很多致癌物質，為了健康，建議還是少用。

★**是不是牛奶製品吃喝太多？**此類食品含有生長激素，會讓乳房增生硬塊，最好立刻停止吃喝。

★**是不是常吃煎、炸、炒、烤、燒的食物？**因為這樣烹調的食物會產生自由基，帶來惡性的乳癌。

★**是不是常吃粉製品？**因為這類食物含有很多致癌毒素，尤其是含有會長瘤的溴化物重金屬。

★**是不是甲狀腺的功能異常？**因為甲狀腺功能異常也可能是乳房異常或子宮卵巢有問題的先兆。

★**是不是常看電視、常使用電腦或手機？**因為這些3C電器產品會釋放出致癌的輻射線。

★**是不是常常太緊張及亂發脾氣？**因為情緒不平衡的毒素比吃錯食物的毒素，多過幾十倍！

如果能將以上可能發生乳癌的問題除去，停止引進身體更多的毒素，就能讓身體有機會來幫忙排毒了！如果想做得更徹底，可以照著本書第九十八頁清血毒全營養蔬果汁來將血液中的毒素清除：每天喝上6杯以上，至少持續九個月，就有助於預防乳房疾病甚至病變！如果能天天這樣小心防範

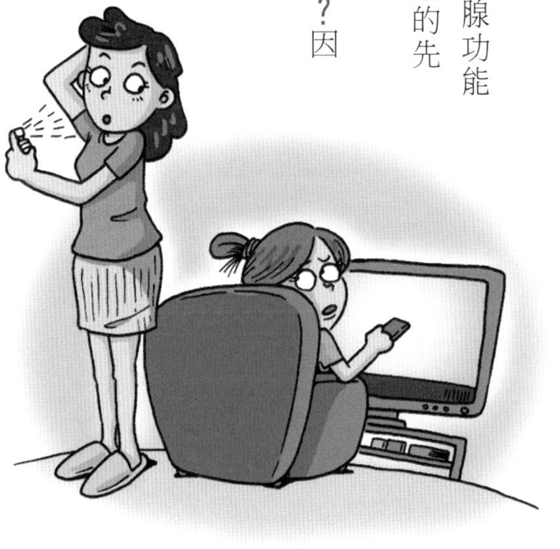

▲3C電器與含化學物產品會產生致癌的物質，最好全部停止使用。

於未然，或者若能在乳房還沒有乳癌、又沒有硬塊，但察覺有產生異樣時就要立即修正飲食與生活習慣，同時也趕緊尋求專科醫師協助，找出真正的原因，才是當務之急。

所以提早預防的祕訣，在於天天洗澡時能多花一點時間來按摩整個乳房，同時也盡量吃對符合自己血型的食譜，每天盡量喝含有高量植物生化素的蔬果汁，或實施生機飲食，乳癌就會遠離妳！

此外，每年體檢時，除非必要，否則應盡量減少一切有輻射線的檢查，如電腦斷層掃描（**CT Scan**）、正子電腦斷層掃描（**PET Scan**）和做乳房攝影（**mammogram**），因為這些醫療儀器都有致癌疑慮，建議非必要盡量少做！最安全的方法是在做體檢時，也建議請醫院抽血，篩檢生殖器官的癌症標記，如乳房的 **CA15.3**、和卵巢子宮的 **CA125**、**HCG** 及確定癌症嚴重性的 **CEA** 和 **AFP**，同時也檢驗細胞發炎的 **C-RP** 和甲狀腺速激素荷爾蒙的 **TSH**。

當 **CT**、**PET**、**MRI**（核磁共振）都還無法發現到任何的小皰疹、小硬塊時，從這些癌症標記所得的數字卻已可驗出異常！

接下來，我要跟大家分享一位第一期乳癌患者的例子。

【個案參考】

二〇〇五年十一月，我在香港聽了一場「生機飲食」的演講，主講人是吳永志醫師，演講結束，我把握機會去請教吳醫師問題。

我對吳醫師說：「三個月前有一天我洗完澡後，用毛巾大力擦乾前胸時，發覺左乳房有點小刺痛，用手指按壓下去這刺痛的地方，發現有一小小的硬塊，心想是不是得了乳癌，隔天立刻掛號看醫生。醫生做了CT鏡掃描後，說是有1.2公分×0.9公分的硬塊，要做切片檢查才知道是良性或惡性，再決定如何治療。我遲遲不敢去跟醫生約做切片的時間，因為擔心如果檢驗出結果是惡性，要將乳房的硬塊切除，會破壞乳房的美觀。我才二十二歲，還沒結婚，乳房的美觀對我很重要。希望吳醫師能提供對我的乳房健康有幫助的食譜！」

吳醫師請我脫掉左腳的鞋子、襪子，並問了我的血型和血壓。我說：「我的血型是B型，血壓是正常略偏低一一〇／七五（理想的正常血壓：收縮壓小於一二〇毫米汞柱，舒張壓小於八〇毫米汞柱）。」

吳醫師看了我的左腳後，對我說：「治療病症是正統西醫的專長，他們可以幫助妳醫治一切的病症。我只改變妳過去錯誤的飲食，讓身體吸收到好的營養，提升免疫和自癒系統的功能，讓它們幫妳消除乳房硬塊。」

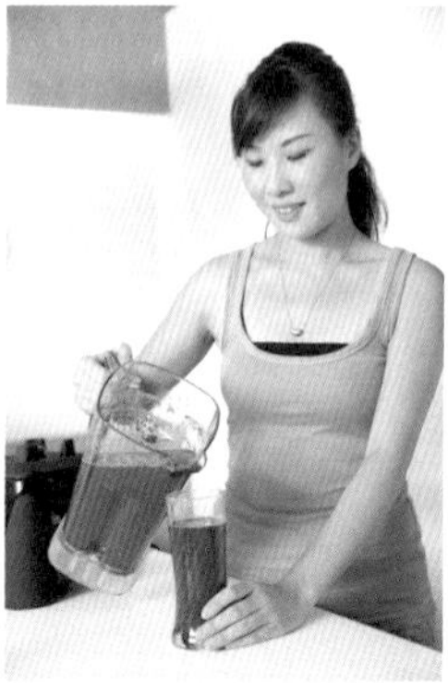

我說：「吳醫師，這正是我想要做的事，希望藉著正確的飲食，加強身體的免疫力和自癒力，讓它們來改善我的病。我想知道我到底吃錯了什麼東西才會得癌，我希望能保持乳房的完整！」

後來吳醫師告訴我，因為我是B血型的人，所以不該吃牛奶或相關乳製品，以及一切米粉、麥粉製成的東西，而這些都是我平常最愛吃的！還有動物性蛋白質，和煎炸炒烤燒的食物，也要避免。

此外他教我如何用三匹馬力果汁機打出營養豐富的蔬果汁，如何吃美味又健康的生菜沙拉，他也教我如何過健康的生活及按摩。

雖然要放棄自己最愛吃的食物，但為了我的健康，我徹底執行他的方法，四個月之後再去檢查，我的硬塊竟然不見了！醫院的醫生說這是不可能的，一定會再長出來，要我最好每三個月來做斷層掃描（CT Scan）追蹤，我沒有回去做，因為我相信只要我繼續維持正確的飲食及作息，我就能一直健康下去！

暫時停止將毒素送進身體裡

這位年紀很輕的乳癌患者來找我時，我給她的第一個飲食建議，就是要暫時停止吃牛奶或相關的乳製品，如：牛奶、煉奶、奶粉、奶油／牛油、起司、披薩、冰淇淋、酸奶和有加奶的巧克力等。

我還記得她打斷我的話說：「哦，我每天都會喝一杯牛奶，又喜歡吃乳酪和優格，主要是這些食物可以保護我的骨骼，以免年紀老時罹患骨質疏鬆症，因為我的家人都有這個病症，我怕會有遺傳。」

於是我進一步解釋：「目前許多牛奶製品的成分來源，大多是從有打生長激素的母牛來的，生長激素會干擾乳房荷爾蒙的平衡，激發乳房細胞的癌變。因此最好能立刻停止，等硬塊完全消失後，一個星期吃一兩次還無所謂；因為有五、六天可以讓身體自己解毒，但一個星期若食用超過兩次，就要小心。如果市面上買得到有機無打針的羊奶，可以隔兩天喝半杯，對B血型的人而言是很好的食品。」

我給她的第二個建議，是要她盡量在六到九個月內，暫時停止一切米粉、麥粉製造的食品，如：麵、麵包、包子、饅頭、米粉、河粉、蛋糕、糕餅、餅乾等，因為這些食物大多含有很多的化學劑、防腐

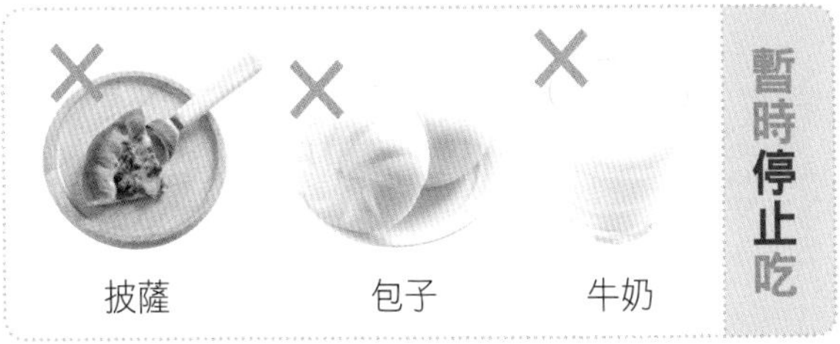

劑及含有長瘤的溴化物重金屬……。

我還沒講完，她又打斷我的話說：「我最喜歡吃這些粉製類食物，尤其是麵包塗奶油、菠蘿麵包，幾乎天天都吃！如果不能吃的話，那我人生還有什麼樂趣？」

我笑著說：「吃這些食物卻換來癌症，是樂趣嗎？值得嗎？不過等你的乳房硬塊完全消失後，妳是可以每星期吃一兩次的，一兩次是不會長瘤的，就當作是給妳一點人生的樂趣吧！」

第三，我請她停止再吃一切煎、炸、炒、烤、燒的食物。我知道她愛漂亮又怕胖，不敢吃太多，但我請她在這六到九個月以內，最好全部停止，讓身體有潔淨及排除毒素的機會，盡快恢復正常的運作功能。

最後是動物蛋白質，因為B血型的限制，一個星期最多只能吃不超過兩次的動物蛋白質，包括：雞鴨、牛羊豬、海鮮和蛋類以及它們的湯水，如果要吃，必須食用沒有打針的肉類，因為肉類所含的生長激素會激發癌細胞的增生。如果找不到沒有打針的肉類，就只好不吃了！水煮罐頭沙丁魚肯定沒有打針，又可以預防骨質疏鬆症、修補人體的DNA，還有防癌的作用。

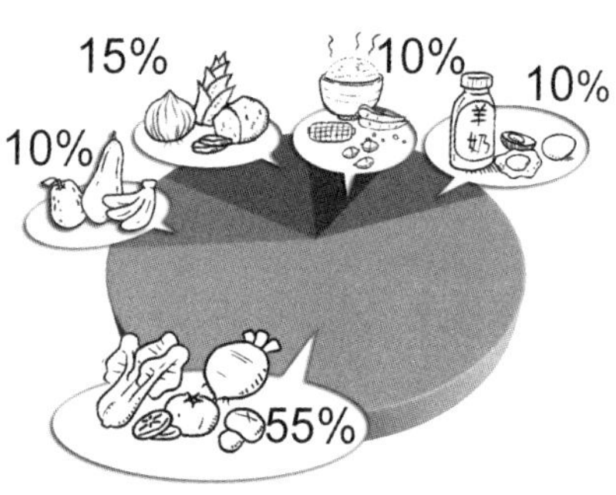

▲B型血型適合的飲食分配表

以上是不應該吃的食物，這些食物很可能就是乳房硬塊的起因！停止吃這些有害的食物後，現在就要先將血管中的血液毒素清除乾淨，這就需要靠蔬果汁的幫忙了。

但在喝蔬果汁之前，我請她先去醫院抽血做全身的癌症標記、肝臟標記及甲狀腺促激素荷爾蒙指數的檢驗，即：CEA、AFP、CA15.3、CA125、HCG、AST、ALT、GGT、ALP、LDH及TSH。抽血後就可以立刻實行生機飲食至少六個月至九個月。

實行了四個月的生機飲食後，我建議她再去抽血做一次同樣癌症標記的檢驗，取得報告後，拿這次新的報告同上次的報告互相對照比較，肯定會看到所有的指數變化日趨好轉。

然而縱使所有的指數都下降到正常參考範圍內的數字，意謂癌細胞已得到控制，但血液中還是有許多的癌細胞在裡面，所以建議仍要繼續實施生機飲食，直到再抽血檢驗後的結果在正常參考值範圍內的最低點，即0.5以下甚至0，才算真正沒有了癌細胞在血液裡面！這時，才可以開始放鬆生機飲食，也可以將蔬果汁由6～7杯減為4杯用來保健，同時也可以回到她血型的食譜來吃了。

好了，現在就可以開始準備蔬果汁來達到這目的。首先要使用3.5匹強馬力的蔬果機將以下的全生食材打成蔬果汁來喝：

乳房保健蔬果汁

【份量：1天6～7杯　口感：酸甜】

材料

蔬菜

全紅大番茄2顆、胡蘿蔔2條、中型甜菜根1個、西洋芹1/2根、蘆筍5根、嫩菠菜葉1大把（切碎後大約半杯）、生的海帶（海帶結、昆布皆可）1/2杯

水果

覆盆莓1/2杯、奇異果2個、有籽大紅葡萄10～15粒。

香料

芫荽（香菜）3小支、巴西利3小支、連皮老薑5片、小茴香粉1小匙、薑黃粉1小匙

種子

亞麻子2小匙、芝　3小匙

好水

活性水2杯

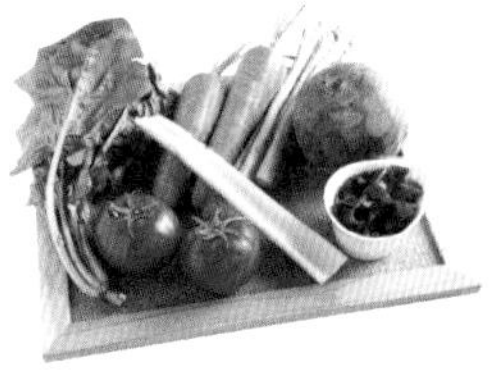

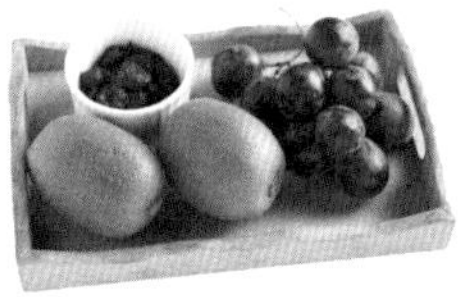

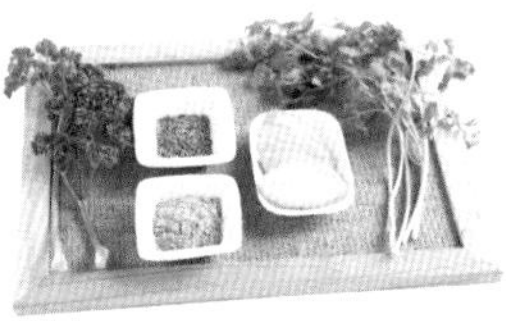

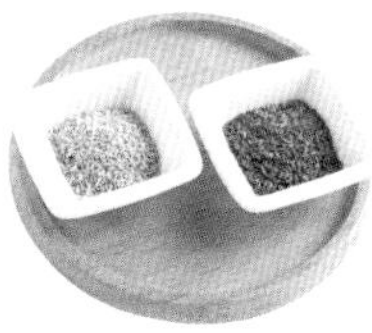

營養保健品

卵磷脂2小匙、蜂花粉2小匙

作法

❶ 將所有食材洗淨；大番茄、胡蘿蔔切塊；甜菜根去皮切塊；西洋芹切塊；奇異果去皮切塊；紅葡萄不去皮不去籽備用。

❷ 把活性好水倒入3.5匹馬力的蔬果機內，再放入所有的蔬菜、水果、香料及配料，一同攪打2分鐘成汁，再打開蓋子，加入卵磷脂2小匙、蜂花粉2小匙，續打約30秒，即可飲用。

吳醫師的健康小叮嚀

★早上喝2杯（每杯二四　西西），上班前再一杯，剩下的蔬果汁倒入瓶子，外出上班可以慢慢喝，一天喝7杯。最好用吸管吸一大口，細嚼10下才吞下，讓口水津液同蔬果汁混勻，才容易消化和吸收。

★每天6～7杯，連續喝六個月至九個月，就能將血管中的血液毒素清除掉，也可提升體內的免疫力及自癒力。

★如果胃有不適，或有想嘔吐的現象，開始打蔬果汁時可以不放種子和卵磷脂，等喝了一個星期習慣後，才由小量種子及卵磷脂慢慢增加到需要的份量。

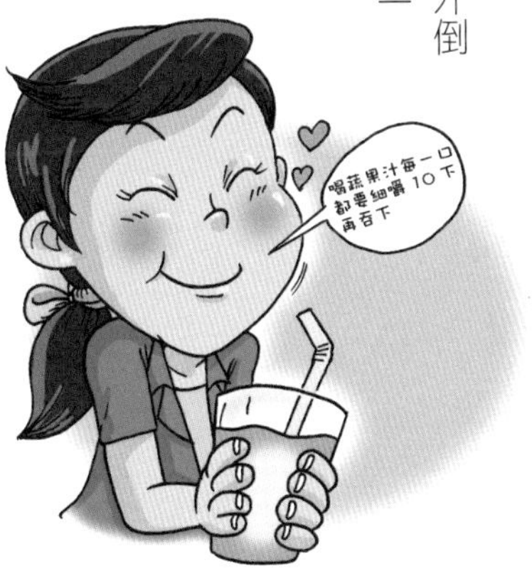

每天午晚餐要攝取全生蔬菜沙拉與五穀豆米飯

在喝蔬果汁的同一時間，也要提供給五臟六腑足夠的營養，身體才會有精力工作。所以午餐最好先吃一大碟的全生蔬菜沙拉，或可吃稍微用滾水汆燙一下的蔬菜。而晚餐吃完沙拉後，若沒有飽足感，則可再補充五穀豆米飯。

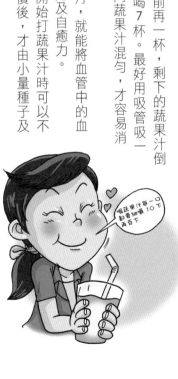

全生新鮮沙拉

材料（份量隨意，除非有特別註明）

蔬菜
紅蘿蔔、甜菜根、番茄、西洋芹、蘆筍、嫩葉菠菜、綠花椰菜（要多些）、海帶、發芽的豆類（最少半杯）

水果
奇異果、覆盆莓（或任何莓類）、牛油果（酪梨）、枸杞子

堅果
生的杏仁片、核桃、巴西果仁片

醬料
芫荽切細、洋香菜（巴西利）切細、老薑泥、九層塔切細、蒜頭少許切細碎、小茴香粉1小匙、薑黃粉1小匙、亞麻子粉1小匙、芝麻粉1小匙，青檸檬（萊姆）汁、黃檸檬汁、有機蘋果醋少許、橄欖油、芝麻油或石榴油

作法

❶ 將全部食材洗淨。紅蘿蔔切絲；甜菜根去皮切絲；番茄、西洋芹、蘆筍切片；嫩葉菠菜、青高麗菜花及海帶切細狀。奇異果、覆盆莓（或任何莓類）、酪梨切成細片、枸杞子浸洗乾淨。

❷ 將全部的沙拉醬料全部放在容器中，混合攪拌均勻，即成一道最健康的沙拉醬汁。

❸ 將全部蔬菜、水果、堅果材料放入容器中，淋上已調好的沙拉醬汁拌勻，即可食用。

吳醫師的健康小叮嚀

★吃全生的沙拉時，每一口都要細嚼三十至四十下才吞下，慢慢吃，細細品嘗天然食材的好味道。

★食用此道沙拉時，也可每隔三天加入1次沙丁魚或任何深海魚。

★發芽豆類在有機商店可以買得到。也可自行買豆類回來發芽。

★有些人不喜歡吃冰冷的沙拉，也可以先把水燒滾，水滾後才將生菜倒入燙大約三十秒到一分鐘，這麼短的時間不會破壞食材的營養及　素，反而讓　素活化起來，提升植物生化素的功能，只是需要多一道手續！燙熱後，才將沙拉醬倒入混拌勻。

★稍微發芽的豆（可以半杯或1杯的量）及綠花椰菜，都要特別多嚼幾下（四十下），因為較硬不易釋放一切的營養，同時也是高蛋白質的來源及防癌、抗癌的良藥。

★石榴油如同椰子油都含有Omega-3、Omega-6、Omega-7和Omega-9，但在防乳癌方面比任何油都好些，因為植物醇特別高，可以平衡荷爾蒙又可降膽固醇及降血壓。

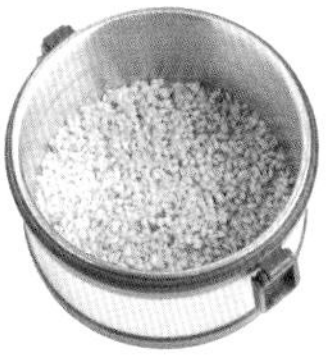

▲發芽豆

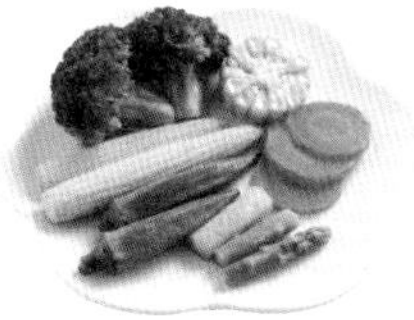

▲生菜短時間汆燙並不會破壞食材的養分，反而可讓素活化起來。

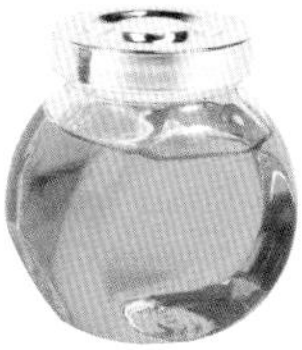

▲石榴油

每天按摩乳房及雙足背的乳房反射區

按摩步驟

1. 找到乳房對應的反射區（位在雙足背由所有足趾根向上 1 英寸半的地方）；左腳對應左乳房、右腳對應右乳房。

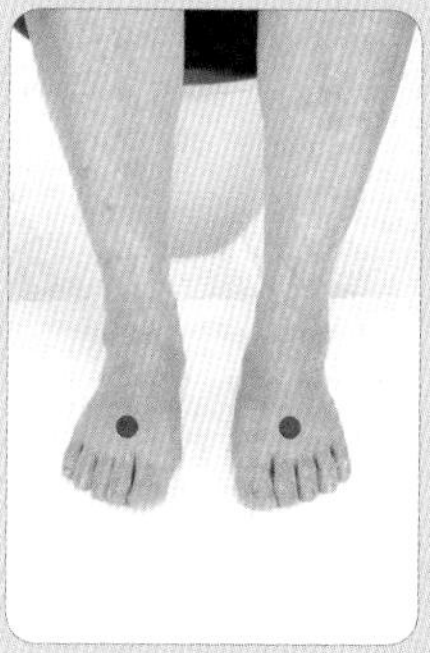

2. 在反射區上均勻塗上優質的按摩油。

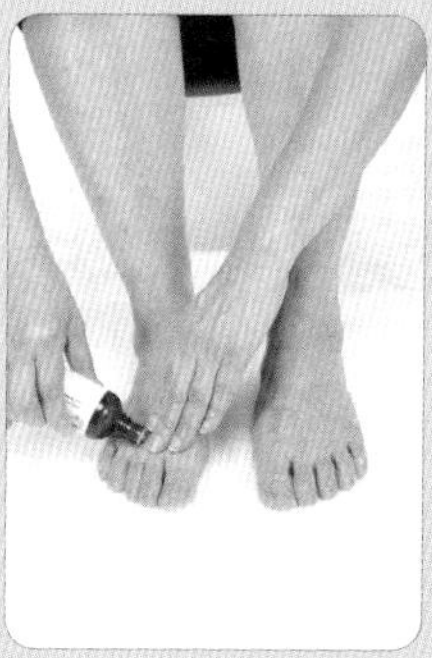

3. 手握拳，用指關節以上下來回、左右來回或打圓圈的方式，用力按摩在腳部的乳房反射區。會痛的地方加強按摩。每次 40 秒至 1 分鐘，每天按摩 2～3 次，兩腳都要按。可同時按雙腳，也可以將一隻腳放在椅子上，個別分開來按摩。

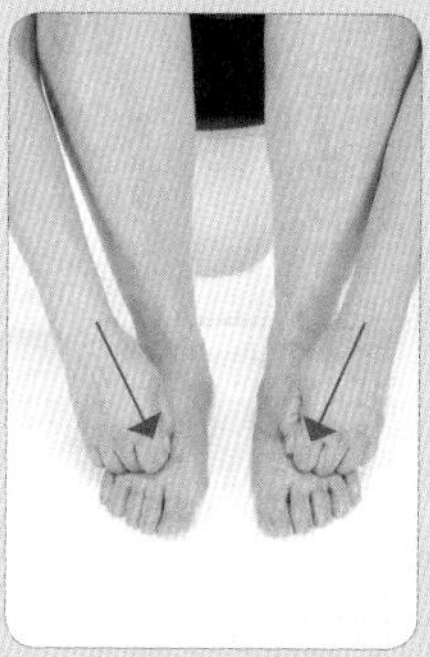

4. 接著按摩乳房，將按摩油塗抹在 4 根指頭上，以 4 根手指頭由乳房外面一圈一圈的向內、稍微用力按摩，有痛感、或硬塊處要多揉幾下。左、右兩個乳房皆要按到，一天 1 ～ 2 次。

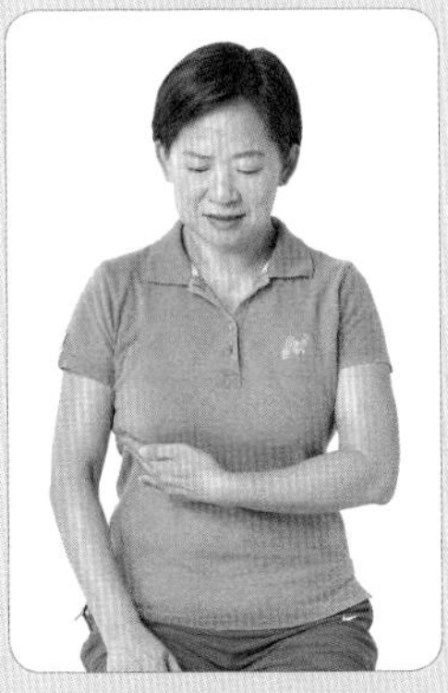

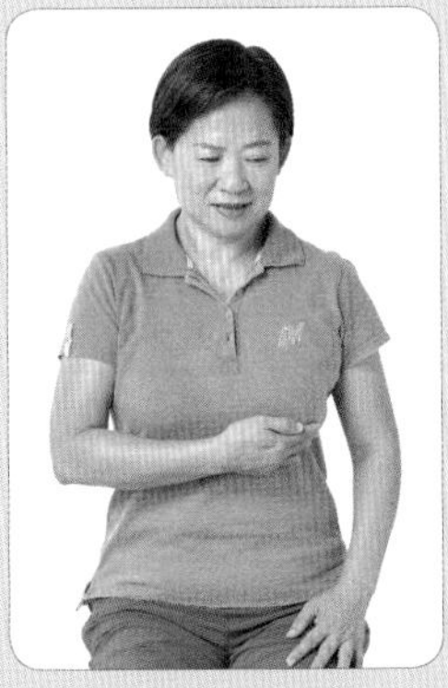

5. 按摩腋下。左手弓起支撐於腰部或臀部，用按摩油塗在右手 4 根手指頭上，將手指插入腋窩深處，大拇指夾在腋窩旁的肌肉，大力按摩 18 下，要非常用力才能達到效果。左邊按完換右邊，一天 1 ～ 2 次。

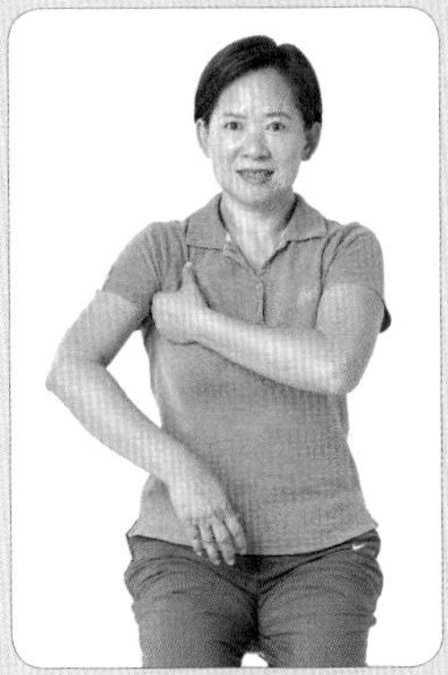

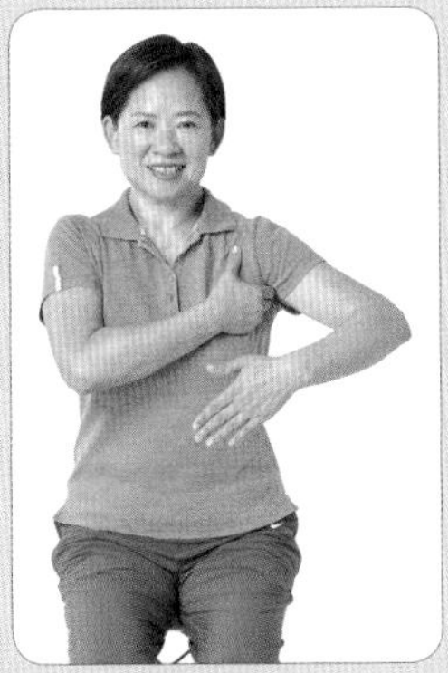

每天的自然生活方式與運動建議

除了喝蔬果汁、吃午晚餐及按摩以外，每天也要遵照自然的生活與運動或按摩：

★**每天補充4～6杯好水**（最好喝活性水），並且慢慢吸喝。

★**每天要在強烈的陽光下快步走二十～三十分鐘**：也建議可在早上及黃昏溫和的陽光下輕鬆散步半小時。這是防止骨質疏鬆症最好的方法，同時也是防癌及提升免疫力最有效的方法。快走方法請見「養生療癒運動」一節。

★**每天一定要保持有四次大便**。如果沒有，可到有機食品店購買纖維粉和芝麻粉，用2大匙的纖維粉和3大匙芝麻粉，加入一大杯（三六〇西西）的好水或純豆漿拌勻後立刻飲用，一天可飲用2～3次，直到天天都有4次大便為止。

每天建議補充的適量營養品

★幫助平衡荷爾蒙的營養品。

★幫助調整免疫力有消滅癌的營養品。

★幫助肝臟解毒的營養品。

★幫助心臟血液的循環，增加精力的輔酶素（CoQ10）。

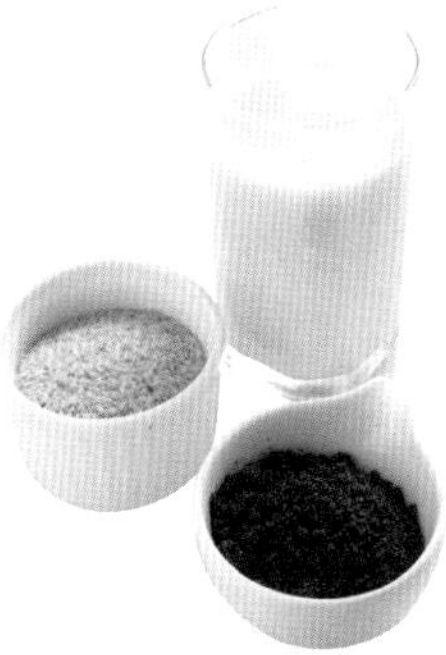

▲經常飲用清腸胃的飲品，可避免毒素進入血液，預防各種疾病。

★平衡大腸細菌的助生素益菌的營養品。

★加強免疫力的巨噬細胞素。

我告訴這位患者，如果能徹底努力地執行至少六個月至九個月，將會有奇蹟出現，不但能重拾健康，也會更加苗條、美麗！

但只經過四個月之後，這位小姐打電話來向我報告並感謝我，說她的腫瘤消失了！我說：「應該謝謝妳自己的努力，才會戰勝乳癌，但請繼續吃對、喝對達九個月的時間，才能永久遠離癌症！不過妳還是可以要求醫生再抽血驗 CA15.3、CEA、AFP、CA125、HCG、CRP、LDH、TSH，由這些癌症標記可以知道乳房是否真的已經很健康還是仍不健康，而且還可避免致癌的掃描輻射線破壞乳房細胞了！抽血檢驗的方法，比較安全、便宜又可靠。

卵巢多囊腫瘤第一期 個案參考（飲食／生活／運動／營養計畫）

【30歲女性／B血型】

卵巢是女性生殖器官的一個重要部分。它的功能除了產胞卵、卵子，將卵子排送到輸卵管，之後進入子宮受精外，它還是製造雌性荷爾蒙（estrogen）和黃體素（progesterone）的器官。

卵巢癌可能發生於女性的任何年齡，且停經後的更年期婦女比例較高。三十五歲以下的女性，如果月經來時常感到不適、經痛、偏頭痛等，都是荷爾蒙分泌失常的現象，都容易得到小胞囊腫瘤和卵巢多囊腫瘤或癌，所以若已經有經痛、偏頭痛等症狀，千萬不要小看這些不適，服止痛藥就算，要找出原因，解決原因，才能防止癌症到來。還有，即使沒有以上的症狀，但月經不準，月經不鮮紅，每次來都有小硬塊瘀血，也是一種先兆，可能十幾廿年後，就會有卵巢或子宮的問題出現，不可不慎。

現在讓我們來看一位三十來歲婦女的情形。

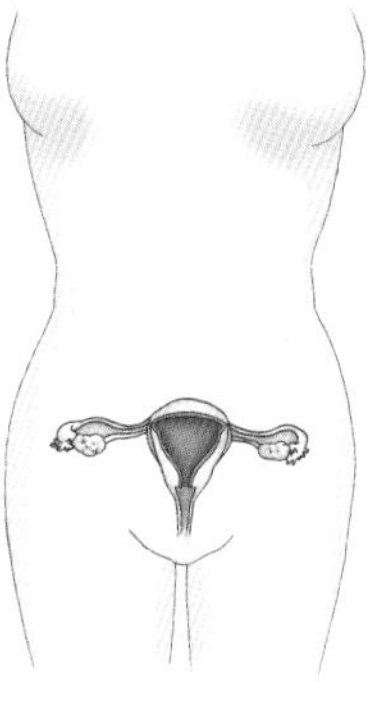

▲改變卵巢多囊腫瘤的症狀最基本應保持健康飲食、調整正常生活型態，多運動。

【個案參考】

半年前，我常感覺左邊的腹部有時會痛一下，剛開始時以為是月經來之前的疼痛，後來發現不是月經的疼痛，就去做了檢查，發現有三粒一·一公分、一·二公分及〇·八的小胞囊腫，經切片後，證明是第一期惡性腫瘤。

醫生建議我要開刀割除，之後做化療。我希望等幾個月觀察後，再作決定。結果三個月後的檢查，發現腫瘤有繼續長大的現象，分別為一·二公分、一·四公分和一公分。醫生很擔心，勸我最好能提早開刀割除，以免擴展到別的地方。

就在這個時候，我在佛羅里達州聽了吳永志醫師關於「生機飲食」的演講，我很相信「病從口入」的道理，所以我決意要先徹底的改變以往不正確的飲食方式，希望藉由改變能免挨一刀。如果改變了飲食方式，腫瘤還是惡性、沒有縮小時，再決定開刀。因為我記得吳醫師在演講時說過：「解除病痛必須先清除體內血液的毒素，對以後的治療有很大的幫助和好處。」

所以我去找吳醫師，請他為我設計一個個別的食療食譜。吳醫師見到我，說我因為吃錯食物和以不當的方式烹調食物，導致體內累積毒素過多。

此外，吳醫師更一針見血地指出，要我凡事看開點，不要斤斤計較，有時吃虧就是占便宜，要常常懷喜樂的心態來對待別人，這樣能減少很多情緒上的壓力。他說，情緒壓力的毒素是食物毒素的幾十倍，不可不小心！

我完全遵照吳醫師教我的方法，不論飲食或運動，甚至生活作息都確實做到，四個月後再去檢查，我的腫瘤不見了！連我的醫生都十分驚奇，一直說這是不可能的事！

停止再將毒素送進身體

這位女士來找我時，我請她脫掉左腳的鞋子和襪子，並問她的年齡、血型和血壓。她回答我說：「我今年三十歲，血型是B，血壓略偏低，是一一〇／七〇（理想的正常血壓：收縮壓小於一二〇毫米汞柱，舒張壓小於八〇毫米汞柱）。」

我又問她：「妳的月經來時，血塊多嗎？身體有沒有什麼不適的症狀？」

她答說：「一年前月經來時開始有點痛，由那時候起，月經的血塊就越來越多，而且常常有偏頭痛，這是一年前所沒有的。」

我對她說：「妳的甲狀腺功能有點失常，所以有時妳的心跳會很快，晚上也睡不好。妳是不是喜歡吃比較香脆的食物或牛奶製品呢？」

她答說：「吳醫師，你說的都是真的！我有時心跳很快，晚上也睡不好，我最喜歡喝牛奶、吃優格或乳酪，也喜歡吃油炸的食物……。」

我說：「B血型的人不能吃牛奶或相關的乳製品，尤其目前的牛奶製品都含有很高的外來激素殘渣，容易干擾卵巢和甲狀腺荷爾蒙的分泌。

而粉製品，如：麵、麵包、蛋糕、餅乾，含有會長瘤的溴化物，對健康有所危害。但最危險的是煎、炸、炒、烤、燒、香脆的食物，這些食物都會產生自由基和致癌的多環芳香碳水化物（polycyclic aromatic hydrocarbon，簡稱 PCAH 或 PAH）會加速腫瘤的癌變。

還有B血型的人，不能天天吃動物蛋白質，包括一切牛奶製品、蛋、海鮮、雞鴨、牛羊豬的肉和湯。

所以，目前最好在六到九個月內，都不吃以上的食物，讓身體有機會將體內的激素毒素排除，減輕甲狀腺和卵巢內的毒素。

除了吃錯食物和不當的烹調方式外，也要樂觀開朗，不要斤斤計較，要常常懷喜樂的心態來對待別人，這樣會減少很多情緒上的壓力。要知道情緒壓力的毒素是食物毒素的幾十倍！千萬小心！」

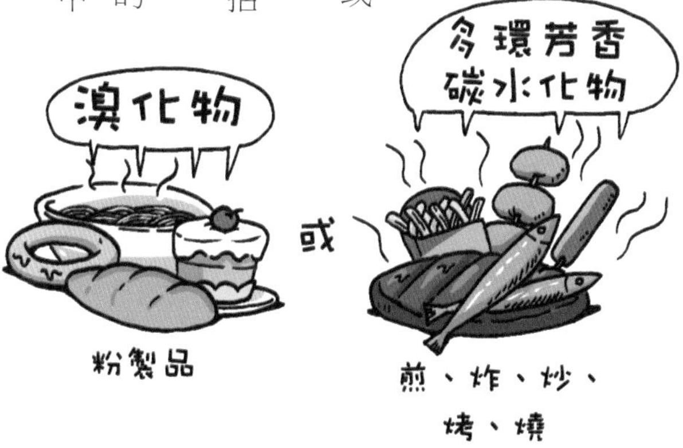

▲避免攝取會產生自由基和致癌的多環芳香碳水化物，以免加速腫瘤的癌變。

我繼續說：「接下來，我要教妳怎樣將血液的毒素清除。血液是供應給每一個細胞的糧食，血液汙染會使細胞中毒、癌變，而乾淨的血液會使癌變的細胞變回正常的細胞。」

要達到這目的，我告訴她要用3.5匹強馬力的蔬果機，將以下的全生食材打成蔬果汁來喝：

卵巢保健蔬果汁

【份量：1天6～7杯　口感：甜帶澀】

材料

蔬菜

全紅大番茄2顆、胡蘿蔔1條（大型）甜菜頭半個、西洋芹1/2條、蘆筍5根、甘藍菜芽2顆、切細生海帶（海帶結、昆布皆可）半杯

水果

奇異果2個、紅色覆盆莓半杯、石榴籽連內部的白膜及白皮1/2杯（或有籽大紅葡萄10粒）

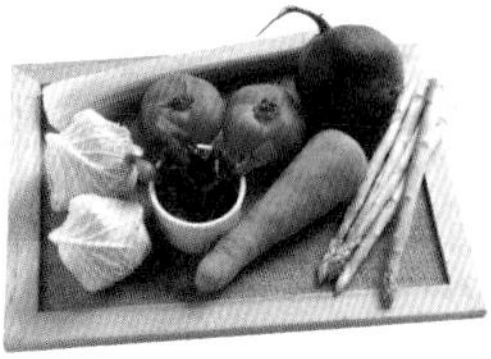

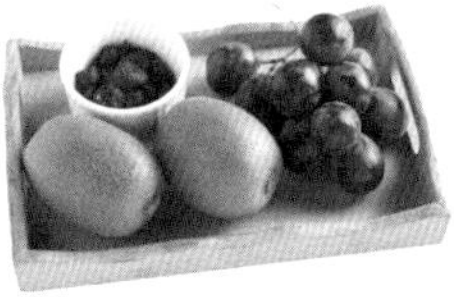

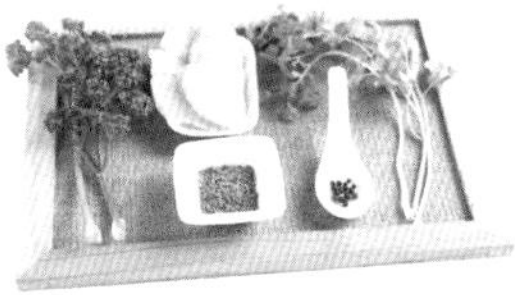

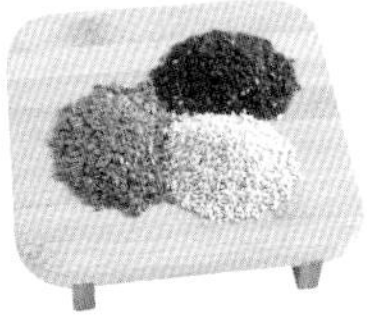

香料

香菜2小支、巴西利2小支、老薑片5～10片、黑胡椒粒5粒、小茴香粉1/2小匙

種子

亞麻子2小匙、白芝麻2小匙、黑芝麻2小匙

好水

活性水2杯

營養保健品

蜂花粉2小匙

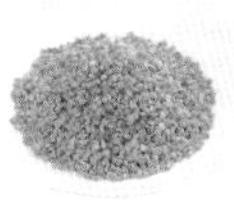

作法

❶所有食材洗淨；大番茄、胡蘿蔔切塊；甜菜根去皮切塊；西洋芹切塊；蘆筍切小段；甘藍菜芽切小塊；奇異果去皮切塊備用。

❷把活性水倒入三匹馬力以上的蔬果機內，再放入所有的蔬菜、水果、香料及種子，一同攪打2分鐘成汁，再打開蓋，加入蜂花粉2小匙，再續打約30秒，即可飲用。

吳醫師的健康小叮嚀

★每次喝之前，加半個檸檬擠汁，用吸管吸起來喝，每一口都要細嚼10下。每天要有六杯的份量，連續喝九個月，才能將幾十年的血中毒素排出來。

★如果在喝了蔬果汁會有胃的不適或想嘔吐的現象，這是因為膽囊有膽石或沙石，阻止了膽汁的分泌，可以在喝的同時，也做四天的清膽石（請參閱二四九頁），並在還沒有清膽石之前，暫時停止放入種子及卵磷脂，就能改善。

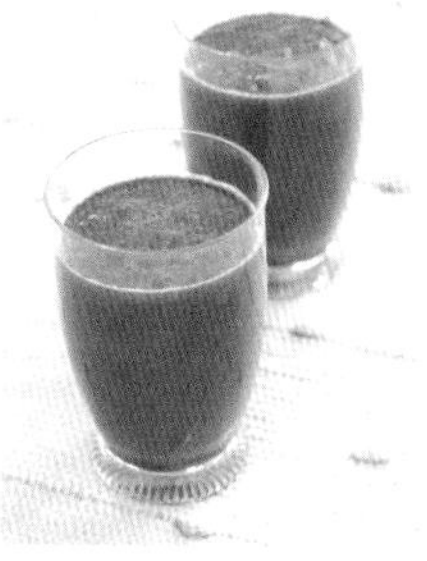

▲每天飲用蔬果汁，同時也做四天的清膽石。

★蔬果汁建議飲用時間：早餐喝蔬果汁2~3杯，中午餐和晚餐前一小時各1杯，剩下的任何時候都可以喝，總之，一天要喝完6杯，才能及時在六至九個月內將身體全部毒素清除。之後，可以減少到一天喝4杯，來做保健用。

但我也請她在喝蔬果汁之前，先去抽血檢驗所有癌症的標記、肝標記及甲狀腺促激素荷爾蒙的指數，即：CEA、AFP、CA125、HCG、CA15.3、CA19.9、CA50、CA72.4、AST、ALT、GGT、ALP、LDH、TSH及CRP。喝了四個月後，請再去抽血檢驗同樣的癌症標記，得了報告，拿以前的報告同現在的報告互相對照比較進步的情形。如果結果的數字都在正常的參考範圍內最低的指數即0～0.5以上（TSH是大於一．八）就請繼續喝，直到檢驗數字都在正常參考值範圍內的最低點即0～0.5以下（TSH要在一．八以下），才算是真正的好了。

每天吃帶酸味的水果，再吃全生蔬菜沙拉和五穀豆米飯

★**先吃一些很酸的水果**，最好是覆盆莓、黑莓、黑醋莓（black currant）、鳳梨和石榴。

★**再吃一大碟全生或稍微用滾水汆燙一下的蔬菜沙拉**，食材可以跟上述的蔬果汁一樣，再加上半杯稍微發芽的黃豆或埃及豆或扁豆（每天可以替換）。

★**沙拉醬材料**可以跟上述蔬果汁的香料一樣，再加上少許蒜頭

每天吃帶酸的食物幫助睡眠

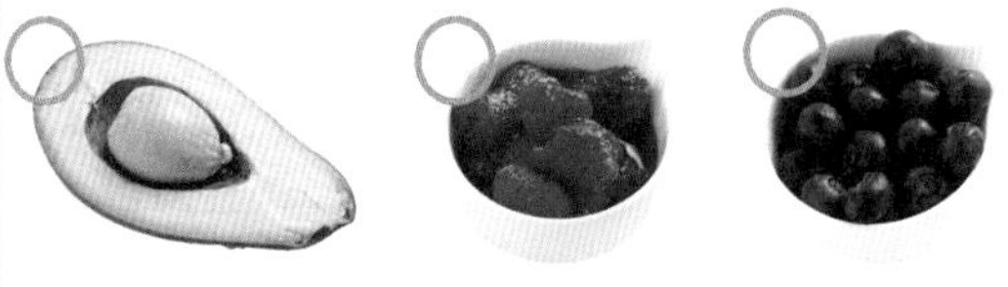

酪梨　覆盆莓　黑莓

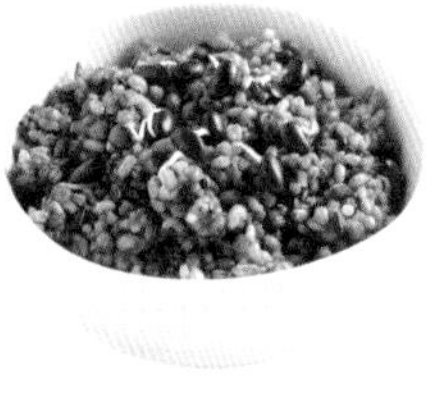
▲五穀豆米飯可提供更多的色氨基酸幫助平衡情緒及睡眠，而氨基酸能幫助強化免疫及自癒系統。

蓉、切碎的九層塔、亞麻油、芝麻油、有調整平衡荷爾蒙作用的石榴油、青檸檬汁和黃檸檬汁，也可以再加一些別的酸味水果和枸杞子。

如果仍無飽足感，可以再吃些煮熟的蔬菜（**例如：綠花椰菜、紫色椰菜、小白菜**）和五穀豆米飯，提供更多的色氨基酸來幫助平衡情緒緊張，使容易睡眠，及更多的氨基酸來幫助免疫及自癒系統。

每天的自然生活方式與運動處方

★天天都要保持有四次大便：如果沒有，可以去有機食品店購買纖維粉和芝麻粉食用。食用的方法是：將2大匙纖維粉和3大匙芝麻粉加入1大杯（約三六〇西西）的活性水或杏仁奶（或椰子奶），一天食用2～3次，直到天天都有四次大便。

★每天要在強烈的陽光下快步走二十～三十分鐘：快步走是最安全經濟的運動，而陽光可以幫助強化免疫力及修補身體損壞的細胞，詳情請見「養生療癒運動」一節。癌症病患因為精力較弱，建議一次走不要超過二十分鐘，一天不要超過兩次，才不會過勞。也

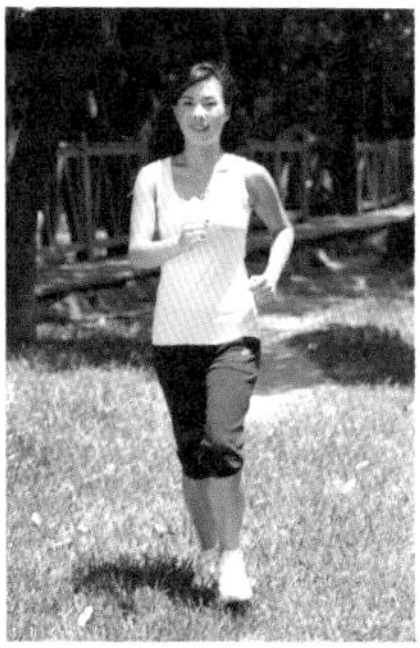
▲運動雖然有益健康，但運動時間不要過度。

建議可在早上及黃昏溫和的陽光下輕鬆散步半小時。

★**天天都要用優質的按摩油來按摩：**在手指關節塗上按摩油後，用手指關節大力的按摩雙足足背足踝後面外側的部位，上下推按各一分鐘，一天2次，按壓時，左側會比較痛，要多推按幾下。按摩好了之後，慢慢的喝一杯溫的吉林蔘茶或韓國蔘茶。

每天建議補充的適量營養品

★可幫助平衡荷爾蒙的營養品。

★可幫助提升免疫力的營養品。

★可幫助肝臟解毒的營養品。

★可幫助平衡甲狀腺和保護心臟的營養品，包括甲狀腺素、輔酶素（CoQ10）、基本油素（EFA）等營養品。

這位女士的意志十分堅定，所以讓身體很快的就恢復健康，我真的十分替她高興！

在正統的醫學上，卵巢腫瘤突然不見了，是一件不可能的事，除非是開刀割除，別無他法，而且開刀後，還要化療、電療來確保癌細胞完全消滅；但是癌症也有可能會再來臨到剩下的另一卵巢，病人又得要重複接受治療，又要繼續追蹤，真是防不勝防！

生機飲食法不治療病症，而是盡量強化宿體（身體）的免疫及自癒系統，讓宿體自己去處理病症。要達到這目的，就要先知道這一事實：我們的身體是由六十兆個別的細胞組合成，每個細胞都要靠血管中的血液來供應營養。天天只吃香脆有劇毒的煎炸炒烤燒食物及過量的動物性蛋白質，尤其是牛奶製品及肉類，就會汙染毒化血液讓細胞不能正常的運作，最終只有出軌、異變、癌變帶來癌症，這就是卵巢多囊腫瘤的起因。

只要徹底的改變生活習慣及飲食，立刻實施生機飲食及立刻喝含有高量抗病防病的植物生化素蔬果汁來清理血毒、淨化血管，才是治本的方法。當然這女士不只是改變以往的生活習慣及飲食，還補充正確的目標營養品，現在的她不再恐懼，每天喜樂迎接新的一天，才有這麼快康復的機會！

腸癌第一期 個案參考（飲食／生活／運動／營養計畫）【50歲男性／A血型】

一般而言，腸癌大多發生在直腸及乙型結腸的部位。在討論腸癌的個案之前，我先簡單介紹一下人類的消化系統。

首先食物由消化系統最上端的口進入，經口的細嚼和津液的消化後，才經過食道送入胃臟。胃臟會分泌胃酸來殺死細菌及讓食物變成食糜（chyme）並分化食物中的礦物質及蛋白質，使其變成極小分子的離子（ions）及氨基酸（amino acids）後，送入身體提供給關節、骨骼及一切系統的需要。沒有足夠的胃酸，身體得不到足夠的礦物質及蛋白質，就會帶來關節炎、骨質疏鬆症、營養不良症、貧血、脫髮等症狀。三十歲

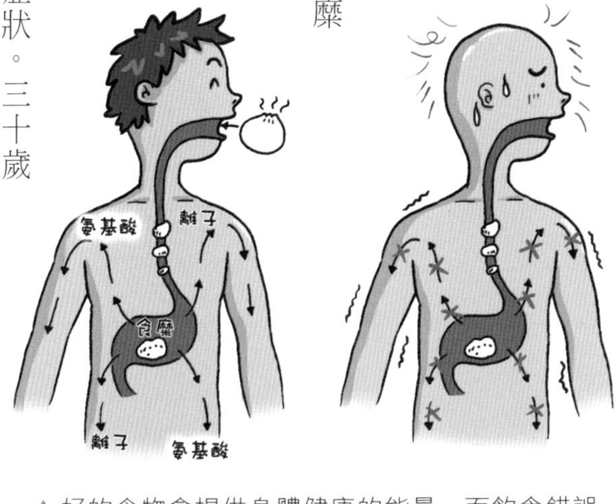

▲好的食物會提供身體健康的能量，而飲食錯誤就會影響細胞產生病變。

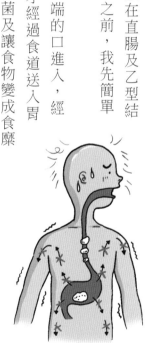

以下的年輕人，除非已經有腸胃的問題，否則都有足夠的胃酸來消化食物，但三十歲以上，隨著年齡的增加，胃酸會慢慢的減少分泌，所以三十歲以上的人都要及時補充胃酸素營養品，用來幫助胃臟吸收礦物質及一切營養，防止骨質疏鬆症、關節炎、胃酸逆流和消化不良。

有很多人因為出現消化不良或胃酸逆流的症狀，就去服用制酸劑中和胃酸，這種作法只能治標而不能治本！因為制酸劑會傷害胃臟，加重胃臟的傷害，可能帶來食道癌、胃癌、十二指腸癌、骨質疏鬆症，過敏等副作用和後遺症。

所以謹記有消化不良、胃酸逆流的人，就算沒有上述問題，但若已超過三十歲以上者，建議補充相關的胃酸素營養品，最好在飯中或飯後立刻服1至4粒，服用的份量可視個人的體質做調整。

有胃酸逆流是源自於胃酸過少而造成的！因為胃臟生產不足夠的胃酸，沒有辦法將吃進的食物全部分化。逗留在胃臟沒有分化的食物過久，會腐敗、發酵、發黴、變酸，身體感應到這些食物已經變成有毒的東西，就會指揮胃臟盡快由胃經食道到口中排出這穢物，造成所謂的胃酸逆流。年輕人會有足夠的胃酸，過了三十歲，胃酸就會隨著年齡的增加而減少，所以老年人應該減少吃的份量。可惜的，一般人都沒有這樣做！胃臟將食物酸化成食糜及分化吸收了礦物質和氨基酸後，就會將剩下的食糜送入十二指腸，讓胰臟所分泌的二碳化鈉（Sodium Bicarbonate）中和成鹼性後，才進入小腸。膽汁會將食糜中的脂肪分化成油酸，而胰臟的酶素也會將食糜中的蛋白質、碳水化合物和油類分別分化成極小的氨基酸、糖分和油酸，之後送入肝臟的門靜脈（portal vein）血管中的血液，藉由血液送進肝臟蓄藏或藉由血液的循環，把這些營養送到每一個細胞，讓每個細胞能正常的完成它的新陳代謝工作。

剩餘下來的殘渣纖維會由小腸進入大腸。大腸繁殖著數目龐大的益菌和壞菌（**將近一○○兆，比我們身體六十兆的細胞還多**）。這些益菌和壞菌彼此會互相競爭地盤，互相抑制。益菌會製造對我們身體有利的營養，如：生物素、維生素B_1、B_2、B_3、B_6、B_{12}、D_3和K、H_2O_2及干擾素，而壞菌則會製造對我們身體不利的毒素氣體及吸掉我們身體需要的營養！

因為益菌會製造給我們身體所需的大部分維生素，尤其是能幫助製造紅血球的維生素B_{12}，和能防止血管硬化及強化骨骼的維生素K，所以我們也要天天補充益生素來增加它們的數量，將壞菌控制抑制下來，不要讓它們繼續作惡，危害我們的健康。

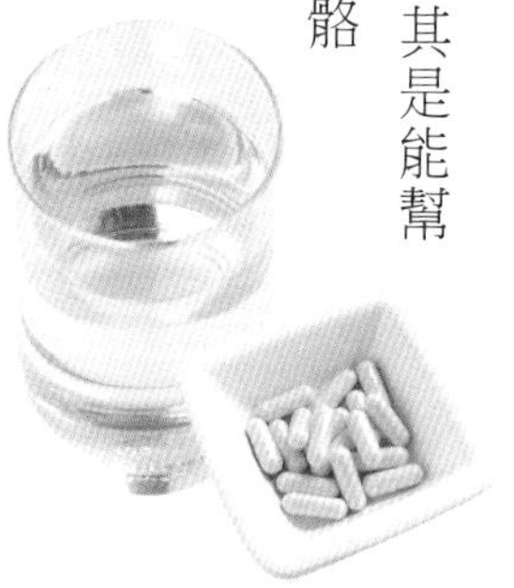

▲益菌可製造人體所需的維生素，改變腸道菌叢生態，降低壞菌增生。

我經常在早上一起床空腹時，用一大杯微溫、加了少許海鹽的活性水，服用三粒益生素，讓它們增加製造維生素的份量和減少腸胃的不適。我也會服用含有益菌分泌液成分的營養液，來提升營養，強化免疫力和自癒系統，以及繁殖大腸的益菌數目。

你們知道嗎？我們身體的免疫軍隊有三分之二是駐紮在消化系統的內外，保護著我們的健康，所以我們天天一定要有3～4次的排便，才能將體內囤積的廢物全部排除，因為大腸有四個彎：上升結腸、橫結腸、下降結腸和直腸，每一個彎就要有一次大便。我們要將大腸變成製造維生素的工廠，千萬不要將大腸當成是糞池或馬桶。如果大腸成了廢物、垃圾物的堆積區，那麼腸癌就會跟著來了！

一般而言，腸癌多半是發生在直腸和乙型結腸的部位，因為一般人只有一次或兩次大便，所以要遠離腸癌，我們要如漢朝王衡醫師所說的：「若要長青，大腸要清。」

現在要跟大家分享一位腸癌患者的故事。

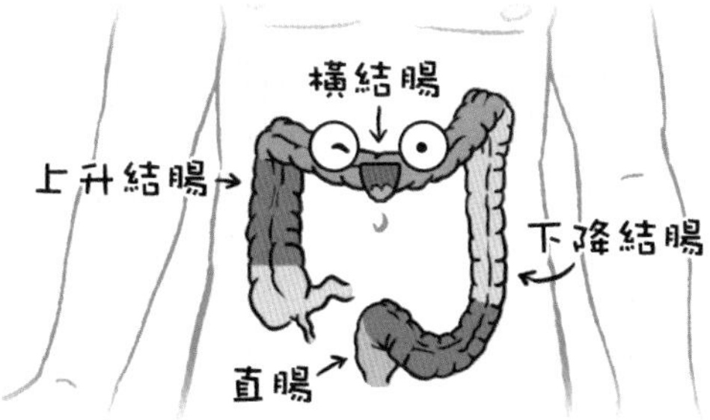

▲大腸有四個彎，每個彎就要有一次大便，排便順暢大腸才不會變成惡臭的糞池或馬桶。

【個案參考】

我今年五十歲，血型是A型，這個月在大便的時候，發現有鮮血，但我並沒有感覺有任何不適。醫生幫我做了腸鏡檢查，發現在下降結腸的上端有一塊一．二公分×一．五公分的腫瘤，切片後證實是惡性腫瘤。

醫生說要將下降結腸割掉，之後要立刻做化療。醫生這麼決定，但我也想試試天然的方法，連續請教了幾位醫師，他們都要我立刻開刀。我上有老母親要照顧，下有三個孩子要養育，因此感到十分猶豫。我一直向上帝禱告，沒想到就在偶然的機會下，在印度的千奈市（Chennai）參加了一場「生機飲食」的演講，遇見了吳醫師。

聽了他的演講後，使我更加有信心，相信自然療法可以救我的命。而吳醫師利用改變病人的飲食，讓病症改善，這是我最希望的方法。因此我在演講結束後去找吳醫師，請他務必幫我量身規畫食譜。

吳醫師問了我的血型，我回答他我是A型。他在看了我的左腳之後，馬上知道我是個愛吃肉的人，他告訴我，

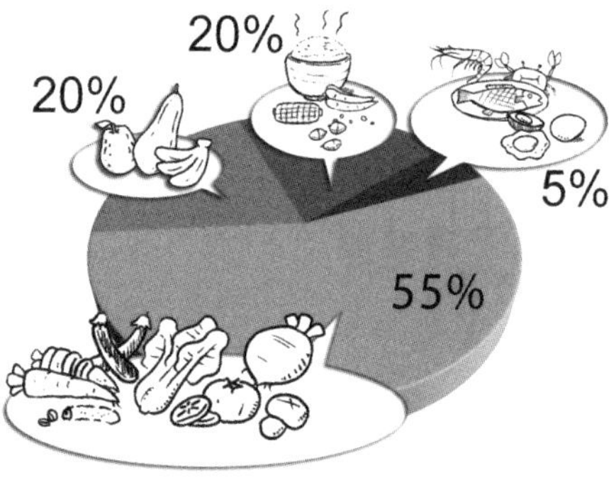

▲A型血型適合的飲食分配圖

A血型的人不能吃一切動物性的蛋白質，包括：雞鴨、牛羊豬、海鮮、蛋等食物。他說如果我要活命，就要立刻禁絕這些食物。之後他提到許多我不能吃的食物，都是我愛吃的，原來就是這些食物讓我得了癌症。

接著他又告訴我可以怎麼透過蔬果汁、生菜沙拉和營養補充品來讓自己獲得充足的營養、恢復健康，以及簡單易行的按摩法。

最後他囑咐我，在進行生機飲食之前，先抽血檢驗癌症標記，即：CEA、CRP、AFP、CA19.9、CA72.4、CA50、CA15.3（都要在0.5以下），以及AST、ALT（在五以下）、ALP（在四〇以下）、LDH（在一二〇以下）及TSH（在一．八以下）。四個月後，又再抽血檢驗同樣的癌指數，對照比較前後的報告數字，就可以知道病情是否真的有所改善！

這樣認真執行四個月後，大便已經沒有鮮血，抽血的癌症標記指數也在正常參考值範圍內的最低數，為了安心，我也做了腸鏡，證實癌腫瘤消失了！不但如此，我的健康日益好轉，我相信如果一直持續下去，一定可以更健康！

停止再將毒素送進身體裡

這位男士是我在印度千奈市的演講場合遇到的。他的血壓是一二五／八五，從自然療法的觀點，這個數值已屬偏高。理想的正常血壓：收縮壓小於一二〇毫米汞柱，舒張壓小於八〇毫米汞柱。

觀察他的左腳可得知，他很喜歡吃肉類，他證實說：「真的是這樣，我一天沒有吃肉就感覺沒有力氣。」

我告訴他，A血型的人不能吃一切動物的蛋白質，包括：雞鴨、牛羊豬、海鮮、蛋等食物，也不能喝一切動物的肉湯。不管怎樣，若想重拾健康，一定要放棄再吃一切含有動物蛋白質的食物，因為這是為什麼他會有腸癌的原因之一。若再不節制飲食，只會讓病情更嚴重。

他很嚴肅的說：「如果這是我得腸癌的起因，那我還是不吃為妙！謝謝您的指點。」

我繼續說：「肉類只是你得腸癌起因的一環，你也要立刻停止吃一切煎、炸、炒、烤、燒的食物，因為這種食物會產生很多的自由基，破壞身體的細胞，加速癌細胞的增生。

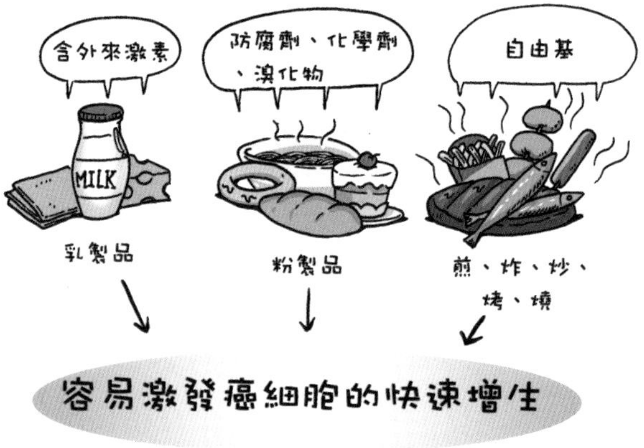

你還要停止一切粉製品，如：麵條、麵包、饅頭、糕餅、餅乾，因為它們都含有防腐劑、化學劑和含有會長瘤的溴化物，這重金屬會緩慢身體的新陳代謝，讓毒素累積在體內。

最後就是停止食用所有的牛奶及乳製品，也是你最喜歡吃的食物。「這些含有外來激素殘渣的食物容易激發癌細胞的快速增生。」

我還記得當時他無精打采地說：「吳醫師，你完全斷絕一切我最喜歡的食物，原來這些都是致癌的食物，怪不得我會得腸癌，吳醫師，我向您保證，我不會再吃它們，因為我不想死！」

我說：「感謝你的合作，能這樣做，你已經有好的開始了！現在來說一些你能吃的食物吧！首先你要買一部強馬力的蔬果機，將以下的全生食材放入蔬果機中。

停止一切粉製品

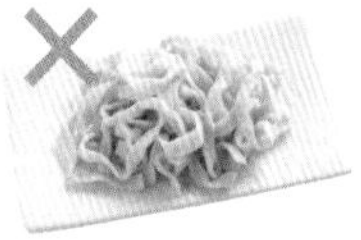
麵條

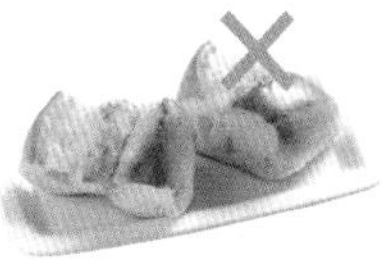
麵包

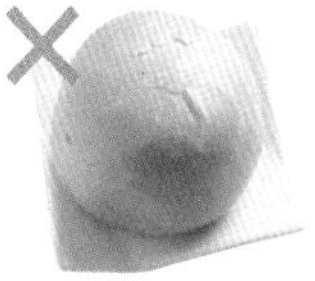
饅頭

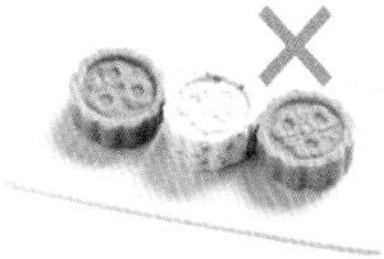
糕餅

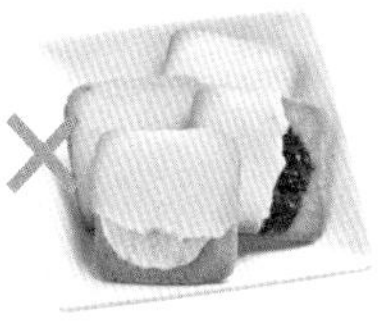
餅乾

腸道保健蔬果汁

【份量：1天6～7杯　口感：酸帶微辣】

材料

蔬菜

全紅大番茄2顆、胡蘿蔔1條、中型甜菜根1個、白蘿蔔切碎半杯、紫色高麗菜切絲半杯

水果

奇異果2顆、酸味鳳梨切碎1杯、黑莓（或枸杞子）1/2杯、半個石榴連白色內膜

香料

香菜3小支、巴西利3小支、老薑片5大片、蒜頭1小瓣、薑黃粉1小匙、小茴香粉1小匙

種子

亞麻子2小匙、白芝麻2小匙、黑芝麻2小匙

好水

活性好水2.5杯。

營養保健品

蜂花粉2小匙、綠藻30粒

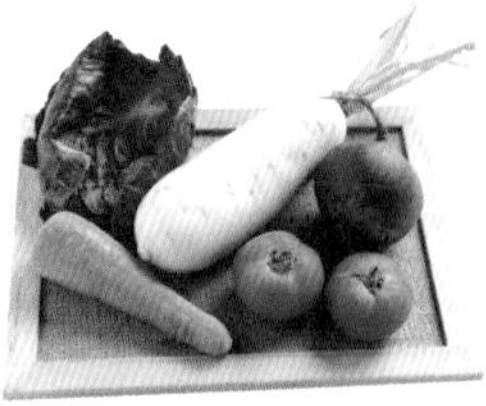

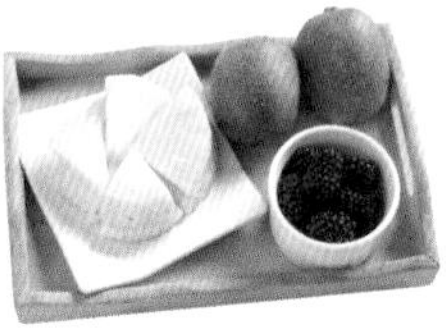

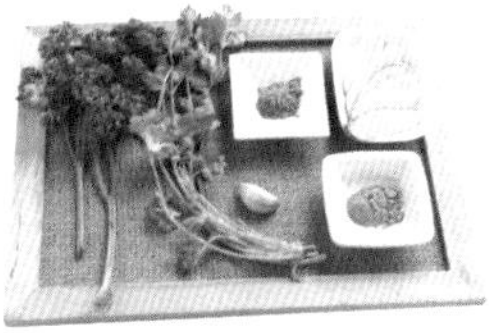

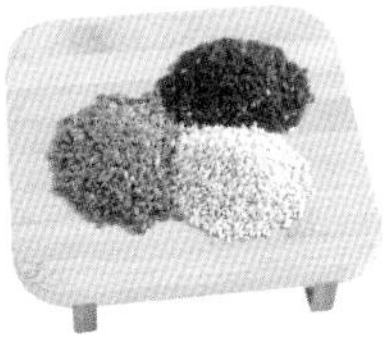

作法

❶所有食材洗淨；大番茄、胡蘿蔔切塊；甜菜根去皮切塊；紫色高麗菜切絲；奇異果去皮切塊備用。

❷把活性水倒入三匹馬力以上的蔬果機內，再放入所有的蔬菜、水果、綠藻30粒、香料及種子，一同攪打2分鐘成汁，再打開蓋，加入蜂花粉2小匙，再續打約三十秒，即可飲用。

吳醫師的健康小叮嚀

★早餐只喝2杯或3杯蔬果汁，中午餐和晚餐前1小時各1杯，剩下的任何時候都可以喝。總之，一天要喝完7杯，連續喝六至九個月。之後可以減量為每天4杯，來做保健用。

★每次喝蔬果汁之前，先加半個青檸檬汁，用吸管慢慢吸一口，細嚼十下。喝完後，建議可再補充4粒消化素及3粒胃酸素，以幫助消化及吸收營養。

每天先吃帶酸水果，再吃蔬菜沙拉和五穀豆米飯

★**先吃一些酸味的水果**，如：酸且硬的綠色奇異果、酸的鳳梨、酸的櫻桃、石榴籽連白色內膜、酸的楊桃等食物。

★**之後吃一大碟的全生沙拉**，可以用如同上述蔬果汁所使用的食材，再加入海帶半杯，稍微發芽的白豆或扁豆半杯；還有沙拉醬也可以用上述蔬果汁所使用的香料，再加青檸檬汁、有機蘋果醋、椰子油（或椰子奶）或亞麻子油都可以，混合好加入沙拉中食用。此外，也可再加任何上述的酸味水果，增添風味變化口感。最後才吃煮熟的蔬菜和五穀豆米飯。

★**兩餐之間，還要吃15～20粒榛果和老椰子肉1/3個或半個**。榛果是所有堅果中最

高纖維的一種，可幫助蠕動大腸及磨擦大腸；而老椰子肉含有很高的月桂酸、癸酸和辛酸，有抗癌、抗病毒的功能。

每天的自然生活和運動建議

★每天要在強陽光下快步走二十分鐘：

快步走是最安全經濟的運動，而陽光可以幫助強化免疫力及修補身體損壞的細胞，詳情請見「養生療癒運動」

每天都要按摩雙腳的大腸反射區

按摩步驟

1. 找到腸道對應的反射區，右腳對應右邊的上升結腸，左腳對應左邊的下降結腸。

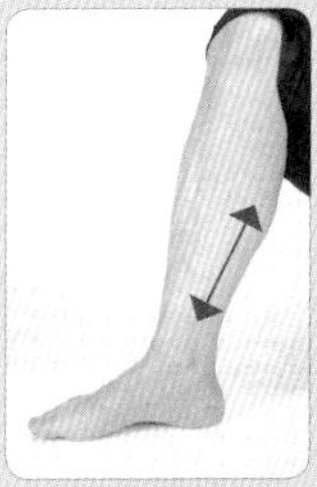

2. 在反射區上均勻的塗上按摩油。

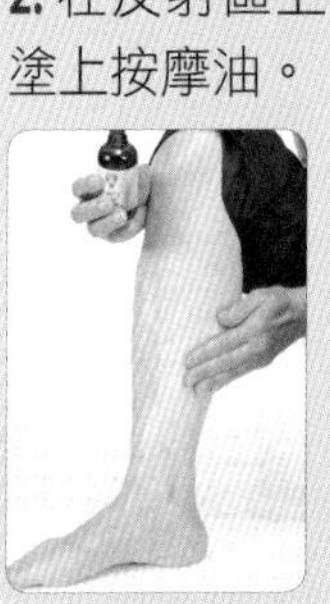

3. 手握拳，用指關節以上下來回、或由上而下/由下而上打圓圈的方式大力深力度的壓力按摩。每次按摩 30 秒至 1 分鐘，每天按摩 2 至 3 次。兩腳都要按。

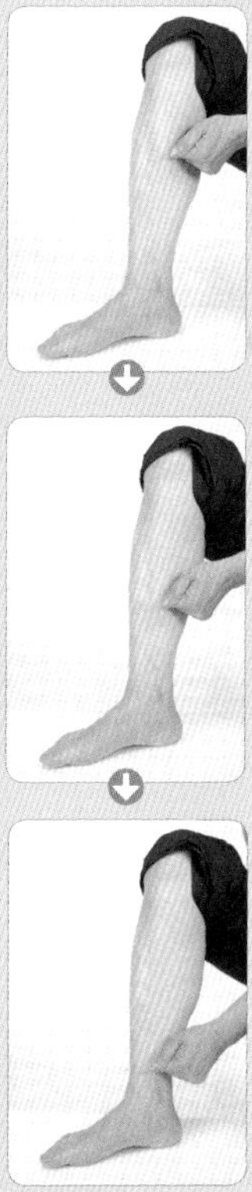

每天建議用優質的按摩油，按摩雙足大腸的反射區，按摩完成後，放鬆心情，慢慢的喝一大杯溫的綠茶或人蔘茶。

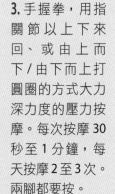

一節。癌症病患因為精力較弱，建議一次走不要超過二十分鐘，一天不要超過兩次，才不會過勞，也建議可在早上及黃昏時，溫和的陽光下輕鬆散步半小時。

每天建議補充的適量營養品

★幫助平衡內分泌激素的營養品。

★幫助提升免疫力的營養品。

★幫助肝臟解毒的營養品。

★用來增加胃酸的營養品。

★用來增加酶素，幫助消化含蛋白酶、澱粉酶、脂肪酶等成分的營養品。

最後，我叮嚀他在進行生機飲食前要先到醫院抽血檢驗，四個月後再去抽驗一次，把進行食療前後的報告指數相互比對。如果報告指數都是在正常的參考範圍內的最低處以上，就表示血液中還有癌細胞，要繼續做到報告的數字都在正常參考值範圍內最低處即0∼0.5以下（TSH例外，在一．二至一．八以內），才是真正的痊癒了！千萬不要報告顯示「都在正常的範圍內」就又回復以往的不正常生活型態，停止生機飲食。在正常的範圍內只表示，癌症已經受到控制，並不是完全好了，還要繼續努力，只有CEA、AFP都在0.5以下，而CRP是0，才可安心！

肝癌轉肺癌 個案參考（飲食／生活／運動／營養計畫）【50歲男性／O血型】

肝臟是身體的化學工廠，所有吃進去的東西都要靠它的分化及組合後，才送出去供應給身體所有的器官及細胞的需要。

如果天天吃的食物都是煎炸炒烤燒的食物及含有化學調味和激素的食物，肝臟就會負荷過重，無法及時排毒，尤其是已經有B型肝炎，又有抽菸喝酒習慣者，肝臟的排毒就會更加困難。

要知道，肝臟會將大部分的毒素分化成無毒的物質，這些變成無毒的物質及剩下多餘的毒素會被送到膽囊，讓膽囊轉變成有用的膽汁，流入十二指腸幫助分化脂肪後，由小腸進入大腸，藉由排便帶出體外。

有B型肝炎和有抽菸喝酒及有服任何藥物，尤其是服降膽固醇藥及止痛藥的人，都有機會可能讓肝臟變成脂肪肝、肝硬化或肝癌；而服膽固醇藥超過十二

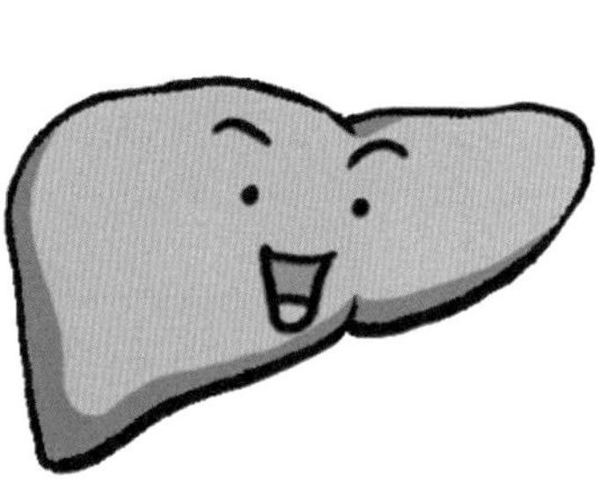

肝臟是最大的解毒工廠，具有代謝消化、儲存和排泄等多方面的功能

年帶來脂肪肝的危機率比抽菸喝酒還要來得早且來得快。如果有B肝或抽菸喝酒又加上喜歡吃煎炸炒燒烤的食物，得肝腫瘤及肝癌的機會就更高，千萬要小心！

所以我常建議肝指數偏高和有肝病的人，要盡量少用藥物，而應以營養品代替，同時也要排膽石清膽囊，讓肝臟的毒素能順利的疏解排除而下降。

肝功能指數AST（SGOT）和ALT（SGPT）在不同的地區有不同的標準

★在美國有些醫院的AST為0～40和ALT為0～50，而有些醫院的AST為10～40及ALT小於36。

★在香港有些驗血中心的AST為5～34和ALT小於55，有些的AST和ALT為小於40。

★在台灣有些醫院的AST和ALT為5～40，而有些醫院的AST為0～31和ALT為0～32。

假設在美國檢驗的AST指數是32、ALT是33，美國的醫護人員會解讀一切正常，因為美國的正常值範圍是AST 0～40和ALT 0～50。但在台灣，這32的AST和33的ALT都已算超標了，因為正常參考值是AST 0～31和ALT 0～32。或許是不同地區有不同標準的參考值，因此有可能沒有及時的警覺或接受治療，而讓病情延誤了！

大家可能想知道天然療法認為肝的指數要多少才健康呢？答案是：AST和ALT都要小於或等於5，最高不能超過10！

所以若當檢驗到AST是15及ALT是16時，就已經算是超過自然療法指數的3倍，就已經很危險了。

當肝臟無法排除多餘的毒素時，這些毒素就會傷害肝細胞，使肝細胞發炎，異變成癌細胞，累積成小疱疹、小硬塊，慢慢形成腫瘤，最終變成癌腫瘤。

雖然肝臟已經有癌細胞，甚至有小疱疹，有時肝指數AST和ALT還會顯現在正常參考值的範圍內，讓人誤以為沒問題，因此得請醫師更加謹慎判讀驗血所得的CEA、AFP和GGT指數的報告！

因此保肝首先要做的是立刻停止送進一切有毒的食物給肝，並做肝膽的淨化排石，同時也要天天喝6杯以上的淨化肝臟保肝的蔬果汁，先將毒素盡可能降到最低點，並遵照醫師指示接受治療，讓癌症不會很快的擴散，並減低繼續轉移到肺臟或大腸的可能性！

以下是個典型例子，如果病人懂得先解毒，之後才加毒（吃藥），病情會變得完全不一樣，也不會受到長期的痛苦折磨！

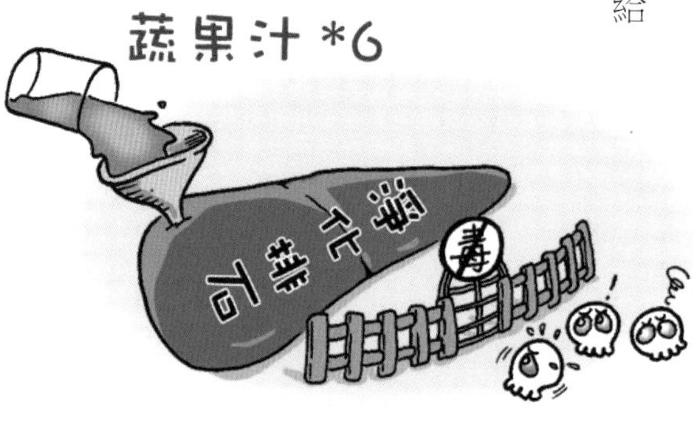

【個案參考】

我是一位肝癌患者，今年五十歲。多年來我的肝臟一直出現各種疾病，讓我備受折磨。

年輕時就被篩檢出有B型肝炎，有長期服藥，但一直沒有治療好；二〇〇六年的一次體檢，發現我的肝出現硬化，醫生說必須要換肝才能活命，但是換肝是要排隊等機會的……。

二〇〇七年，CT掃描發現有腫瘤，我進一步接受醫生的建議做切片檢查，卻發現肝臟有惡性腫瘤細胞；我聽從醫生的建議，立刻切除了部分的肝臟，又持續做了六個月的化療，希望將肝病醫好，結果真的，治療半年後再次複檢，醫生告知我肝臟的癌細胞都已經被殺光了，不過仍要繼續追蹤，因為擔心往後可能會復發或轉移到別處。

果然二〇〇八年二月的定期檢查，再次發現肝臟出現新的腫瘤，因此我又做了第二次切除以及化療，如此反覆進出醫院做治療長達快一年才結束，醫生同樣宣告我的肝臟已見不到癌細胞的蹤跡。但很不幸地，二〇〇九年時，醫生再次發現癌細胞已經轉移到肺部，因此我又做了好幾個化療的療程。

我感到十分痛苦，沒想到在我快放棄希望時，因緣際會聽到吳永志醫師在美國的國父紀念館為《世界日報》所主辦的「台灣八八水災募款賑災」活動演講；他的演講讓我深深感動，回想以前只知道接受治療，卻不求改變錯誤的飲食內容和生活習慣，所以病情才會好了又壞，壞了又好，讓健康陷入惡性循環的狀況；因此，我特地去找吳醫師，希望知道自己到底吃錯了什麼東西，造成癌症纏身、不放過我？

聽了吳醫師的解釋之後，我才知道原來過去許多我愛吃的肉類及食物，都是毒素的來源，我用煎、炸、炒、烤等方式來烹調食物也不對。因此我願意聽從吳醫師的建議，吃對的食物、有正常規律的生活，並保持身心的平靜。吳醫師說，只要我不放棄，我就有希望！

血毒才是癌症真正的禍首！

大家一定很奇怪，在我對這位先生的建議中，為什麼一直強調不能讓血液過毒呢？這是因為一個人若天天吃進和喝進過多的毒素，血液中的毒素累積過多，生病的機率自然也會一直上升；我們要知道血液是供應身體每個細胞的重要能源，只要我們每天攝取營養豐富的食物傳遞給細胞，就會讓每個細胞健康又年輕，而且血液也會保持乾淨，但是如果血液受到汙染，營養又不足，就會讓細胞中毒，人自然就會疲倦，沒力氣做事，晚上也睡不安穩！

也就是說，血液過度被汙染，營養素又少，就會讓身體內的細胞異變成癌細胞，這就是癌症的開始。所以一檢查出有癌症，就應該意識到是自己的血液太毒，應該立刻停止把任何有毒素的東西送進體內，並立刻清除體內的毒素才對！唯有讓血液的毒素下降，癌細胞才有機會恢復成正常的細胞！尤其要做4天的排膽石來淨化膽囊及肝臟（請參閱一四九頁）。

儘快清除體內毒素，加強自癒功能

了解飲食內容所應該做的改變，立刻停止一切不能吃的食物，對這位先生而言還不夠，我進一步告訴他：「你還應該大量的喝蔬果汁，將體內血液的毒素清除乾淨，才能夠及時阻止正在癌變邊緣的細胞變成癌細胞，並且要補充正確的營養品來調節免疫自癒功能。」

他打斷我的話，疑惑地問：「為什麼大量喝蔬果汁，會有清血毒的功效呢？」

我說：「蔬果汁必須使用3.5匹馬力強大的生機調理機打出來；馬力夠強大才能將蘊藏在蔬果纖維裡的植物生化素釋放出來。植物生化素如同天然的藥物，能保護蔬果本身不受疾病、害蟲的侵蝕，以及強烈陽光的破壞，所以我們吃了這些植物生化素，自然能保護我們的身體免受毒素及癌細胞的傷害。」

此外，我不忘提醒他，打蔬果汁時要加入有活性的礦物質水，它會將過酸的血液鹼化回來，及提供足夠的活性礦物質讓身體細胞強壯起來。

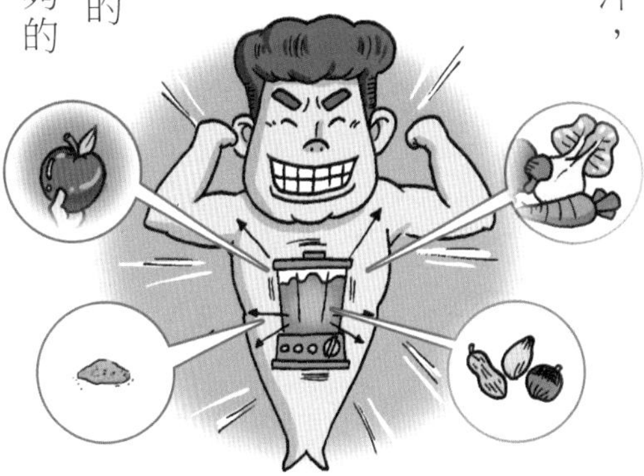

▲補充完整的植物生化素及營養，自然能加強免疫及自癒功能，讓身體細胞強壯起來。

至於適合這位先生的清血毒蔬果汁內容，我的建議是：

淨化血液蔬果汁

【份量：1天6~7杯　口感：酸甜】

材料

蔬菜

全紅大番茄2顆、胡蘿蔔2條、中型甜菜根1個、西洋芹1根、蘆筍5根、嫩菠菜1小把（手掌可握住的份量）

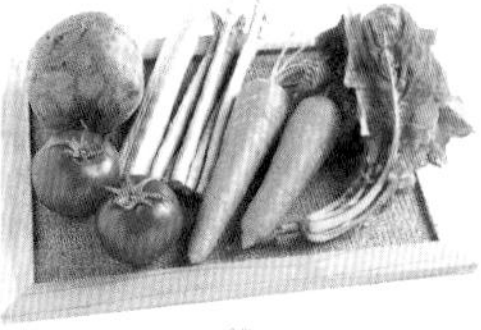

水果

奇異果2顆、有籽麝香紅葡萄（即粉紅色有籽大葡萄）10粒（或蘋果1顆或柳丁1顆）、新鮮藍莓1/2杯、枸杞3大匙、青檸檬1顆

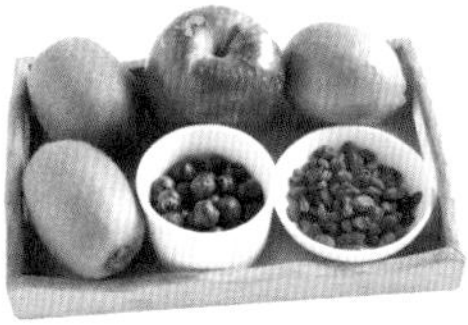

香料

香菜5小支、巴西利3小支、帶皮老薑5片、九層塔數葉、迷迭香少許、薑黃粉1小匙、肉桂粉1/2小匙

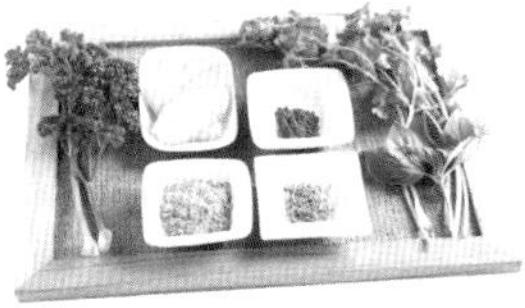

種子

黑芝麻3小匙、亞麻子2小匙、南瓜子1小匙

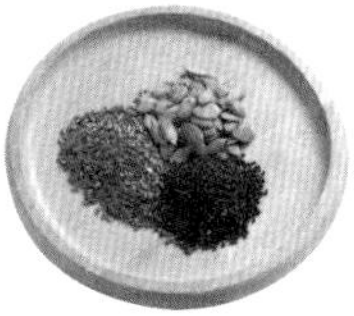

好水

活性好水2杯

作法

❶將所有食材洗淨；大番茄、胡蘿蔔切塊；甜菜根去皮切塊；西洋芹、蘆筍及嫩菠菜切段；奇異果去皮切塊；青

檸檬去掉綠色外皮，保留白色部分、果肉連籽備用。

❷ 把活性水倒入蔬果機內，再放入所有的蔬菜、水果、香料及種子，一同攪打2分鐘成汁，即可飲用。

吳醫師的健康小叮嚀

★最好早上兩杯（每杯二四〇西西）當作早餐，午餐和晚餐之前一小時各一杯，剩下的任何時候都可以喝。

★每喝蔬果汁之前，一定要加半個青檸檬汁。

★喝時最好用吸管將蔬果汁吸入口中，每一口都要慢慢細嚼十下，讓口水津液有時間同蔬果汁混合在一起，幫助身體吸收營養。

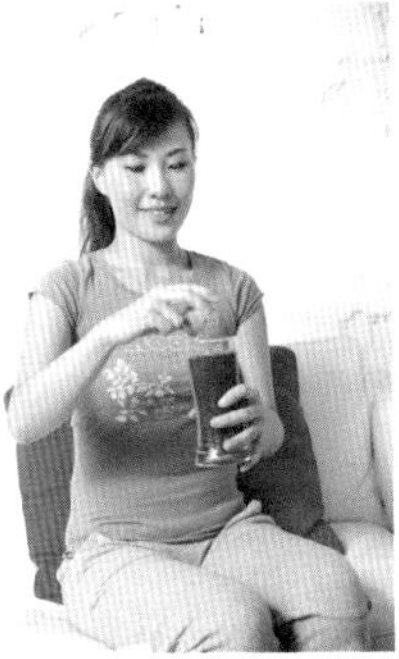

▲喝蔬果汁要慢慢細嚼十下，讓口水津液與蔬果汁混合在一起，有助身體吸收營養。

每天午、晚餐吃種類多、顏色豐富的生菜沙拉&五穀豆米飯

除了喝蔬果汁，午餐和晚餐也要吃得對才能發揮效果。午餐的內容，可以增加三十公克的魚類，但烹調方式只能選擇清蒸，或是煮成魚湯，而且每星期最多只能吃2次；但能免則免，能維持愈少愈好，因為動物性蛋白質是極酸性食物。

同時需要補充大量的蛋白質，所以要吃大量高蛋白質的稍微發芽豆類（不是豆芽）。但請記住！每一口食物都要細嚼30～40下再吞下去，這樣才容易消化食物和吸收營養。

晚餐除了吃一大盤生菜沙拉外，還可以吃些豆米飯或豆米粥，以增加飽足感，並且還能補充植物性蛋白質。

營養豐富生菜沙拉

材料（份量隨意，除非有特別註明）

蔬菜

全紅大番茄、胡蘿蔔、中型甜菜根、西洋芹、蘆筍、嫩菠菜、西洋菜、新鮮海帶、紫菜、巴西利、綠花椰菜、白花椰菜、發芽豆類約半杯（綠豆、紅豆或黃豆，任何一種豆類都可以，最好天天替換）

沙拉醬汁

帶皮老薑、蒜頭、九層塔、香菜、紫蘇葉、迷迭香、薑黃粉、肉桂粉、冷壓初榨橄欖油（或芝麻油、酪梨油）、有機蘋果醋、青檸檬汁

作法

❶ 將全部材料清洗乾淨；大番茄切片狀；胡蘿蔔切絲；甜菜根去皮切絲；西洋芹、蘆筍切段；嫩菠菜和西洋菜切細，放入容器中。

❷ 加入已切細的海帶、紫菜、巴西利；切小朵的綠花椰菜、白花椰菜，再放入發芽豆類。

❸ 將全部的沙拉醬材料全部放在容器中，混合攪拌均勻，即成一道最健康的沙拉醬汁，淋在已處理好的生菜沙拉上，即可食用。

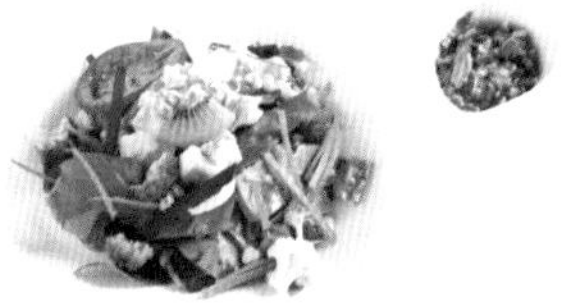

吳醫師的健康小叮嚀

★除了食譜裡的材料，還可加入適量的酸奇異果、有籽澀澀的麝香紅葡萄、新鮮藍莓或枸杞，讓沙拉的風味更佳。

★千萬不要加香蕉、梨、西瓜、哈密瓜、甜瓜、木瓜及一切甜的水果，因為癌細胞是靠糖和甜才能活的！

★所有蔬菜請以生吃為優先，其次也可滾水稍微燙過。

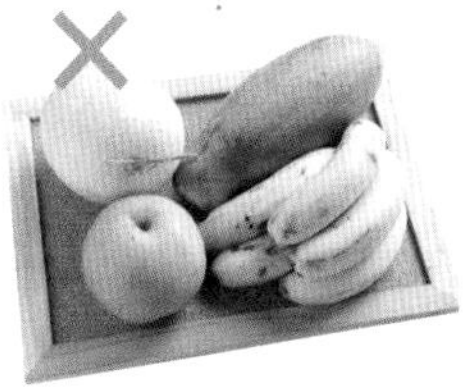

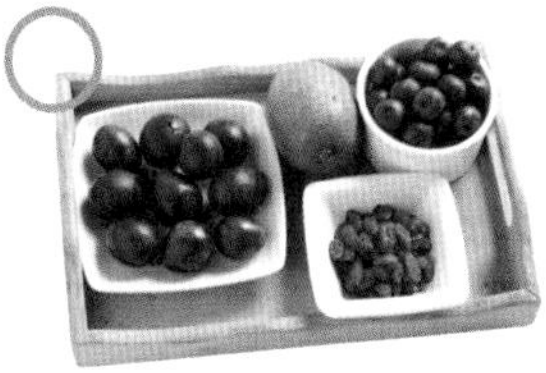

五穀豆米飯 DIY

（份量隨宜，除非特別註明）

材料

發芽豆類1/2杯、五穀米（糙米、紅米、黑米、薏仁、小米）、蒜頭4～5小瓣、帶皮老薑（份量越多越好）、香菜、海帶（乾的或泡發好的皆可）、薑黃粉1小匙、肉桂粉1/2小匙、活性水適量

作法

❶所有材料清洗乾淨；蒜頭去皮不切碎；老薑切絲；香菜切碎，備用。

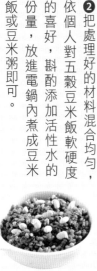

❷把處理好的材料混合均勻，依個人對五穀豆米飯軟硬度的喜好，斟酌添加活性水的份量，放進電鍋內煮成豆米飯或豆米粥即可。

積極進行清血毒運動與心靈喜悅的自然生活

★每天要做357深呼吸運動：就是快速吸進空氣進入肺部至丹田3秒鐘，然後閉氣5秒鐘，之後再慢慢吐氣出來約7秒鐘，好讓肺細胞有時間吸取充足的氧氣，及有時間將毒素藉由肺部排出；一天要儘量多做幾次。最好每一至二小時做一次，每次吐吸九下，一天五至十次。深吸後閉氣時，要用意念讓氧氣充滿整個肺臟及特別將氧氣送到肺臟有問題的地方，並用意念將毒素由肺部有問題的地方排出來，並且向有問題的細胞微笑，歡迎它們變回正常的細胞，歡迎它們回到大家庭，並用意念感謝神的恩典，用祂的大愛感化它們，讓它們回歸正道！每次做完冥想後，用愉快的心情大笑五十至六十聲，讓出軌的細胞知道你是真心的歡迎它們回來與大家和平相處。

★每天要在強陽光下快步走二十～三十分鐘：快步走是最安全經濟的運動，而陽光可以幫助強化免疫力及修補身體損壞的細胞，詳情請見「養生療癒

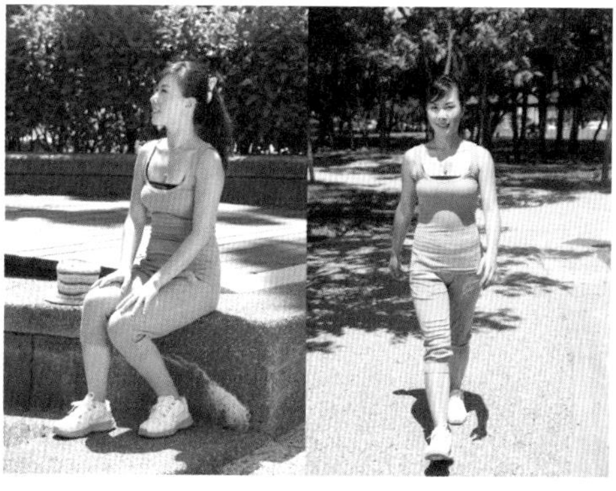

▲在強陽光下快步走二十分鐘：走五分鐘；坐五分鐘。

運動」一節。

★**每天一定要保持有四次排便：**好讓毒素能藉由大便排出體外。如果沒有，可到有機食品店購買纖維粉和芝麻粉，用2大匙的纖維粉和3大匙芝麻粉，加入1大杯（三六〇西西）的好水拌勻飲用，一天可飲用2次或3次，直到天天都有4次大便為止。

★**中午一定要小憩三十至四十五分鐘：**中午小睡一下是為了讓身體獲得短暫休息來充電，因此不要睡得過久，以免晚上睡不著覺。

★**少量多餐，維持體重增強抵抗力：**可以採取少量多餐的方式，盡量多吃；兩餐之間還要吃生的堅果，不能讓體重一下子銳減五公斤以上；最好要讓體重不要下降反而上升，才有利抗癌。

每天建議補充的適量營養品

同時我也告訴他，除了以上的蔬果汁和午、晚餐食譜，還要補充一些營養品，這些營養品為：

★可幫助支持心臟功能，增加細胞的生產能量，含輔酶素成分的營養品。

★可幫助調節免疫力的營養品。

★可幫助肝臟解毒的營養品。

★可幫助淨化體內的脂肪和液體環境（血液、水分和淋巴液），含有硫辛酸（alpha lipoid acid）等成分的營養品。

★可幫助引進消化系統更多益菌的營養品。

★可幫助消化及吸收營養，含有各種消化酶及增加胃酸的營養品，如消化素、胃酸素等。

最後，我告訴他：「只要你有信心努力，同時隨時保持一顆喜樂的心，多去幫助別人，並且願意求神的力量幫助，讓你能渡過難關，我相信可能會有扭轉乾坤的好結果。如果一知道罹患了肝癌，立刻改變飲食內容和生活習慣，健康情況自然會完全不一樣！現在亡羊補牢，猶未晚矣，我們一起加油吧！希望四至六個月後，能聽到你的好消息！」

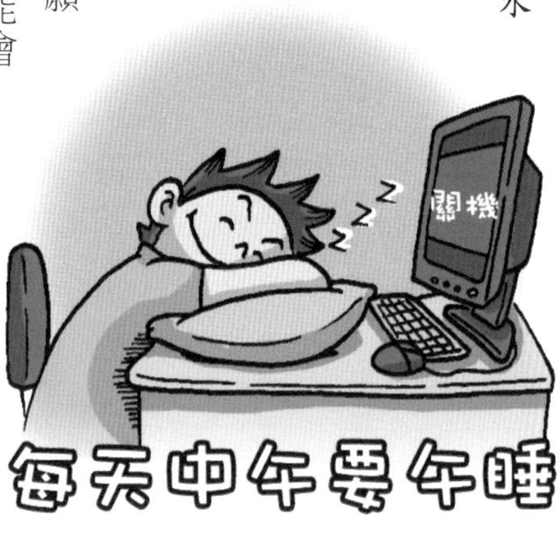

▲午睡可緩解疲憊的腦力，減輕壓力，提升下午的工作效率。

吳醫師的健康小講堂

在寫這位男士的個案時，因為病人只開始實行食譜內容2個星期而已，距離四至六個月的觀察期還很久，所以我並未能獲得他的喜訊。但並不表示沒有希望，只要他不放棄，就有可能贏回生命！因此我誠心地代他祈禱，也希望讓讀者知道淨化血液，淨化身體的重要性，只要體內的毒素能清除或下降，之後配合治療，療癒的機會也會大大的提升。

頸動脈栓塞（頭暈）個案參考（飲食／生活／運動／營養計畫）

【30歲男性／A血型】

頸動脈（carotid artery）分成左頸動脈（left carotid artery）和右頸動脈（right carotid artery），這兩條左右頸動脈都是由心臟的大動脈分叉輸送血液營養到頭部。左右頸動脈又各自分為左、右、內和外頸動脈。

左右外動脈又分成許多小小支血管輸送血營養給臉部、頭皮、口部和顎部，而左右內動脈則供應血液營養給大腦、小腦及眼睛。這兩條左右內外面的頸動脈狹窄或部分阻塞就會引起輕微中風或中風發作，少許的狹窄就會造成頭暈或臉部麻木。

每邊頸動脈內外交合處有一個專門感應的地方，叫頸動脈體（carotid body）和頸動脈竇（carotid sinus）。頸動脈竇調節血壓，而頸動脈體調節氧氣和呼吸。很多有睡眠呼吸中止症候群的人（sleep apnea），都是因頸動脈體的輕微或嚴重的阻塞形成。

所有的動脈都藏在身體裡面，只有這兩條頸動脈是在外面。我們可以按壓這頸動脈，從它的柔軟度或有硬結來預先知道心臟的健康，也可以用優質的按摩油來輕輕的按壓左右頸動脈，可以預防或緩解中風、心臟發作、心律不整、睡眠呼吸中止症候群、頭痛、頭暈等不適症狀。

但一般的每年體檢，醫生多半很少特別留意這兩邊的頸動脈的大小寬度。以下就是一個典型的例子，雖然服藥又照鏡，還是檢查不出病症的原因！實際上，用肉眼就已經可以看出這兩邊頸動脈的健康與否了！

【個案參考】

我現年三十歲，長久以來一直有頭暈的毛病，雖然已經看過很多家庭醫生和醫學專家，也照了腦部超音波（懷疑有瘤），也服用了處方藥，但是這個擾人的病症並沒有改善，反而變得更加嚴重。

我抱著姑且一試的心情，去找了吳醫師。吳醫師一看我的左腳，就知道我每天都不吃早餐，而且還每天很晚吃晚餐。他說我的頭暈其實是因為我沒有按時吃三餐及吃錯食物。吳醫師不但要我禁絕一些我不該吃的食物，還教我要如何打蔬果汁，並補充適當的營養品，並輔以腳底按摩。短短四個月的時間，以往困擾我的頭暈已經不再發生，連我的口臭、口苦、晚上睡不好等問題，也一併改善了！

當這位劉先生來找我時，眼神充滿了期待。我照慣例請他脫掉左腳的鞋子和襪子，仔細端詳後問：「請教你的血型？還有，為什麼你每天都不吃早餐呢？」

他很驚訝的看著我，囁嚅的回答：「我是A血型的人；因為一早起床就沒胃口，所以我都不吃早餐……。」

我點了點頭，又繼續問：「你的嘴裡是不是常感覺有苦味和臭味？」他這次猛點頭，並立刻回答：「是的，吳醫師！你怎麼知道的？太神奇了！我都還沒有向你提起啊！」

我繼續問：「那你是不是也經常很晚才吃晚餐呢？」他猶豫了一下：「的確是，通常我大約晚上九點才回到家，洗完澡後，才會開始吃晚餐，吃過東西不久，便會感覺疲倦，於是就上床睡覺了。」

確認了這些問題後，我對他說：「你的頭暈，其實是來自你沒有準時吃三餐以及吃錯食物。」

他似乎無法理解，於是我進一步解釋：「A血型的人是不能吃牛奶製品的，像是起司、布丁、披薩之類的食物。」我還沒說完，他就打斷我的話，開始辯解起來：「喔！

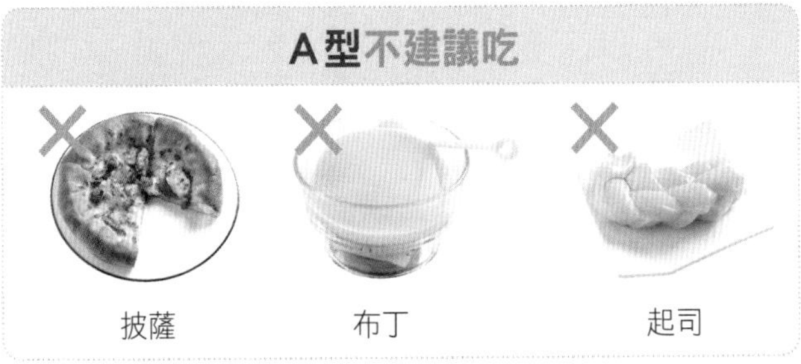

吳醫師，披薩美味又方便，我常買來當午餐呢！而且為什麼A血型的人不能吃牛奶製品呢？」

我嚴肅的告訴他：「那些都是對你的健康有害的食物，你頸部上的兩條動脈，有一邊已經被披薩上的起司阻塞了一小部分，血液不能通過這狹窄的血管，將營養和氧氣輸送到腦部，腦細胞就會缺氧，所以你才會有經常性頭暈。」

頓了一下，我繼續說：「缺氧是看不出來的，要等到腦細胞死亡多到某個程度，或發現小腦瘤，醫生才能檢查出來，到了那個時候，就麻煩大了！所以要立刻停止吃不該吃的牛奶製品！」

立刻停止再送進體內更多飲食方式錯誤的毒素

那麼究竟要遵守哪些飲食規範呢？其實說穿了，就是要立刻停止再送進體內更多毒素的飲食，以下便是頭暈的人，應該立即停止，避免吃進去的食物：

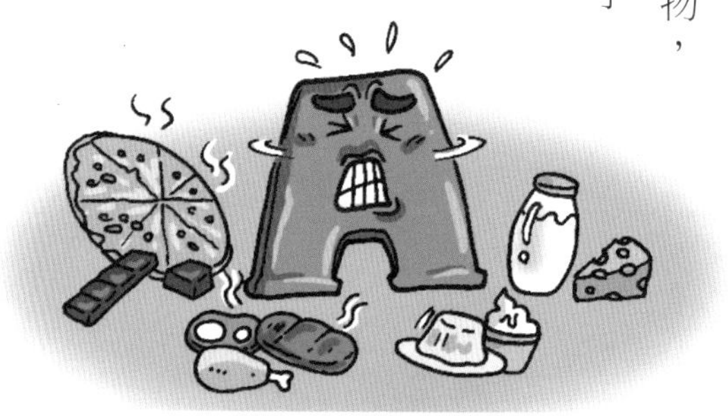

停止吃牛奶製品
盡量減少吃肉類
暫時停止吃煎、炸、炒、烤、燒的食物

★停止吃牛奶製品：牛奶、牛油、起司、冰淇淋、布丁、奶酪、優酪乳、披薩、巧克力等奶製品，對A血型的人來說，是絕對不好的食物；偶爾一星期吃一次，倒沒什麼關係，但天天吃就會吃出毛病來！A血型的人，胃酸分泌原本就較少，而奶製品含高蛋白質，需要大量的胃酸才能消化，像披薩上的乳酪絲便會阻塞血管，尤其是頸部上的兩條動脈。

★盡量減少吃肉類：A血型的人因為胃酸分泌較少，所以也要少吃肉類，每週只能吃一次而已！

★暫時停止吃煎、炸、炒、烤、燒的食物：一切以煎、炸、炒及燒烤方式所烹調的食物，像是炸雞、薯條、烤鴨等，最好暫時都不要碰，等頭暈好了後，則可維持每星期吃一次沒關係。

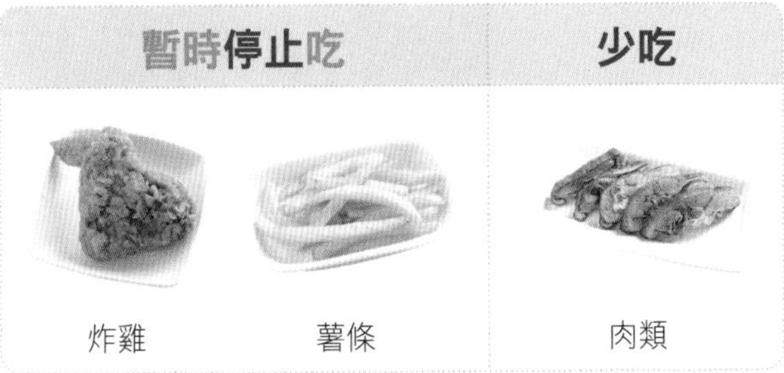

要儘快將體內毒素清除乾淨，幫助血管暢通

斷絕了不好的飲食習慣，同時也不再將會汙染血液的食物送進體內後，現在就要開始幫助血管暢通，而喝蔬果汁是最佳的選擇。

改善頭暈蔬果汁

【份量：1天6~7杯　口感：甜帶酸】

材料

蔬菜

全紅大番茄2顆、紅蘿蔔1條、中型甜菜根1個、嫩波菜1小把（手掌可握住的份量）、紫高麗菜1片

水果

奇異果2個、新鮮藍莓（或枸杞）1/2杯

香料

香菜3根、帶皮老薑5片、朝天椒1至3粒

種子

亞麻子1小匙、黑芝麻2小匙

好水

活性好水2杯（用來增加活性礦物質和平衡血液的酸鹼度）

營養補充品

卵磷脂2小匙、蜂花粉2小匙

作法

1. 所有食材洗淨；番茄、胡蘿蔔切塊；甜菜根去皮切塊；嫩菠菜及紫高麗菜切細備用。
2. 把活性水倒入三匹馬力以上的蔬果機內，再放入所有的蔬菜、水果、香料及種子，一同攪打2分鐘成汁，再打開蓋，加入卵磷脂、蜂花粉，繼續打約30秒，即可飲用。

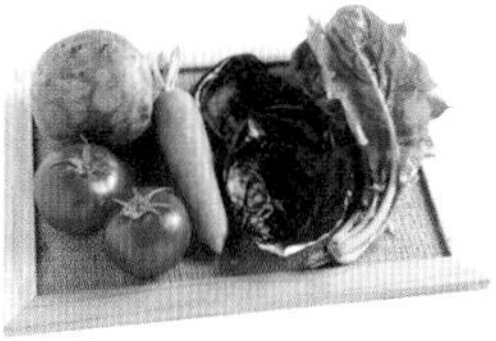

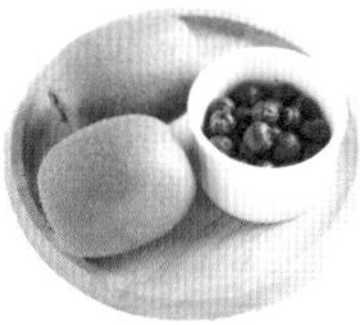

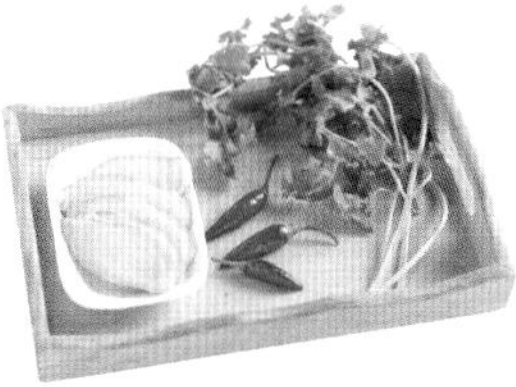

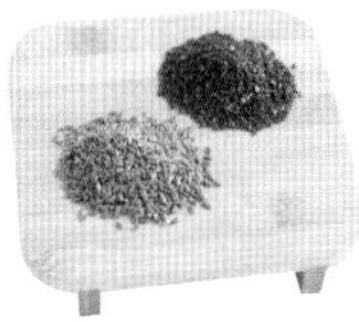

吳醫師的健康小叮嚀

早上兩杯，出門前再1杯，午餐和晚餐前一小時各1杯，剩下的在任何時候喝完都可以。

每天午、晚餐吃種類多、顏色豐富的生菜沙拉與五穀豆米飯

除了喝蔬果汁，午餐和晚餐還要多吃生菜沙拉，也可吃一些水煮或清蒸的食物。所有蔬菜請以生吃為優先，其次以滾水稍微燙過。如果是吃熟的蔬菜，可加些蒜蓉、薑末及香菜碎，並淋上冷壓初榨的橄欖油或石榴油和有機蘋果醋調味。

可每隔一或兩天，在午餐中加入清蒸魚三十克或魚湯1碗或吃罐頭沙丁魚2條。如果不想吃魚，可改以1顆全熟水煮蛋代替，但蛋白、蛋黃都要吃。

晚餐則一定要在晚上六點或七點前吃完，最遲不能超過七點！晚餐要先吃一小盤生菜沙拉後，才能吃煮熟的五穀豆米飯或蒸熟的南瓜。

記住！每一口食物都要細嚼三十至四十下再吞下去，這樣才容易消化食物和吸收營養。

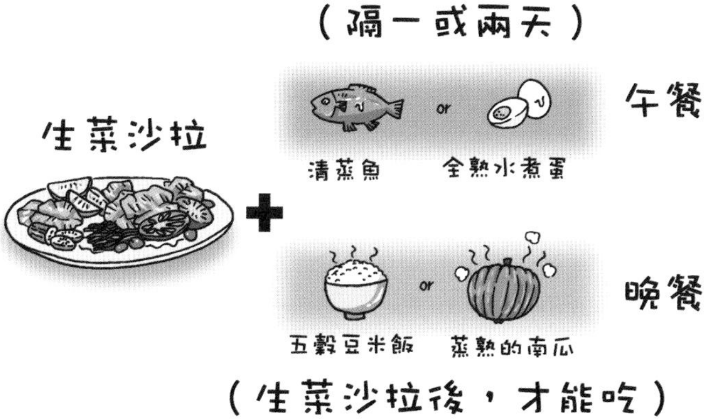

全生沙拉

材料（份量隨意，除非特別註明）

蔬菜

全紅大番茄、胡蘿蔔、中型甜菜根、嫩波菜、紫高麗葉

沙拉醬汁

帶皮老薑泥、九層塔切細碎、香菜切細碎、亞麻子粉、黑芝麻粉、冷壓初榨橄欖油（或椰子油或石榴油）、有機蘋果醋、青檸檬汁、朝天椒切細碎

作法

❶ 全部的材料清洗乾淨；大蕃茄切片；紅蘿蔔、甜菜根去皮，刨成絲；嫩菠菜、紫高麗切細狀，放入容器中。

❷ 將全部的沙拉醬汁材料放入容器中混合成醬汁，淋在處理好的生菜沙拉上即可食用。

吳醫師的健康小叮嚀

★除了食譜裡的材料，還可加入適量的生堅果、奇異果、新鮮藍莓或枸杞，讓沙拉的風味更佳。

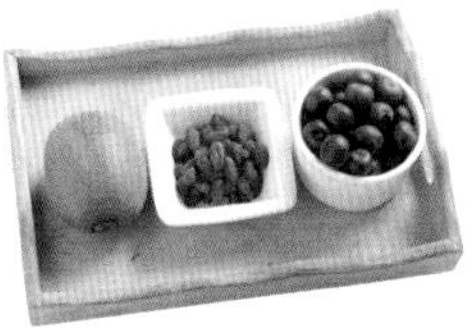

除了飲食上面的改變，我還建議他選用優質的按摩油，大力地按摩腳底的大腳趾和胃部的反射區，一天2次，一次三十秒，雙腳都要按摩。按摩最佳時間：腳底的按摩必須在吃東西前一小時或吃東西後一小時，才可以進行，千萬不要在吃東西後立刻做，或做完腳底按摩立刻吃東西。

只要肯持續不斷的照此方法做，大約四個月後，相信這位先生就會感覺身體的健康有改善；但頸動脈栓塞（**頭暈**）的情況，可能需要至少八個月到一年，才能有明顯改善。

每天腳底按摩三十秒，幫助舒緩頭暈

按摩步驟

1. 找到頭部對應的反射區。（即雙足的大腳趾）

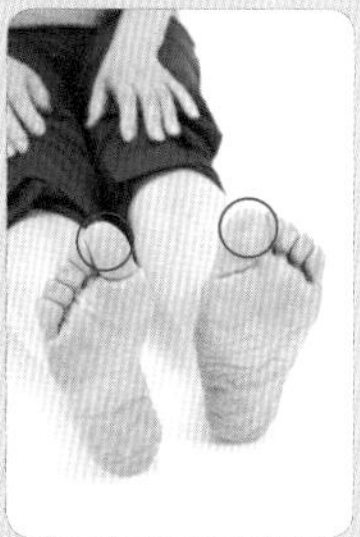

2. 在反射區上均勻的塗上按摩油。

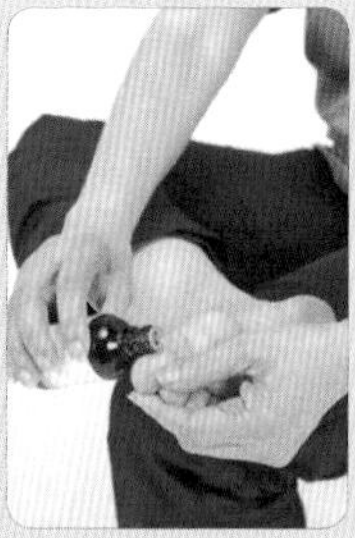

3. 用雙手的大拇指大力按摩整個反射區30至40秒，會痛的地方要多按幾下，兩腳皆要按，一天2至3次。

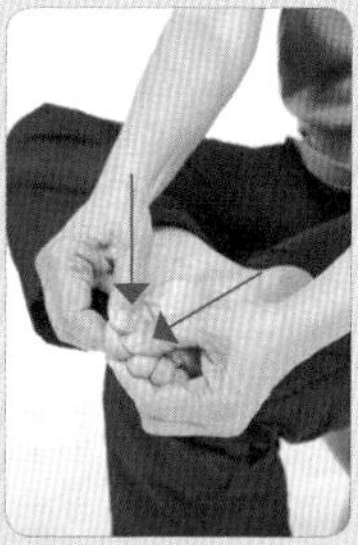

4. 也可按摩聽宮穴（請參考「按摩篇」）。

吳醫師的健康小叮嚀

★按摩腳底大腳趾的反射區，可以打通腦部的神經系統，幫助平衡神經的運作，舒緩頭暈的情形。

★按摩腳底胃部的反射區，可以打通消化系統，幫助消化食物和吸收營養，讓食物不會停留在胃裡太久而發臭，帶來口臭、口苦的味道。

每天建議補充的適量營養品

在這同時，為了幫助身體的自癒力修補，我也建議他要補充一些營養品。

★可幫助製造更多的紅血球及調整神經元的傳遞信息，如維生素B_{12}的營養品。

★可幫助增加胃酸，增加營養及礦物質的吸收，如胃酸素。

★可幫助分化、消化食物，如消化素的營養品。

★可打通血管的營養品。

★可幫助排便的纖維粉&芝麻粉，一天喝一次或二次或三次，每次以纖維粉2大匙和芝麻粉3大匙，加入四百西西的好水或活性水或蔬果汁，混合搖勻後，立刻喝下；務必讓自己天天要有4次排便，最少也要有3次。

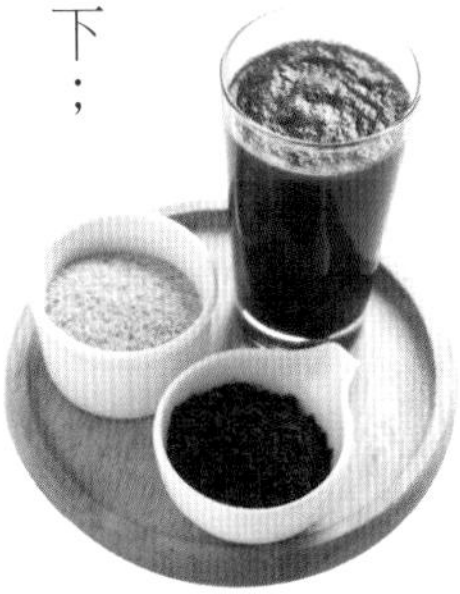

▲纖維粉 & 芝麻粉搭配好水飲用，可幫助清除腸道囤積的廢物。

四個月後，這位先生撥了一通電話給我，很興奮地嚷著：「吳醫師，我是George劉，那個會常常頭暈的病人。您真是上帝派來的天使醫生，我遵行您所建議的食譜，也很努力按摩腳底穴道，短短四個月的時間，以往困擾我的頭暈已經完全消失，連我的口臭、口苦、晚上睡不好等問題，也通通不見了，您所建議的健康飲食及生活處方實在太棒了！讓我完全恢復以前的精神和健康。請問，我要不要再給您看一次呢？」

我連忙對他說：「恭喜你恢復了健康，只要你繼續努力執行，就會有好結果的。」

吳醫師的健康小叮嚀

★在這個實例中，這位病人之所以會頭暈很久都無法改善，乃是因為吃錯食物，頸動脈被阻塞住所造成的，再加上他三餐不按時吃，身體沒有辦法準時吸收到營養，和準時的分配營養給五臟六腑，如此惡性循環，造成長期的營養缺乏，當然就會生病了！

★血管一旦阻塞不暢通，中風、心臟病、腦瘤、憂鬱症等，都有可能發生；幸好這位先生及時改變飲食來改善他的健康，才避免以後更加嚴重的病情發生！也有很多同樣病情的病人，調整了以往吃錯三餐的時間與改變飲食後，也獲得好的改善效果。希望這個實例，能提供讀者作為借鏡，免受病痛的煎熬！

★事實上，我們的血型決定我們應該吃什麼東西，而我們身體內的「生理時鐘」則要我們在應該吃東西的時間內吃應該吃的食物，世界上的萬事萬物都有其規律，只要我們稍加留意，身體自然會健康。至於什麼血型應該吃什麼食物，以及生理時鐘的概念，在我《不一樣的自然養生法》一書中，都有很詳細的說明（請參考第五十四至七十三頁），讀者可自行參考。

巴金森氏症個案參考（飲食／營養計畫／按摩）

【55歲男性／O血型】

正統醫學認為巴金森氏症是腦部受損所致。在美國，55歲以上者，大約每二百個人就有一個人會得此症，患者總數高達一百五十萬人，每年總開支約二百五十億；而且每年又有六萬個新增的病例。一般而言，男士得此症的機率比女士多一倍半！

巴金森氏症患者開始時有一隻手會微抖，慢慢手腳會抖，再慢慢雙手雙腳都會抖，尤其坐著抖得更厲害。患者的肌肉、身型會僵硬，最後連頭也會抖，到那時候，生活起居開始有問題，最終三分之一的患者會得憂鬱症和失智症。得此症的人士由發病到最後，平均能活10到15年；但在這期間，帶給家人的精神和財政的壓力不低於失智症！

正統的治療無法醫好此症，只能用藥物控制十幾年，病患最終會喉嚨僵硬，不能吞食而死。生機飲食的療法對此症有很明顯的改善，但也不能痊癒，需要有耐心與恆心的長期作戰，目標營養品要服用很高的分量才能達到良效；這真的不是窮人家可以付得起的！所以千萬別得到這個病症啊！

幾十年的臨床經驗告訴我，凡是家庭中夫妻兩人都很能幹，當有任何問題時卻又不肯互相讓步，最終就會有一人會得此症，或者其中一人得理不饒人，另外一人卻吞聲忍氣、氣得半死，那麼忍氣的人就容易得此症！所以我認為要遠離此症，最好夫妻要常常相敬如賓，互相忍讓，以免走火入魔，最終痛苦的還是自作自受！划不來！

在治療方面，我認為夫妻中，若有一人罹患此症，則要夫妻兩人一齊治療才會有效，因為這是腎上腺長期在緊張中過度工作而造成，所以無病的一方，要加倍的愛護對方，順從對方，停止一切的無謂的爭執，這是心理治療的方式。知道了這個祕訣之後，若能調整以往夫妻經常尖銳對立，轉換心態用歡笑及幽默應答，那麼可以省下很多看病的錢，也不會讓你的另一半受苦，而自己也能平安過好日子，何樂而不為？

在飲食方面，要改變以前的嗜酒及大魚大肉、愛吃甜味或鹹味的壞習慣，要多吃酸味的水果，例如青檸檬、青硬的奇異果、酸的黑莓，天天喝6～7杯對症的蔬果汁，以及服用很高量的目標營養補充品，要盡量少吃污染的肉類、吃符合自己血型的食譜，以豆類來代替肉類，但不是豆腐，而是真的豆類，以及服用含有天然 **L-Dopa** 的蠶豆（Fava Bean）和鵝絨毛豆（Mucuna Bean，又叫藜豆）的營養補充品。同時也用按摩油（含有冬青油、薄荷腦、尤加利油、薰衣草及小分子鴯鶓油成分的按摩油）大力的按壓雙腳大腳趾，甲狀腺和腎上腺（詳見第四二二頁），將會看到非常好的效果！

【個案參考】

有一位女士陪同一位手不停抖動的中年人來到我的中心，坐下後，這位女士先說：「我先生今年五十五歲，血型是O。幾年前就開始有點手抖，醫生說是巴金森氏症，開了藥給他服用幾年，現在已經無效，手抖越來越厲害，次數也增加。

我的朋友是你以前的病人，介紹我來見你，她說你從來不治病也不用藥，只改病人的食譜，並搭配一些目標營養品，病人只要肯跟著做，慢慢就會有改善。我和我先生很認同這樣的做法，所以我們就來了。希望你的生機飲食對我先生有幫助。」

我叫她的先生脫掉左腳的鞋子和襪子，看了一會兒之後，就對他說：「你的巴金森氏症，有三個起因：

第一，性情太急，做事太緊張，使得腎上腺長期處於備戰的狀態，分泌過多的腎上腺素和可體醇，這二種賀爾蒙過多會使神經發炎，造成甲狀腺亢進及手抖。

第二：火氣太大，太容易發脾氣，使紅血球破裂，升高血小板，使血液變成太濃太黏，帶來高血壓，你的血壓怎樣？」

他回答：「我有在吃降血壓藥，已經將近十年了，現在已經控制得很好，在120/80mmHg的正常水準。」

我聽說：「血壓高時是應服降血壓藥控制，但在服藥的那一刻開始，就要立刻改變你的食譜，讓血壓能盡快在三～四個星期內恢復回正常的指數，才是上策，因為血壓藥只能控制你的血壓不再升高，並沒有真正醫好你的高血壓疾病。你一忘記服用，立刻又升回來了！所以醫生都會吩咐病人千萬別忘記服藥！而且服用血壓藥超過三～四年後，可能會造成性功能障礙，無法房事。超過五～六年可能會導致頻尿，超過七～八年可能會腰酸背痛，十年以上可能會腎衰竭，最終也有可能引起洗腎的危機！」

他打斷我的話說：「事實上，我在五年前就開始出現性功能障礙，我去看醫生，醫生並沒有說是血壓藥的問題，只開了威而剛給我，說一服就能見效，但並沒有長久效果。四年前我有多尿的情形，晚上要起床四～五次。去看醫生，醫生說是攝護腺腫大，又開了另一種藥，但頻尿情形仍然沒有改善，好煩！就在服用攝護腺肥大的藥後，我就開始出現手抖的狀態。醫生又開了藥，服用了幾年後，抖得更厲害！我又不敢不吃，怕會更嚴重！希望你能讓我知道我為什麼會手抖？為何會有巴金森氏症？」

我說：「我剛剛說過，血壓藥會引來性功能障礙，會引來頻尿、腰痛，只有盡快改變食譜，讓血壓下降，不用再服血壓藥，才不會繼續傷腎，才能根治。此外，你也要放鬆心情，不要太緊張，不要常常發脾氣……。」

我一邊向他說明，一邊也看著他的太太說：「當然也希望你的太太不要太嘮叨、太囉嗦，因為妳的先生受不了這些壓力。我知道妳是好意，愛妳的先生、關心妳的先生，但他不喜歡凡事受約束啊！所以還是少說話、少用指責和批評的口氣，改用讚美、微笑來表達妳的關心，這樣妳的先生會比較容易接受，不會生氣，情緒就會比較穩定，對於他的手會抖也會有幫助。」

一般有巴金森氏症都發生在家庭裡有一位女強人，而先生又不肯低頭讓步，太生氣又發不出氣，才氣得手抖！所以要治好巴金森氏症不是要靠著藥來控制，而是要先靠著心理的調整來平衡，就已經治好了一半，剩下的一半就是要改食譜了。

◎禁絕一切動物性蛋白質

至於你之所以會罹患巴金森氏症的第三個起因，就是吃錯食物。你雖然是O血型，可以吃肉類，但O血型的人一星期也只能吃不超過三次的動物蛋白質呀！」

他急著問道：「什麼是動物蛋白質？牛奶、雞蛋、海鮮算不算動物蛋白質？」

我回答說：「動物蛋白質，包括：一切的蛋：雞蛋、鴨蛋、鵪鶉蛋……。一切奶製品：牛奶、乳酪、煉奶、奶粉、奶油、鮮奶、優酪乳、披薩、巧克力……。一切海鮮：魚、蝦、蟹、蠔……。一切肉類和肉湯：雞肉、鴨肉、牛肉、豬肉、羊肉……。

你是O血型，一個星期只能吃不超過三次的乾淨動物蛋白質，但你卻天天三餐都要吃大魚大肉，這麼多的動物蛋白質會傷腎，並提升腎上腺的醛固酮（aldosterone）

分泌而升血壓血糖；這就是為什麼你會有高血壓的根源。

還有，所有的動物飼料都混合有生長激素。這個生長激素會干擾你身體的內分泌系統（endocrine system）的賀爾蒙分泌，尤其是腎上腺及甲狀腺的分泌。賀爾蒙的不平衡也是巴金森氏症的因素之一。

所以最好你能將食用動物蛋白質的次數，減為每星期只一次或兩次，而且要買有機、沒施打生長激素及抗生素的肉類。如果買不到沒有打針的肉類和蛋，就最好暫時不吃，或吃含有橄欖油的罐頭沙丁魚，或吃加了蒜頭、老薑、香菜、一起煮的新鮮墨魚湯（**沙丁魚有二倍及墨魚魷魚有四倍高過鮭魚的好膽固醇 HDL，對神經系統和記憶力很有幫助**），這樣會比較保險，比較不會加重你的病情！

另外，你也要盡量不再吃太甜的食物，如糕餅、糖果、蜜餞，連麵包、麵條、饅頭等精製粉做的食物都最好暫時不吃，也不要再喝一切含有酒精的飲料，因為一杯酒等於三杯糖！更不要抽煙。你也要停止一切茶，包括：綠茶、紅茶、黑茶、白茶、普洱茶和加糖、加奶的咖啡；但無糖無奶又黑又濃的咖啡，有暫時鎮定神經的作用，降低手抖的發作次數，可以一天喝三～四杯（**每杯二四〇西西**），記著要黑又濃的無咖啡因的黑咖啡才有效。雖然這只是治標，但比藥物的治標好得多，又沒有副作用。

對你最好的飲料是人蔘茶。買人蔘磨成粉加枸杞來泡茶喝，千萬不能加糖或加蜂蜜。韓國蔘、吉林蔘的屬性比較燥熱，而花旗蔘（即美國蔘）比較溫和，你可以先買花旗蔘來泡茶喝，也可以降血壓，等血壓正常後，任何的蔘都可以喝，因為一切的蔘都是適應原（adaptogen），即能自動調整個人身體狀況的所需，可以保持一切病症的穩定，對巴金森氏症也特別有效。

最後，你也要少用鹽，因為太鹹會傷腎和升血壓，還有腰果、花生、花生醬都會升血壓，也不要再吃，並且要盡量少吃煎、炸、炒、烤、燒的食物，因為吃這些食物也會上火，使血壓上升。」

「好了，不應該吃的都說了，現在來講應該怎樣吃才能慢慢的改善症狀。要知道，西醫對巴金森氏症用藥有效的控制期約在四至八年左右，過了藥效就沒有了，病情會慢慢惡化而死亡，所以你也不要祈求生機飲食會很快改善你的病情！

雖然在三～四個月後會有很明顯的改善，但這是要長期的作戰，不能偶爾放鬆一下，要長期不停的實踐生機飲食，否則一停就會惡化就很難回頭！切記！

巴金森氏症患者不能吃鹹和甜的食物，只能吃苦和酸的食物（但不是醋），所以一切甜的水果也要戒掉（除了枸杞子），只能吃青蘋果、草莓、藍莓、黑莓、黑醋莓（black currant）、油甘子、奇異果、楊桃、百香果、山竹、葡萄柚和酸的柳丁、青檸檬、黃檸檬。

◎每隔一天要喝的蔬果汁（即每週三天）

清腎補腎蔬果汁

【份量：1天6杯　口感：酸甜】

材料

蔬菜

紅番茄1顆，胡蘿蔔半條、大甜菜根半個、西洋芹2條、粗蘆筍7根，半杯海帶

水果

硬的青奇異果2個、枸杞子一五〇公克、藍莓1杯

香料

連皮老薑5～15片、薑黃粉1小匙、小茴香粉1小匙、巴西利切細壓緊1杯（二四〇西西的杯）、香菜切細壓緊1杯

種子

黑芝　3大匙，火麻籽3大匙

營養補充品

粉狀Q10（30mg）10粒、硫酸鋅5粒、蜂花粉2小匙、銀水醇1大匙

好水

活性水1杯或2杯

作法

❶所有食材洗淨；紅番茄、胡蘿蔔切塊；甜菜根去皮切塊；西洋芹、蘆筍切段，海帶切細；奇異果去皮，切塊，備用。

❷將所有的蔬菜、水果、香料及種子，營養補充品（打開膠囊取粉）放入調理機，最後倒入活性水至半滿一同攪打成汁，打好共有6～7杯，喝前一定要加些青檸檬汁，用粗大吸管慢慢喝，每口細嚼10下才吞下，要在下午6點前喝完。

建議飲用時間

早餐2杯，中晚餐前1小時各1杯，剩下的蔬果汁在下午6點前喝完。

那一天沒有喝以上的清腎補腎蔬果汁，就喝以下的清血毒蔬果汁：

清血毒的蔬果汁

【份量：1天6～7杯　口感：甜帶酸】

材料

蔬菜

全紅大番茄2顆、紅蘿蔔1/2條、中型甜菜根1個、西洋芹3根、蘆筍5根、海帶半杯（生的海帶結或昆布）、紫高麗菜1大片（或菠菜7～8葉）

水果

奇異果2個、有籽麝香紅葡萄（即粉紅色最大有籽的葡萄，或任何有籽的葡萄亦可）10～15粒、藍莓1/2杯（或覆盆子1/2杯）

香料

香菜3～5小支、巴西利3小支、帶皮老薑片5片、薑黃粉1小匙、小茴香粉1/2小匙、九層塔3葉、迷迭香少許、香茅少許（可免）

種子

亞麻籽2小匙、黑或白芝麻4小匙（如果有咳嗽、血癌、低血壓，一定要加黑胡椒粒，至少由5粒開始，慢慢加到20幾粒）

營養補充品

卵磷脂2小匙、蜂花粉2小匙、綠藻20粒

好水

活性好水2至2.5杯

作法

1. 將所有需要預先清洗的材料，先洗乾淨備用。
2. 大番茄、紅蘿蔔切塊狀；甜菜根去皮切塊；西洋芹、蘆筍切段狀；紫高麗菜切絲；甜菜根、奇異果削去外皮後，切小塊。
3. 連同活性水與所有的蔬菜、水果、香料以及綠藻一同用3.5強馬力調理機高速攪打2分鐘成汁，再打開蓋子，加入卵磷脂、蜂花粉，再續用高速打約30秒，即可飲用。

每天午、晚餐吃生菜沙拉&五穀豆米飯

午餐和晚餐，最好先吃一大碟的全生沙拉：

★蔬菜：可以同蔬果汁的食材一樣，份量隨宜，再加稍微發芽的黑青仁豆10公克、蠶豆2大匙。

★沙拉醬：切細碎老薑連皮1大匙、切細碎香菜2大匙、切細碎巴西利2大匙、蒜末1小匙、薑黃粉1小匙、黑芝蔴1大匙、火蔴籽1大匙、中鏈椰子油6大匙、橄欖油1茶匙、黑芝蔴油1茶匙。將全部的沙拉醬食材放入容器攪打成泥狀後，倒入沙拉上面混合食用。

★五穀豆米飯：詳細作法參見第一五七頁。

★有機乾淨動物蛋白：每週最多2次在午餐時吃：清蒸深海魚30克，或魚湯或沙丁魚2條，或有機水煮熟全蛋1顆。

★水果：也可加入藍莓、枸杞子、酪梨、一切莓類、奇異果，份量隨宜。

中午餐這樣吃還感覺不飽，可以再吃些煮半熟的蔬菜，或蔬菜湯，或吃全生的堅果，如南瓜子、開心果、巴西堅果、夏威夷核果。

晚餐這樣吃還感覺不飽，可以吃半小碗五穀豆米飯或粥。

調整甲狀腺及腎上腺改善巴金森症的堅果奶

材料（全生的食材）

巴西堅果20粒、開心果60克、南瓜子60克、葵花子60克、黑芝麻60克、海帶30克、蒜頭2小瓣、切碎洋香菜和香菜各半杯、甘草10片、活性水1杯半、銀水醇1大匙

作法

❶將所有的食材放入調理機後，加入1杯半活性水和銀水醇攪打大約2.5分鐘即成營養豐富的堅果奶：可以早上喝1杯，下午喝1杯及晚上喝1杯

❷巴金森氏症者及腎上腺衰竭者；開始時可以天天喝至手不再抖之後，減為隔天喝作保健。

每天建議補充改善巴金森氏症的目標營養品

單單吃以上的食物無法完全改善你的病情，還要服大量的目標營養品：

★輔酶素CoQ10可幫助精力：服用含有CoQ10，魚油和卵磷脂成分的營養品，建議買60mg膠囊，每小時3粒，一天服11～12次，天天都要服2000mg以上的輔酶素。

★沙辣油可幫助心臟及記憶力：服用含有歐美加3，6，7，9成分的營養品，建議每次5粒（每粒500mg），一天3～4次。

★藜豆素可幫助腎上腺：服用含天然左多巴成分的營養品，建議早中晚各1粒，服用一～二個星期後，升為早中晚各2粒。這時開始注意你的手抖。如果已經可以不抖，

就停在各次2粒的份量，如還是有抖的話，就再升為每次3粒，一天2～3次。

★硫酸鋅可幫助清理全身細胞毒素：服用含alpha lipoid acid成份的營養品，建議早中晚每次各2～3粒，一天3次。

★維生素B_{12}可幫助神經系統功能：服用維生素B_{12}的營養品，建議早中晚含一粒於舌根，使其慢慢溶解，一天3次。

除了以上的食譜，你也可以用按摩來加速改善病情：用按摩油（**含有冬青油、薰衣草、尤加利油、薄荷腦及小分子鴯鶓油成分的按摩油**）塗在雙足底的大腳趾，用雙手大拇指大力的按壓，直到全部的按摩油都被吸收完為止，一天3次。也用按摩油塗足部反社區甲狀腺和腎上腺（**詳見第四二二頁**），用雙手大拇指大力的按摩一分鐘，一天3次。按摩完之後，慢慢喝一大杯溫的人蔘茶。

用快步走三十～四十分鐘可以幫助血液循環，改善病情！每天早上大約11點左右和下午二～三點在強陽光下的時間最好！如果陽光太強，一定要戴草帽以免中暑！

失眠 個案參考（飲食／生活／運動／營養計畫）

【女性／O血型】

失眠是一個很普遍的問題。在美國，每三個人當中就有一個人患有失眠症。失眠症就是晚上不能好好的睡覺，而日間整天感覺得很疲倦，不能集中精神完成工作。

如果你有失眠症去看醫生，醫生多半會立刻開出安眠藥給你，也因為這樣，安眠藥才會這麼普遍，藥商或許荷包滿滿，但病人真的能解決問題嗎？

失眠症有很多原因，例如有些人是因為患有憂鬱症，使得情緒起伏不定；有些人是工作壓力過大，太過緊張；又有些人根本就沒有失眠症，只是自認有此症狀而已。譬如某人每晚十點鐘就上床睡覺，只需睡四小時就已經夠了，但因為半夜兩點鐘醒來，天還很黑，大家都還在熟睡，就認為自己患有失眠症！其實不然，每個人睡眠的時間長短都有所不同，有些人需要八小時的睡眠就夠了，但有些人需要睡十二小時才夠，更有些人只需睡四小時就夠了，所以不能一概而論！

還有些人是因為飲食的時間不對和吃錯了食物所致。只要先找出原因的所在，再用生機飲食來調整，很快就能解決失眠的問題！以下就是一個典型的例子。

【個案參考】

我每晚都很難入眠，不管是泡熱水澡、喝熱牛奶，還是喝紅酒、點薰衣草精油放鬆緊張，甚至也努力數羊，這些輔助睡眠的方式對我通通都沒有幫助，就連醫生開給我的肌肉鬆弛劑和安眠藥，吃了也沒效果，令我痛苦不堪。

長期的失眠，讓我的精神看起來很差，臉色蒼白，還有很明顯的黑眼圈。雖然我很認真想找出失眠的原因，但總是失敗；想借助吃安眠藥入睡，又沒有任何幫助，還擔心劑量越吃越重，導致藥物上癮，心裡老是忐忑不安。

當我透過朋友的介紹去找吳醫師時，他一邊看我的左腳，一邊問我：「妳的血型是什麼？晚餐大概都吃些什麼東西？」

我有氣無力地說：「我的血型是O型。晚餐時，我通常吃雞肉或豬排，搭配麵包或義大利麵；而晚飯後，我習慣喝一杯熱咖啡，有時也喝一杯紅茶，讓自己放鬆一下；如果沒事，我會看一下電視，順便再喝杯熱咖啡或紅茶，偶爾也會嘴饞吃點烤花生或腰果，大致上就是這些。」

想不到吳醫師告訴我，我只是因為吃錯食物，只要我改變飲食內容，調整飲食的時間順序，並補充黑激素的營養品，就可以改善失眠問題。

果然如他所說的，在依照吳醫師建議的飲食內容執行四個月之後，就沒有失眠的困擾了！

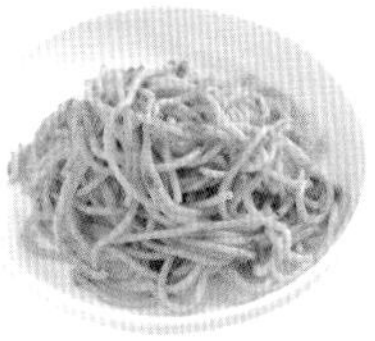

▲晚餐吃太多或攝取不易消化的食物，都會增加身體的負擔，影響睡眠的品質。

這位女士來找我時，我問她：「妳真的願意改變妳的飲食內容、飲食方式還有生活習慣嗎？」

她迫不及待的回答我：「只要我可以睡覺，你叫我做什麼，我都會做！不能睡覺的生活，真的是受盡折磨！」

實際上，這位女士只要將飲食的食材、時間改變一下，很快就能解決問題，而不須靠藥物來治標。因為長期的服藥，可能會帶來很多後遺症，例如：精神慌張、記憶力不好、做事不能集中、情緒暴躁等，所以我建議她立刻修正以下的習慣：

停止再喝任何含咖啡因的刺激性飲品

咖啡、紅茶等都不要再喝，尤其在晚上更不應該喝，因為它們都含有高量的咖啡因。過多的咖啡因會刺激腦部中樞神經，引起興奮度，晚上當然會難以入眠。如果一時改不了飯後喝飲料的習慣，建議晚上可喝些熱飲，如花旗蔘茶、菊花茶等，不僅沒有咖啡因，還有鬆弛神經的作用；更徹底的方式，則是喝杯溫熱開水或活性好水，也有助眠效果。

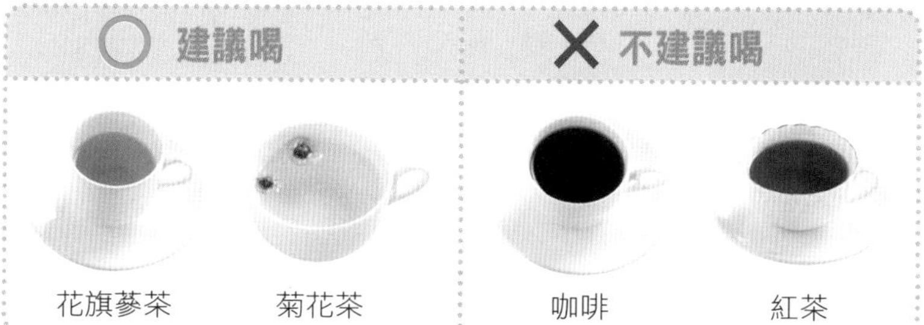

將晚餐的雞肉或豬排等高蛋白餐改至中午享用

晚餐最好不要吃任何高蛋白質的食物，如雞肉、牛肉或海鮮，因為蛋白質進到胃以後，會分化成氨基酸，而氨基酸會爭先恐後的搶著要穿過血腦障壁或血腦閘（Blood Brain Barrier），因而影響到睡眠品質。若真無法抗拒美食，可改在午餐享用。午餐吃肉之前先吃一些水果，任何水果都可以，之後再吃一碟全生沙拉，最後才吃肉類。

晚餐可補充五穀豆米飯加蒸南瓜

五穀豆米飯裡含有很高的色氨酸（Tryptophan），以及豐富的維生素B群，而這些都是腦細胞的養分能幫助好好的睡眠。如果沒有飽足感，可以再吃些連皮帶籽蒸熟的南瓜；南瓜消化比較慢，具有飽足的作用，不怕半夜會餓醒，同時又能幫助平衡血糖，鎮定神經，是很好的食物。

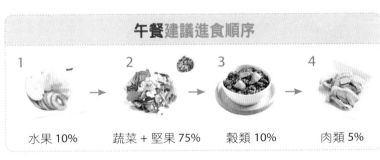

晚餐一定要在晚上六點左右吃完

太晚吃晚餐，會讓腸胃消化不良，因為身體的生理時鐘到了晚上八點時，開始慢慢的減下胃的分泌胃酸，沒有胃酸就不能分化食物，留在胃的食物會發酵變酸，刺激胃壁發炎，可能半夜引發胃痛，反而睡不好覺。

喝蔬果汁有助入眠

失眠的原因很多，除了吃錯食物、吃東西的時間不對、喝進過量的刺激飲品外，還可能因為壓力過大，而造成翻來覆去，難以入睡。因此，如果能天天喝4～6杯，不僅能避免以後得到癌症的機會，也能一覺到天亮。

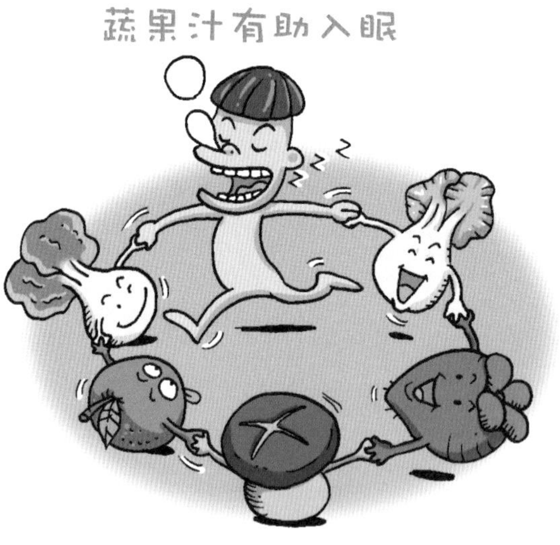

▲每天飲用有助睡眠的蔬果汁。

有助睡眠蔬果汁

【份量：1天6～7杯　口感：甜微辣】

材料

蔬菜
一個大紅番茄、一條紅蘿蔔、一個小的甜菜根和一葉的甜菜葉、半條玉米、半條紅地瓜

水果
奇異果2個、新鮮藍莓1/2杯（或枸杞子1/2杯）

香料
香菜3根、小茴香1/2小匙、帶皮老薑5片、朝天椒1粒

種子
亞麻子1小匙、白芝麻1小匙

好水
活性水2杯（用來增加活性礦物質和平衡血液的酸鹼度）

營養補充品
卵磷脂2小匙

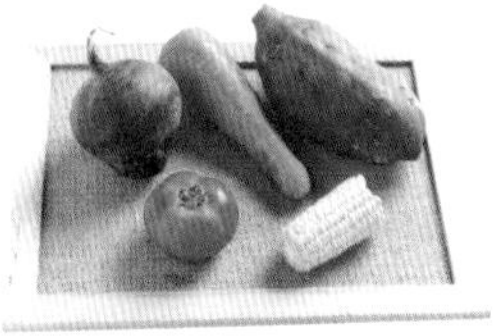

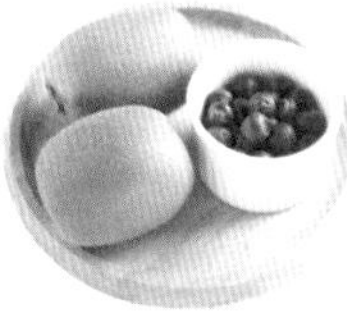

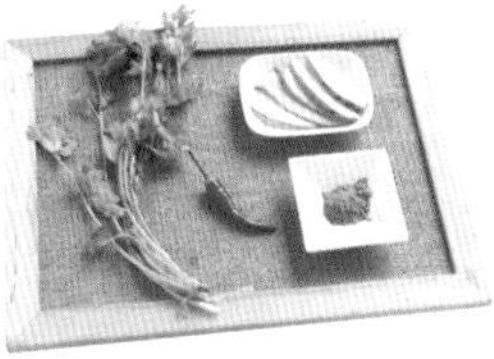

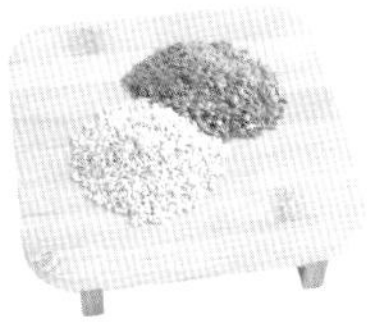

作法

1. 將所有食材洗淨，番茄、胡蘿蔔切塊，甜菜根去皮切小塊，甜菜葉切細碎，玉米切粒去心，紅地瓜切塊。
2. 把活性水倒入蔬果機內，再放入所有的蔬菜、水果、香料及種子，一同打二分鐘成汁，再打開蓋，加入卵磷脂，續打三十秒，即可食用。

吳醫師的健康小叮嚀

★建議早餐喝2～3杯，午餐和晚餐以前各喝1～2杯。

除了喝蔬果汁之外，還可以每天勤加按摩腳底，來改善失眠的狀況：

透過按摩改善失眠

按摩步驟

1. 找到在大腳趾上對應的反射區（與頭暈按摩位置相同）。

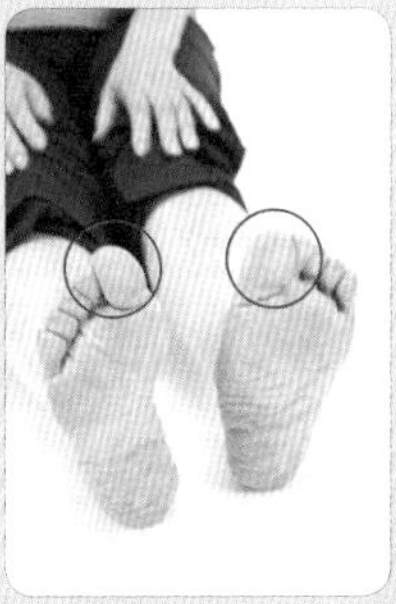

2. 在反射區上均勻的塗上優質的按摩油。

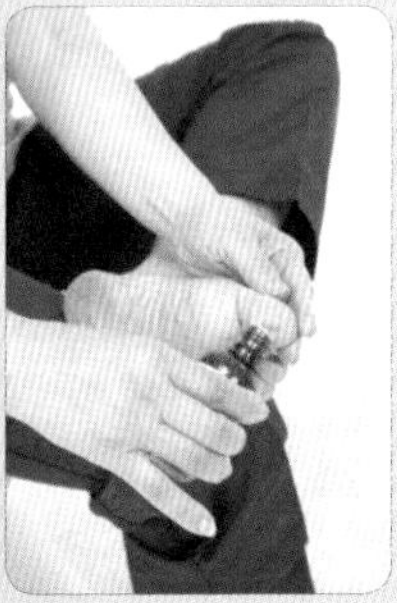

3. 用雙手的大拇指用力按摩整個反射區 30~40 秒，會痛的地方要多按幾下，兩腳皆要按，一天 2~3 次。

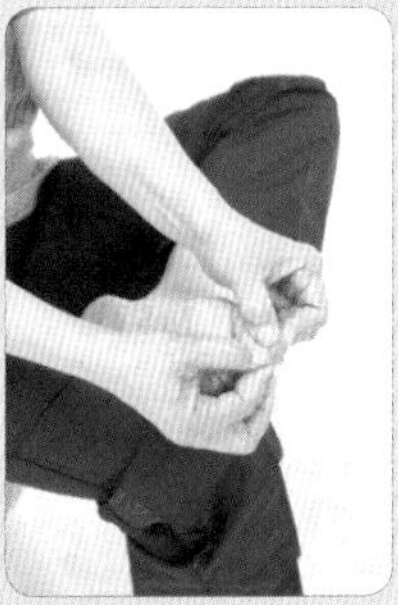

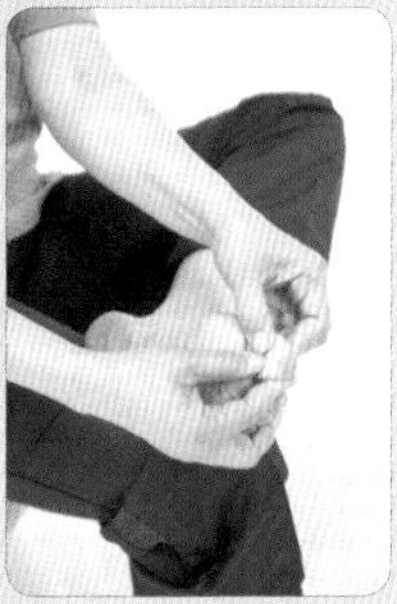

4. 接下來要按耳後凹下的翳風穴及安眠穴道，用中指塗上按摩油，大力的上下按摩 9 下或多些，兩邊都要按。

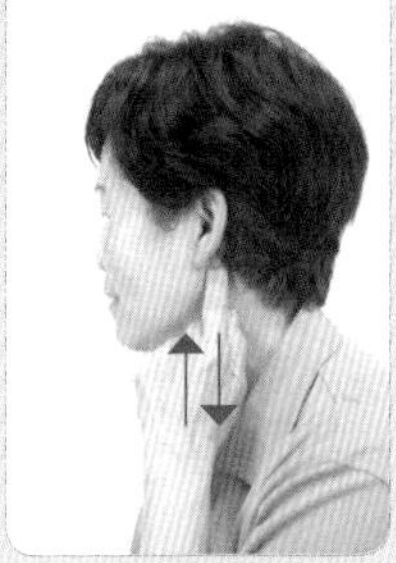

每天建議補充的適量營養品

因為這位女士已經有在服安眠藥，如果一下子就停止服藥，會有反彈的副作用，反而更加不能安眠，所以我建議她暫時用天然的黑激素來代替：

★**可幫助修補腦細胞及調整腦細胞過度興奮的營養品：**不過要特別注意，服這營養品只是用來補充松果腺分泌黑激素的不足，天天補充反而會造成松果腺的依賴性，懶於做分泌的工作，帶來藥癮，最好是每晚睡前三十分鐘服5粒黑激素，連續服五天停二天（每週），如果在停服的時間也能入眠，就可以停止服用。一定要經專家指示服用，千萬要小心。

此外，在訪談過程中，這位女士曾透露她很嫉妒她的朋友，每天晚上都能像懶豬般呼呼大睡。我告訴她，嫉妒會令人睡不好，所以千萬不要存有嫉妒之心。

四個月後，這位女士打了個電話給我，一開頭就說：「吳醫師，您的食療真是太厲害了！我現在完全沒有嚴重失眠的困擾，一上床就能睡熟！我會繼續依照您所建議的方式吃東西的，真是謝謝您！」我也很替她感到高興，我告訴她：「謝謝妳願意繼續照著此方式吃東西，不過，現在妳可以停掉黑激素的服用了！」

吳醫師的健康小叮嚀

★黑激素，英文是melatonin，mela就是黑，tonin就是激素，melatonin應該是黑激素，也就是天黑後或閉起眼睛看不到光線時所產生的激素，即是黑激素！

高血壓個案參考（飲食／生活／運動／營養計畫）

【40歲男性／A血型】

一般人在休息時的平常血壓是一二〇／八〇毫米汞柱，但當緊張和運動的時候，血壓就會上升，這是正常的自然反應。如果在休息時候，血壓超過一四〇／九〇毫米汞柱，正統醫學稱為「高血壓」。如果沒有做體檢量血壓的話，一般人不會知道自己有高血壓，所以高血壓也被稱為「無聲殺手」。

但一量出有高血壓，醫生一定會開立降血壓藥，還吩咐病人要定時服藥，以免心臟病發作，也因為這樣，在美國就有兩千多萬人正在服用降血壓藥！

其實，身體並不是因為缺乏降血壓藥而升壓，身體是因為缺乏某些食物的營養及傷害了某器官而升壓。醫

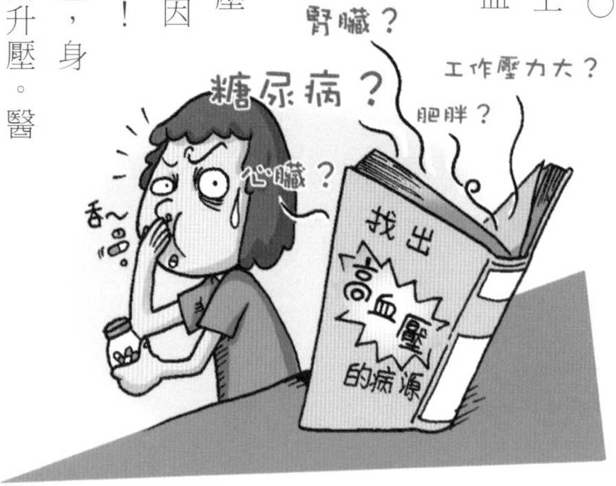
腎臟？
糖尿病？
工作壓力大？
肥胖？
心臟？
香~
找出
高血壓
的病源

▲控制高血壓必須要找出問題的所在，並修正錯誤的飲食和生活習慣。

生應該要去追根究底關心病人的生活作息是否不正常、缺乏什麼營養等等，幫助病人從根本改善，再衡量是否要開藥來降血壓。

要知道高血壓藥會有許多可能的後遺症，包括陽萎、性無能、傷害肝臟、腎臟和腎上腺，最終還可能要洗腎。

聰明的人萬一有高血壓，首先要找出問題的所在：是腎臟有問題？糖尿病？膽固醇過高？肥胖？工作壓力大？血管阻塞？還是心臟有毛病？這些因素都會引起高血壓。若不先解決根本問題，就算服藥卻不改正錯誤的飲食和生活習慣，仍然無助改善高血壓！

【個案參考】

我在三十五歲那年做例行健康檢查時，醫生發現我有高血壓的情形，叮囑我要按時服用高血壓藥物，至今整整五年了，我每天都規律的吃藥，血壓也控制得很好；但只要我出外旅行時忘記吃藥，血壓便又會上升回來，如果藥繼續吃，血壓就沒問題。

我最大的願望就是不要再被藥物掌控，能自在健康的過日子。我一位朋友原本也有高血壓，但見了吳醫師後實施了生機飲食法，血壓恢復正常，三年來一直都很健康快樂。

於是我去找了吳醫師，遵照他的指導改變了我的飲食和生活，到了第三個月，血壓就開始下降了！吳醫師要我至少維持六個月，我一定會照辦的！現在我深信只要實施生機飲食法，改變不良的生活習慣，高血壓就不會再回來找我。真感謝吳醫師救了我們這些因為生病而失去人生樂趣的人，幫助我們找回健康和幸福。

立刻停止吃進更多含毒素的食物，以免血壓飆升

這位男士是A血型的人。如果他要讓身體內的五臟六腑能正常工作，改善高血壓，那麼他就得先暫時停止吃以下食物：

★**停止吃牛奶製品**：牛奶、奶油、乳酪、冰淇淋、布丁、奶酪、優酪乳、披薩、巧克力等，都應該盡量避免，因為A血型的人不宜吃這類食品，吃了恐會阻塞血管、引發高血壓。

★**停止吃肉類**：除了野生的深海魚類，如鮭魚、罐頭沙丁魚、鮪魚之外，雞、豬、牛、羊、鴨等肉類都不要吃；魚類也不是天天吃或是三餐吃，而是每隔三天吃一次，每次大約吃三十公克的份量即可，因為A血型不宜多吃動物蛋白質。

★**停止吃煎、炒、炸、燒、烤的食物**：尤其是薯條、炸雞、

建議停止吃

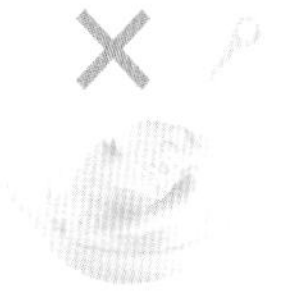
牛奶製品

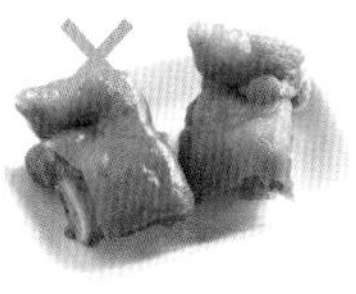
肉類

洋芋片、烤乳豬，以及現代人每天早餐都吃的炒蛋及煎蛋等，這些飽含高油脂、高熱量的食物，都容易造成血壓升高。

★停止吃粉類製品：像是麵包、麵條、義大利麵、包子、饅頭、餃子、油條、蔥油餅、燒餅、蛋糕、糕點、餅乾等，這些食物都隱藏著很多的反式脂肪，容易阻塞人體的血管而讓血壓上升；當然，如果每星期少量的吃1至2次是沒問題的。

★停止吃花生和花生製品（花生醬、花生糖）**，以及腰果：**這三樣東西若常吃都會讓血壓急速升高，而且降不下來。

喝蔬果汁讓血壓恢復平穩

斷絕了不好的飲食習慣，同時也停止將汙染血液的食物送進體內後，接下來要開始淨化血液，將血液裡的毒素從體內清除掉，幫助血壓維持在穩定的狀態，而喝蔬果汁是最好的選擇，我提供的建議是：

建議停止吃

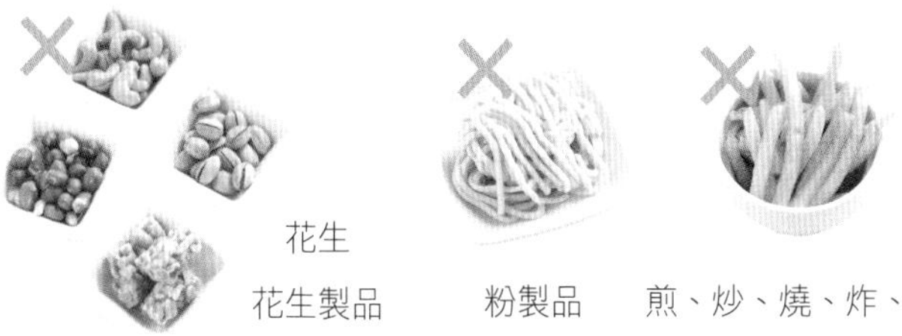

煎、炒、燒、炸、烤

粉製品

花生
花生製品

平穩血壓蔬果汁

【份量：1天6～7杯　口感：酸甜】

材料

蔬菜

全紅大番茄2顆、胡蘿蔔1條、中型甜菜根1個、西洋芹3根、蘆筍5根、海帶半杯

水果

奇異果2個、有籽麝香紅葡萄10至15粒，以及任何你喜歡的水果（目的為增加蔬果汁的風味）

香料

香菜3小支、巴西利3小支、丁香粉1小匙或小茴香粉1小匙（可任選一種，或輪流更換）

種子

亞麻子2小匙、黑芝麻3小匙

好水

活性水2杯（用來增加活性礦物質和平衡血液的酸鹼度）2杯

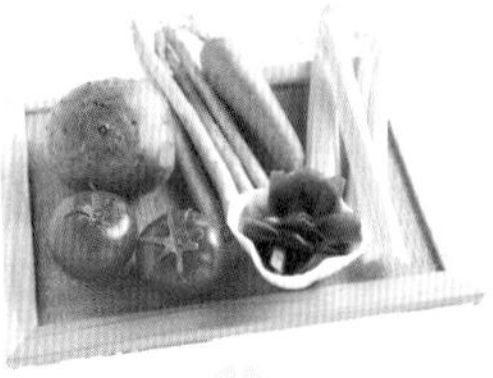

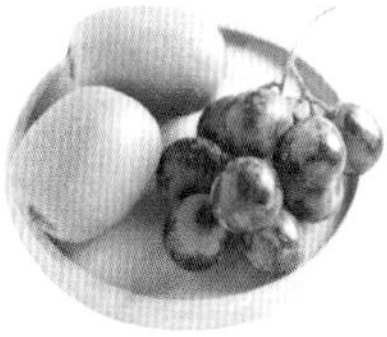

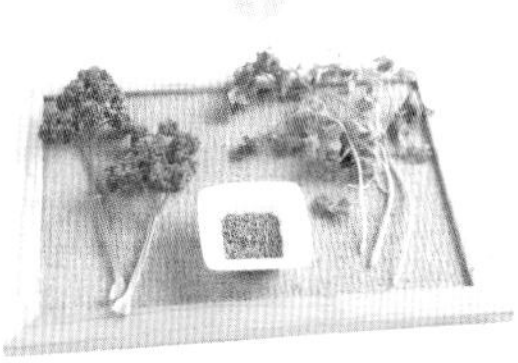

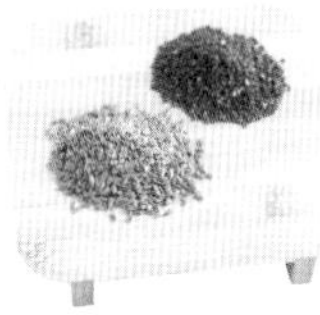

作法

1. 將所有需要預先清洗的材料，先清洗乾淨備用。
2. 甜菜根、奇異果削去外皮後，切小塊；大番茄、紅蘿蔔、西洋芹、蘆筍、香菜、巴西利也都切成塊狀或段狀，備用。
3. 把活性水倒入三匹馬力以上的蔬果機內，再放入所有的蔬菜、水果及香料，一同攪打2分鐘成汁，即可飲用。

每天午、晚餐都要吃一大盤種類多、顏色豐富的生菜沙拉

所有蔬菜請以生吃為優先，其次為清蒸、水煮或煮成一鍋蔬菜湯。如果是吃熟的蔬菜，可加些蒜蓉、薑末及香菜，並淋上石榴油或冷壓初榨橄欖油和有機蘋果醋調味。記住！每一口蔬菜都要細嚼三十至四十下再吞下去，這樣才容易消化食物和吸收營養。

如果想吃魚，只能吃清蒸魚或魚湯，且都要加老薑絲、蒜頭片和切細的香菜。不想吃魚，可以用一顆全熟的水煮有機蛋代替，且蛋白、蛋黃都要吃。如果想吃米飯，要選擇糙米加蕎麥或燕麥，且煮飯的時候要加入六至七小瓣的蒜頭、薑絲、香菜和小茴香一起煮食；而這些材料也可熬成粥食用，而血壓升高時可用玉米鬚煮水喝，亦有助於降血壓。

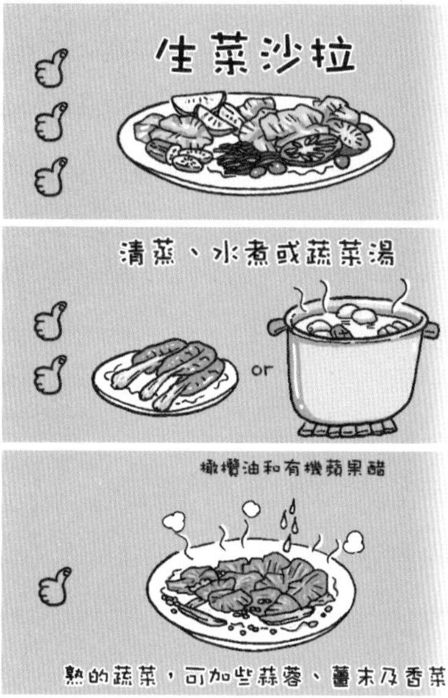
生菜沙拉
清蒸、水煮或蔬菜湯
or
橄欖油和有機蘋果醋
熟的蔬菜，可加些蒜蓉、薑末及香菜
▲建議午晚餐進食的順序。

新鮮玉米鬚

乾燥玉米鬚

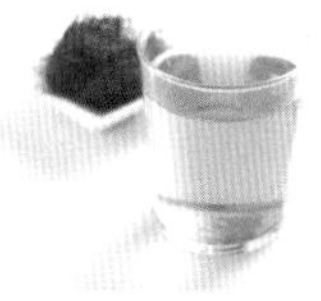

▲選購新鮮或乾燥的玉米鬚時，必須注意有無農藥殘留的問題。

全生蔬果沙拉

材料（份量隨意，除非有特別註明）

蔬菜

全紅大番茄、胡蘿蔔、甜菜根、西洋芹、蘆筍、帶皮大黃瓜、黃豆芽或綠豆芽、海帶、稍微發芽的任何豆類

沙拉醬汁

香菜末、巴西利、帶皮老薑泥、蒜頭、九層塔末、迷迭香、丁香粉（或葫蘆巴粉）、冷壓初榨橄欖油或石榴油、有機蘋果醋、青檸檬汁

作法

1. 全部的材料清洗乾淨；大蕃茄切片；胡蘿蔔、甜菜根去皮，刨成絲；西洋芹、蘆筍切段；帶皮大黃瓜切小塊狀與黃豆芽一起，放入容器中。
2. 將全部的沙拉醬汁放入容器中混合成醬汁，淋在處理好的生菜沙拉上，即可食用。

吳醫師的健康小叮嚀

★除了食譜裡的材料，還可加入適量的生堅果、奇異果、有籽麝香紅葡萄，讓沙拉的風味更佳。先吃完一大盤生菜沙拉後，就可以吃任何自己喜歡的食物，除了花生和花生製品的食物之外。

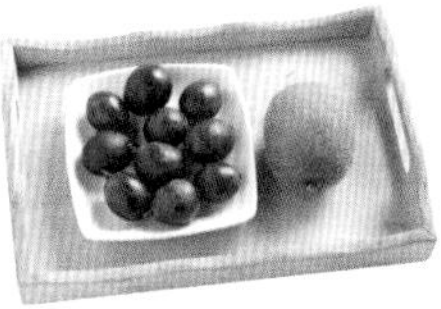

除了上述方法外，我也建議這位先生不要忘記每天按摩腳底，亦有助血壓的平穩。

按摩湧泉穴和輸尿管位於腳底的反射區

按摩步驟

1. 找到位於腳底的湧泉穴和輸尿管的反射區，在湧泉穴和輸尿管的反射區上均勻塗上按摩油。

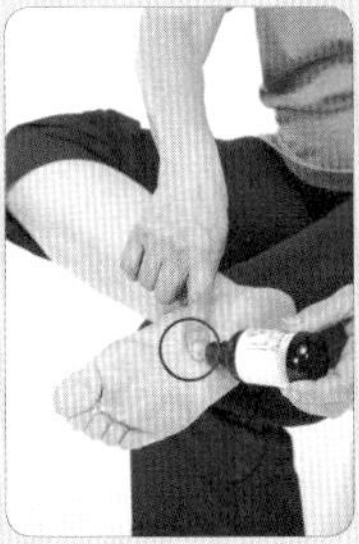

2. 以左右兩手的大拇指，一同用力按壓30～40秒，一天2～3次。

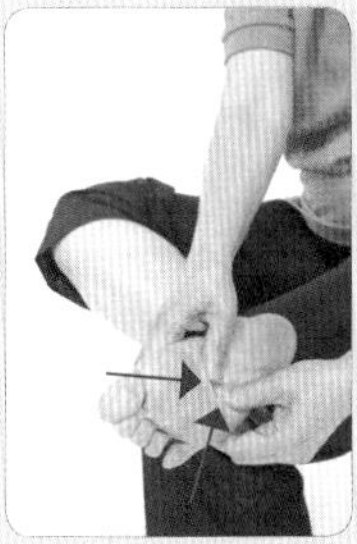

3. 接著塗上按摩油於大腳趾的外側，以手指關節大力的上下按摩30秒～1分鐘，一天2～3次。

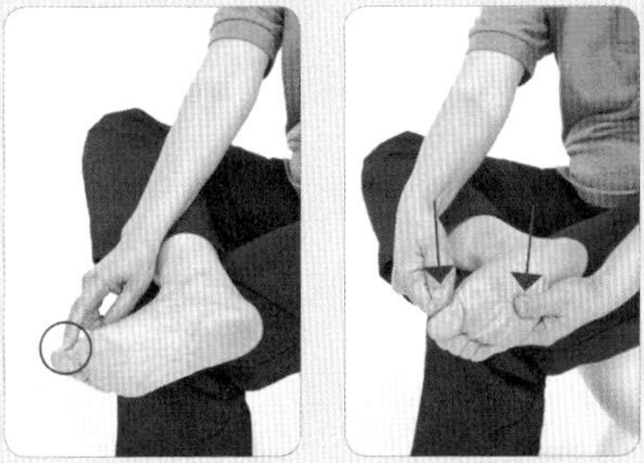

4. 另外也可以按摩頸動脈竇。頸動脈竇是指頸動脈的中間部位，它是管理血壓的地方，以圓圈方式輕揉9下，兩側都要，一天2～3次。

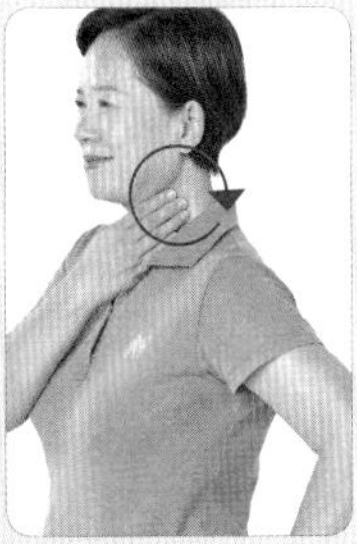

吳醫師的健康小叮嚀

★湧泉穴是腎臟和腎上腺的反射區（請參閱四二二頁），有腎臟、尿道炎疾病者，可以按摩此處加上輸尿管和膀胱的反射區。

放鬆的運動，讓心靈喜悅，血壓不升高

吃對、喝對，讓五臟六腑能正常的運作，但情緒緊張、工作壓力和便秘，也會讓血壓上升，最好的方法是做放鬆的運動以及大笑，讓喜悅的心靈來降壓。

★**每天要深呼吸：**讓廢氣由肺部排出。尤其是情緒太緊張，想發脾氣的時候，要立刻深深慢慢的吸氣入肺部，再慢慢的吐出來，連續做4～5次。

★**每天要在強陽光下快步走二十～三十分鐘：**快步走是最安全經濟的運動，而陽光可以幫助強化免疫力及修補身體損壞的細胞，詳情請見「養生療癒運動」一節。快走時要一邊冥想著：「我的血壓已經恢復正常…」也建議可在早上及黃昏時，在溫和的陽光下輕鬆散步半小時。

每天建議補充的適量營養品

同時我也告訴他，除了以上的蔬果汁和午、晚餐食譜，還可以補充一些營養品：

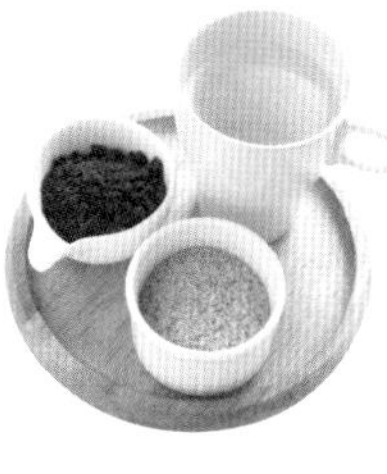

★幫助支持心臟功能，含有輔酶素CoQ10成分的營養品。
★幫助淨化血管的營養品。
★幫助軟化血管，修補整體的細胞膜，含有亞麻子油酸成分的營養品。
★幫助增加胃酸，協助消化食物及吸收營養成分的營養品。
★幫助消化食物，含有各種消化酶素成分的營養品。
★幫助達到一天3至4次排便效果的纖維粉，服用方法為將2大匙的纖維粉和3大匙的芝麻粉（**黑或白芝麻粉都可以**），放入1大杯三百六十西西的活性水或豆漿中，輕輕搖勻後立刻喝下，可視個人需求，一天喝2至3次。

最後我告訴這位男士，只要敞開心胸，願意相信自己身體的自癒力，好好照著食譜執行，身體就會愈來愈健康；這時他就可以對食譜的要求放輕鬆一點，譬如從每天要喝6～7杯蔬果汁，改成只喝4杯蔬果汁就可以，即早上2杯當早餐，午餐和晚餐前一小時左右各喝1杯，偶爾吃一點犯規的食物也無所謂了，最重要的是，一定要保持天天都有3～4次排便。

經過六個月之後，他打電話來向我報喜，並謝謝我的指導。我說：「應該是我謝謝你，因為你肯對你的身體健康負起責任，才會這麼快就恢復正常的血壓。你一定要繼續保持健康的飲食，才能永保健康！」

心臟病 個案參考（飲食／生活／運動／營養計畫）【男性／A血型】

在美國每年有將近一百萬人死於心臟病，位居死亡原因的第一名。正統的醫學療法將心臟病歸咎於高血壓、高膽固醇、糖尿病、血管硬化以及高三酸甘油脂，並認為有上述症狀的病人只能服藥控制，別無他法！

高血壓

常有高血壓病人對我說：「我有高血壓，服藥時就正常，不服藥時就會上升，就這樣服了幾年的藥都沒有好……」，其實多數病患並不是因為缺乏藥物血壓才會升高，而是吃了過多不應該吃的食物，對於應該吃的食物又沒有吃或吃太少造成的；也就是說，要改善高血壓，就要先停止一切會升高血壓的食物，例如：

★停止吃用油、用火、用高溫烹調的煎炸炒烤食物：吃這些食物

建議停止吃

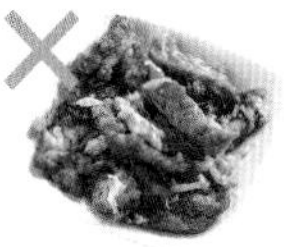

高溫食物：
煎、炸、炒食物

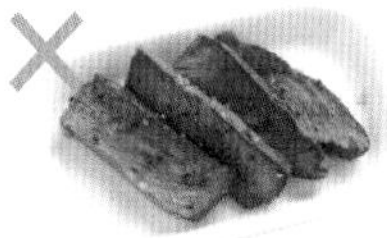

高脂肪食物：牛肉

會導致火氣上升，火氣上升就會帶動血壓上升。

★**停止吃高脂肪的豬肉、牛肉及牛乳製品**：都會阻塞血管讓血壓上升。

★**停止吃鹽、醬油、花生、腰果等**：也會升高血壓。

因此，務必先將以上會令血壓升高的食物暫時戒掉，之後改吃有益降血壓的食物，例如：

★改吃一切豆芽及一切瓜類（如絲瓜、冬瓜、毛瓜、黃瓜、義大利櫛瓜、苦瓜）。

★改吃涼拌或水煮的西洋芹及川七葉、大蒜、蒜頭、洋蔥。

★改吃一切天然的香料，如九層塔、迷迭香、薄荷葉、玉桂葉、生薑等等。

建議停止吃

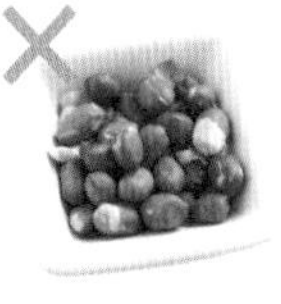
花生

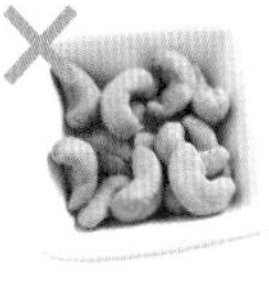
腰果

建議食物

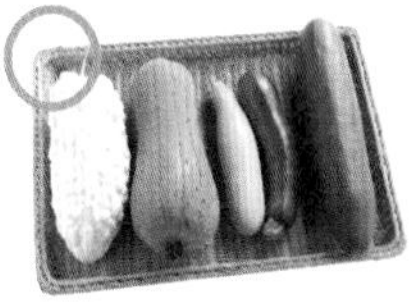
瓜類

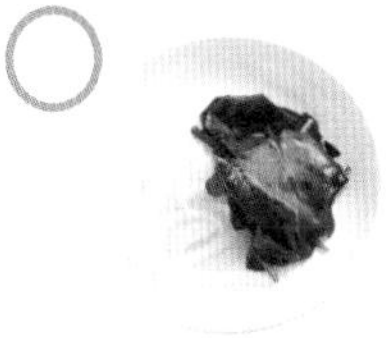
川七、洋蔥

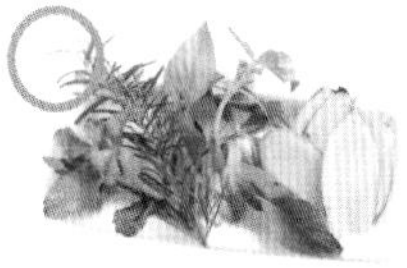
天然的香料

還要多做有益降血壓的事，例如：

★每天在強陽光下盡量做二十至三十分鐘的快步走路運動；或是在太陽剛升起、日落前散步三十分鐘。

★不要常發脾氣，要天天大笑來疏解緊張的情緒。

★常祈禱、做善事。

★每天照本書中第九十八頁清血毒的全營養蔬果汁，喝4～6杯。

上述這些方法都是天然無副作用的降血壓方法。

記得幾年前，有一位四十來歲的女士對我講了她家人的不幸經歷：她八十四歲的阿嬤，從來都沒有體檢過，也一向都很健康，一切的家務烹調都是她一人包辦。有一個星期天，醫院來了一隊醫護人員免費替教會的弟兄姐妹量血壓、量血糖及量膽固醇，檢查之後，告訴阿嬤有高血壓九五／一四五和高膽固醇二六〇。其實這在八十幾歲的人身上算是正常的。但阿嬤去看了醫生並服藥，之後卻常頭痛及發脾氣，還會呆傻的坐著，不再做一切家務，醫生也開了頭痛藥及憂鬱症藥給她；可惜還是沒有明顯改善，後來有一次還頭暈跌倒，就這樣斷了臀骨，必須做義臀手術，沒有多久就過世了。

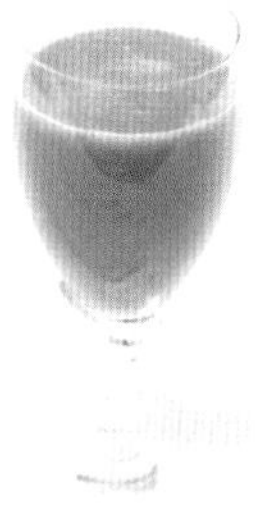

▲每天喝有益降血壓的蔬果汁。

高膽固醇

有高膽固醇的人只要肯戒掉高脂肪的肉類及煎炸炒烤燒的食物，多吃高纖維的蔬果，多吃好的油（如橄欖油、石榴油、中鏈椰子油），就能有益於降低膽固醇。其他有助於降膽固醇的飲食及生活方式，還包括：

★一天吃八～九小匙的卵磷脂，每次可加3小匙在湯或飯或生菜沙拉或蔬果汁內；

★保持天天有4次大便，讓大腸糞便內的脂肪不會流回肝臟；

★更徹底的方法是做4天的清膽石，讓膽囊疏通，使肝臟可以將壞膽固醇送入膽囊來製造出有用的膽汁；

★天天照本書第九十八頁清血毒的全營養蔬果汁來喝，一天喝4～6杯，效果會更加好；

★天天多吃些生的堅果、酪梨（牛油果）、以及只含中鏈三酸甘油脂的椰子油；

★每天在強陽光下適量地進行二十至三十分鐘的快步走路運動；

拒絕高膽固醇改吃

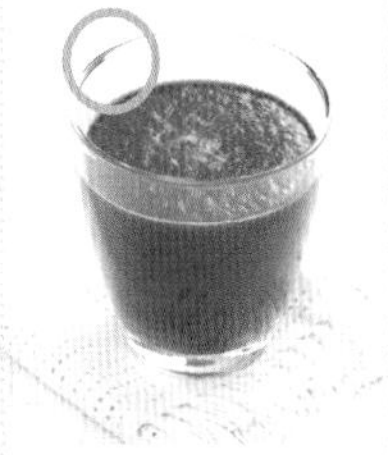

蔬果汁

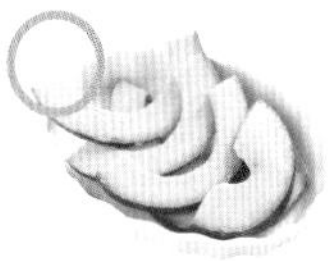

酪梨

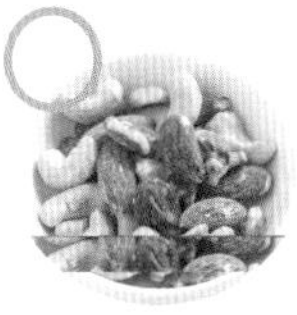

生堅果

★建議補充天然能降膽固醇的紅麴米膠囊粒；

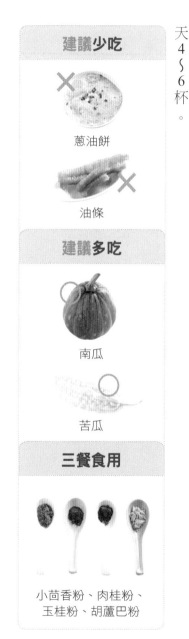

★服用含有天然輔酶素成分的營養品及含有亞麻子提煉出來的必需油酸成分的營養品，以維護心臟的正常功能。

糖尿病

至於糖尿病患，應該要戒口，不要太貪吃或吃過飽，儘量少吃麵、麵包、饅頭、糕餅、甜品，以及少吃煎炸炒烤，尤其是油條、蔥油餅之類的食物。應儘量多吃苦瓜、君達菜、南瓜，三餐可以食用小茴香粉、肉桂粉、玉桂粉、胡蘆巴粉，就能使血糖保持正常；若要讓情況更好，也可以照本書第九十八頁清血毒的全營養蔬果汁來喝，一天4～6杯。

建議少吃

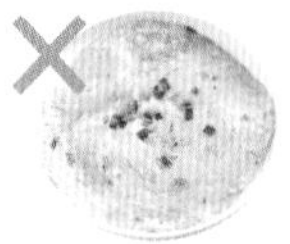
蔥油餅

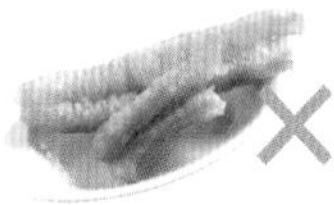
油條

建議多吃

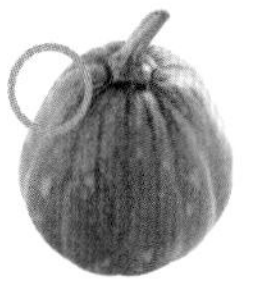
南瓜

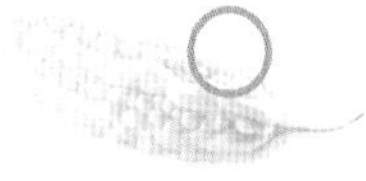
苦瓜

三餐食用

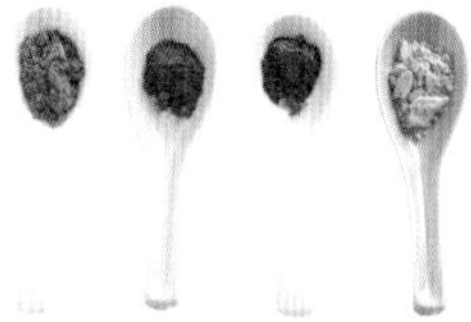
小茴香粉、肉桂粉、
玉桂粉、胡蘆巴粉

高三酸甘油脂

高三酸甘油脂也一樣，應儘量少吃用粉製造出來的食品，少吃煎炸炒的食物及少吃太多甜味的水果；天天在強陽光下快步走二十至三十分鐘一天2次，就能保持三酸甘油脂的正常。

血管硬化

至於血管硬化，只要先戒掉一切煎炸炒烤燒的食物、一切的動物蛋白質（包括一切肉類、蛋類及肉湯）、一切牛乳製品，多吃蔬菜多吃酸味的水果，天天吃椰子肉、酪梨（牛油果）、生的核桃及服亞麻子提煉出來有高Omega-3成分的必需油酸膠囊粒及含有輔酶素成分的營養品，再加上天天在強陽光下快步的走二十至三十分鐘，就能有益健康！

只有徹底改變不良的生活習慣和錯誤的飲食，才能讓身體真正健康。以下例子證明只要肯做正確的事，一切都會有雨過天晴的機會！

建議少吃

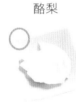

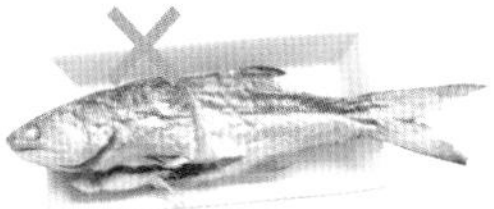
煎、炸
炒、烤、燒

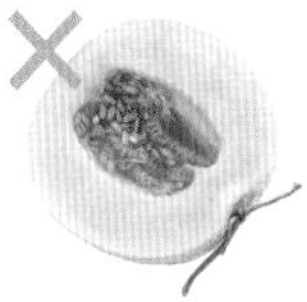
太甜的水果

建議攝取的食物

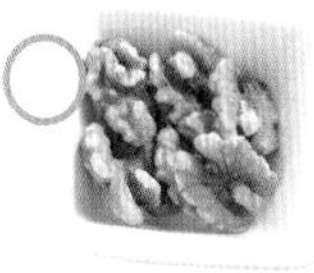
核桃

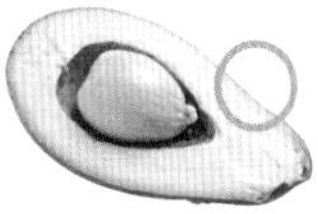
酪梨

椰子肉

【個案參考】

我在市區開了一間武術館，傳授少林拳法和太極拳。我自認很注重健康，每天都會吃一塊牛排，喝一杯新鮮牛奶和優酪乳，雖然我也喜歡把奶油塗在麵包上吃，但我絕不會忘記吃蔬菜和水果，同時我每天一定會喝一小杯紅酒和8杯純淨的礦泉水，而且我不碰煎和炸的食物以及冰淇淋。

我每天傳授學生武術，運動量絕對足夠，又吃這麼多有營養的食物，照理講應該很健康才對，但很不幸地，我卻經歷了兩次心臟開刀手術，還要天天按時服用心臟藥和降膽固醇藥。

我對此感到很疑惑，有幸一次在歐洲比利時的演講場合中，遇到了吳醫師。我向他提出我的疑問，他在看了我的左腳之後，表示我之所以會生病，都是因為我吃了不符合我血型的食物。

接著他很詳細地為我說明為何我該吃什麼、不該吃什麼。我聽從吳醫師的食譜建議來吃，持續了大約三個月左右，左胸的疼痛竟然消失了，而且我的總膽固醇數值現在都維持在一九五，而且就如吳醫師所說的，我的家庭醫生真的叫我不用再吃任何藥物了。

我現在只教授太極拳，不再打少林拳，不但身體變得更健康，而且更有力氣，學生也越來越多。我要繼續按照吳醫師所建議的食譜吃東西，還要叫我的學生跟著我喝蔬果汁，讓他們跟我一樣健康！

立刻停止再吃會傷害身體的食物，並避免劇烈運動

人之所以會罹患各種疾病，其實跟食物有很大的關係，像這位講法語的比利時先生，之所以會有心臟病，和他的A血型及日常飲食有很大的關聯！如果他是O血型的人，則他之前吃的食物和所做的運動，會讓他很健康。我告訴他：「人之所以生病就是身體需要的東西，你沒有供應給它或供應不夠，身體不需要的東西，你卻天天供應給它，就這麼簡單！」

我給了他一些建議，要他暫時停止吃以下的食物：

★停止吃牛奶製品：因為他是A血型，牛奶製品是不適合他吃的。A血型的胃沒有足夠的胃酸來分化、消化這一類的食物，沒分化成極小分子的食物進了血管，就會阻塞血管，讓心臟沒有足夠的血液供應它的平常運作。

★停止吃肉類：A血型不能天天吃肉類，肉類跟牛奶製品一樣都是動物蛋白質，A血型的胃沒有足夠的胃酸來分化消化肉類，而且天天的吃肉類會使血液過酸、使血管

的細胞發炎而阻塞血管引起心臟病。

★停止飲用含酒精的飲品：一杯紅酒等於三杯糖水，會使血液太濃太稠，也會讓血液缺氧，影響心臟的正常運作功能。

★不要做劇烈的運動：A血型的骨骼比較細小，太劇烈的運動如少林武術會容易傷筋骨肌肉，筋骨肌肉傷了會發炎、阻塞血管，給心臟帶來壓力。

他聽過我的建議後，還是不太能接受，所以我嚴肅的告訴他：「我知道你很照顧你的身體，而且教導武術理應為你帶來健康才對；但如果傳授武術還是生病的話，那以武術來強健身體有什麼用呢？我希望你能聽從我的勸告，好好花上三至四個月的時間，徹底改變你的三餐，奇蹟便會出現！」

吳醫師的健康小叮嚀

一杯紅酒等於3杯糖水！

有很多朋友及病人都這樣對我說：「我每天都喝一小杯紅酒，因為很多報章雜誌說這樣可以幫助血液循環，對心臟有益處。」

我不否認，在有婜嫁喜事、逢年過節的時候，少量喝些任何有酒精的飲品來助興是件好事；但長期天天都喝一杯紅酒或一罐啤酒，就會對身體不好了！因為一杯紅酒等於3杯糖水！怎麼說呢？我解釋如下：

❶酒的分子公式是 C_2H_5OH，C 的原子值是 4，H 的原子值是 1，O 的原子值是 2，如果大家將酒的分子原子值及糖的分子原子值都各自加總起來，所得的總原子值如下：

★酒 C_2H_5OH 的總原子值是：$4\times2+1\times5+2+1=16$

★糖 $C_6H_{12}O_6$ 的總原子值是：$4\times6+1\times12+2\times6=48$

也就是說，酒的總原子值是糖的總原子值的三分之一，所以酒被吸收入血液的速度會比糖快三倍；所以說，「喝一杯紅酒等於喝 3 杯糖水」，就是這個原因。

❷糖分過高會使血液太濃稠，引發三酸甘油脂升高，帶來心臟病突發、糖尿病及中風的危險。

❸酒和糖都是酸性物質，會侵蝕血管的細胞膜，使細胞發炎腫大，讓血液無法順暢地流通送到心臟，導致心臟缺血。

❹酒會搶走血液裡帶氧紅血球的氧分，造成腦細胞及心臟細胞的缺氧，引發中風、心臟衰竭及失智症。

❺血液的長期高糖分會喚醒睡眠中的癌細胞，引發癌症，尤其是腸癌及膀胱癌。

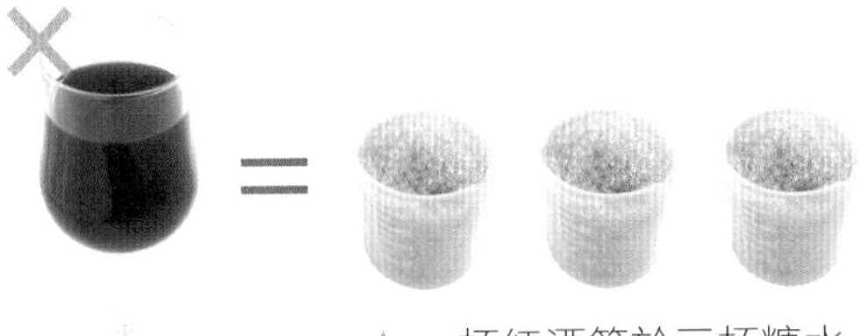

▲一杯紅酒等於三杯糖水

要儘快將體內毒素清除乾淨，讓心臟恢復活力

當然，改變了舊有的飲食習慣還不夠，若想儘快把體內的毒素清除乾淨，就必須喝蔬果汁，適合他的蔬果汁內容及作法如下：

心腦血管保健蔬果汁

【份量：1天6～7杯　口感：酸甜】

材料

蔬菜
全紅大番茄2顆、胡紅蘿蔔1條、中型甜菜根1個、西洋芹2根

水果
酪梨1個、奇異果2個、有籽麝香紅葡萄10～15粒、一個紅石榴的籽

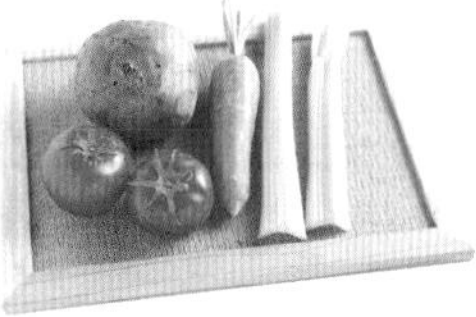

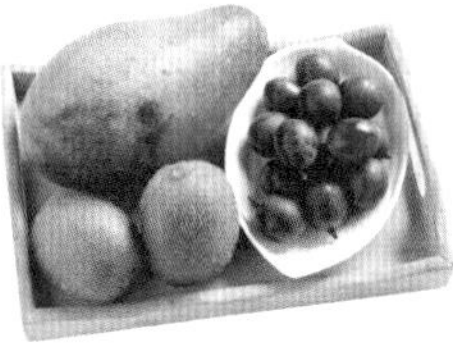

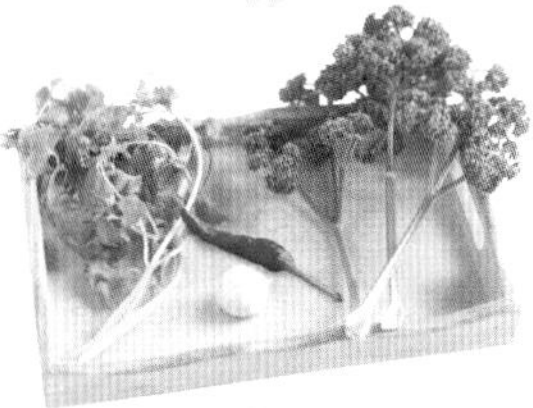

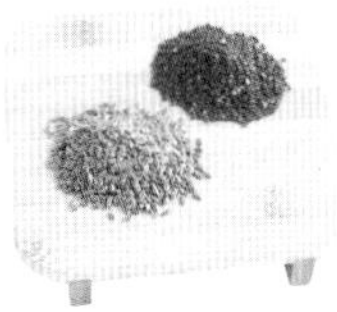

香料
蒜頭1小瓣、香菜4小支、巴西利4小支、朝天椒1粒

堅果
亞麻子2小匙、芝　（黑或白皆可）1大匙

好水
活性水2杯（用來增加活性礦物質和平衡血液的酸鹼度）

營養補充品
卵磷脂3小匙、蜂花粉2小匙、海鹽1/2小匙、綠藻20粒、輔

素 CoQ10 3粒

作法

❶所有食材洗淨；番茄、胡蘿蔔切塊；甜菜根去皮切塊；西洋芹切段；酪梨和奇異果去皮切塊備用。

❷把活性水倒入三匹馬力以上的蔬果機內，再放入所有的蔬菜、水果、香料、綠藻、輔　素及堅果，一同攪打2分鐘成汁，再打開蓋，加入卵磷脂、蜂花粉、海鹽，續打約三十秒，即可飲用。

每天午、晚餐都要吃一大盤種類多、顏色豐富的生菜沙拉

我也建議適合他的午餐和晚餐食譜內容，如下，同時我也建議他，可在午餐吃罐頭沙丁魚二條或是深海鮭魚三十克，或是全熟的水煮蛋，但是蛋白、蛋黃都要吃；要減少吃炒蛋或煎荷包蛋。

但請記住！午餐只可以選一樣動物性蛋白質食用，如果午餐時吃了沙丁魚，就不能再吃鮭魚或水煮蛋；而且每個星期只能吃

建議食物

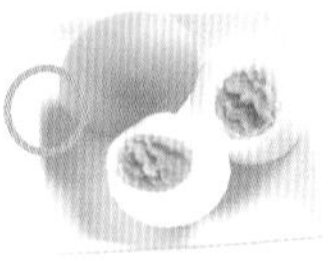

全熟的水煮蛋

減少吃：煎蛋

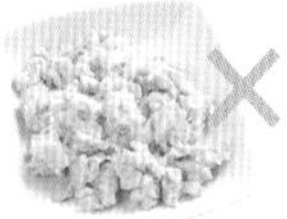

減少吃：炒蛋

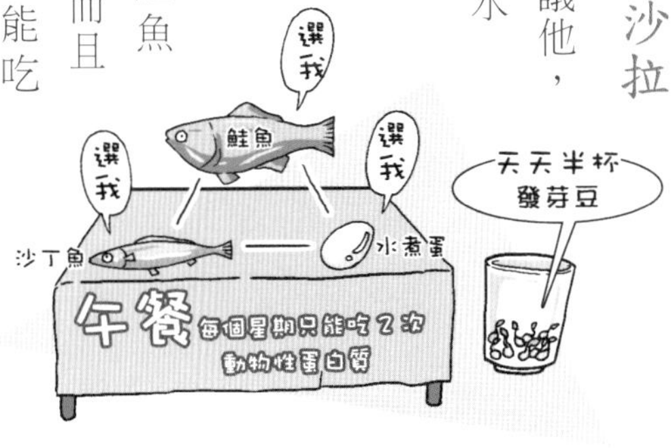

最多2次動物性蛋白質。要天天都吃半杯發芽的豆類，任何種類都可以，以補充蛋白質的需求。

吳醫師的健康小叮嚀

★除了食譜裡的材料，還可加入適量的奇異果、有籽麝香紅葡萄，讓沙拉的風味更佳。

★所有蔬菜請以生吃為優先，其次為清蒸、水煮或煮成一鍋蔬菜湯。

★吃熟的蔬菜，可加些蒜蓉、薑末及香菜，並且淋上冷壓初榨橄欖油或石榴油和有機蘋果醋調味。

★記住！每一口蔬菜都要細嚼30～40下再吞下去，這樣才容易消化食物和吸收營養。

健康的飲食
每天均可自由變換

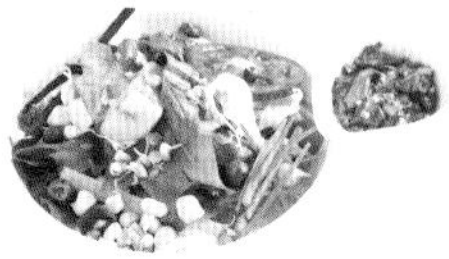
生菜沙拉

搭配

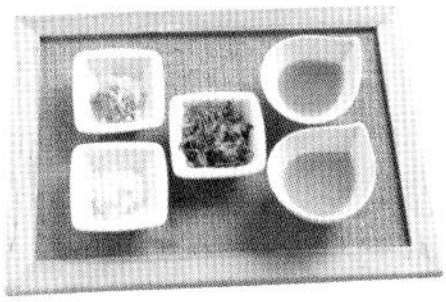
天然辛香料

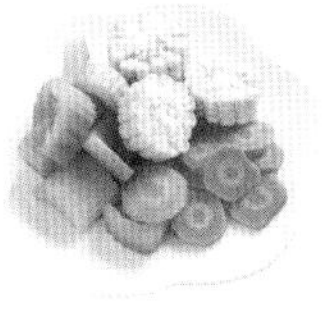
略燙的蔬菜

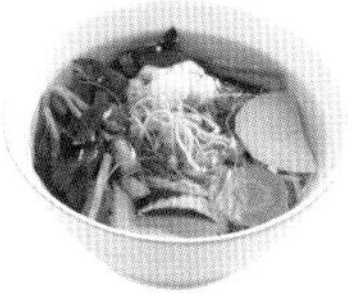
蔬菜湯

清血管全生沙拉

材料（份量隨意，除非有特別註明）

蔬菜

全紅大番茄、紅蘿蔔、甜菜根、西洋芹、半杯發芽的紅豆，以及任何自己喜歡的蔬菜

沙拉醬汁

蒜頭末、帶皮老薑泥、九層塔切碎、香菜切碎、巴西利切碎、冷壓初榨橄欖油（或椰子油或石榴油）、有機蘋果醋、青檸檬汁、切碎的朝天椒

作法

❶全部的材料清洗乾淨；大番茄切片；紅蘿蔔、甜菜根去皮，刨成絲；西洋芹切塊狀，放入容器中。

❷將全部的沙拉醬汁放入容器中混合成醬汁，淋在處理好的生菜沙拉上，即可食用。

每天建議補充的適量營養品

為了加快改善健康，我也建議他補充一些營養品，當然心臟的問題改善了以後，可以不用再服用或降低營養品的劑量，當然也能持之以恆的繼續服用更好，完全可隨個人選擇。我建議他補充的營養品如下：

★可幫助支持心臟功能，達到日常保養心臟的效果，含有輔酶素的營養品。

★可幫助保養血管，讓血管維持良好彈性，含有亞麻子油酸成分的營養品，任何時

間服用都可以，或者可和輔酶素 CoQ10 一起服用。

★可幫助增加胃酸，協助分化食物及吸收營養成分的營養品。

★可幫助食物消化以及營養吸收，含有消化酶素成分的營養品。

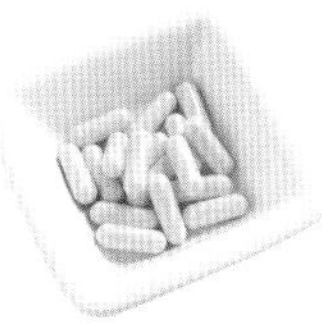

吳醫師的健康小叮嚀

運動過多，反而不健康！

本文中這位比利時病人雖然天天教少林拳，但為何還會有兩次心臟開刀？原來他教武術安排的時間太緊湊，工作太忙碌，運動前後都沒時間去做暖身及緩和（收功），這犯了練功的大忌！因為心臟和肌肉回流的血液配合不上來引起血流不順暢，引發血瘀，造成心臟壓力及肌肉僵硬，又引起腎上腺產生過多的緊張激素加速心脈的過度跳動，此時若再加上沒有吃對他血型的食譜，心臟病發作便是難免的了！

所以有心臟病、高血壓和糖尿病的人，盡量不要做快速跑步或打球等緊張而急速的劇烈運動，而是適合慢的太極拳及輕鬆的快步走路等活動。

快步走路的最好方法是：先快步走三分鐘，接著急速的走三十

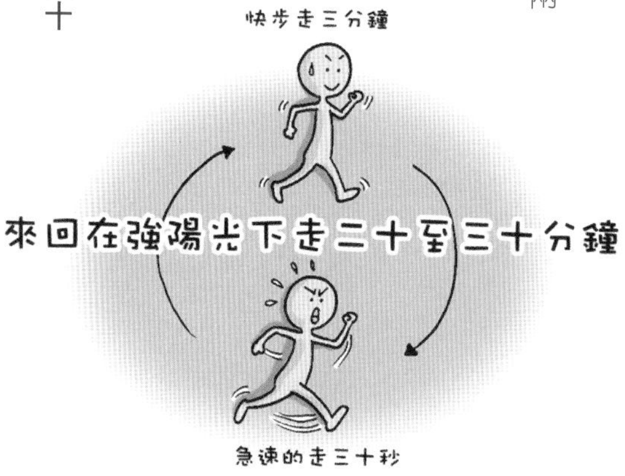
快步走三分鐘
來回在強陽光下走二十至三十分鐘
急速的走三十秒

秒，再做三分鐘的快步走後，又跟著做三十秒的急速走，如此來回在強陽光下走二十至三十分鐘，不但可加速血液循環，心臟及肌肉也有時間做收縮和放鬆的工作，引發腎上腺產生能疏解緊張的激素，帶來身心靈整體的和諧，並促進免疫系統和自癒系統的功能。

肺癌的病患最好做「357快步走路運動」，即：一面快步走時，一面用三秒鐘的時間深吸氣入肺，閉氣五秒鐘，之後用七秒鐘的時間慢慢的吐出廢氣，如此在強陽光下走二十分鐘，一天2次，最好在上午十一點左右和下午兩點左右。

其他的癌症病患最好在做快步走的運動時，走五分鐘來加強免疫系統，坐五分鐘來強化自癒系統，如此在強陽光下走二十分鐘（不算坐的時間），也一天2次。

吳醫師的健康小叮嚀

心臟病突發怎麼辦？

❶心臟突發時要急速地立刻打電話叫救護車，千萬不能怠慢！

❷在路上駕駛車時，若突然感覺胸部劇痛及左臂酸麻，這是心臟發作的先兆，應立刻很大力的咳嗽三、四下，可加速血液循環，紓解胸痛及手麻。

口臭和便秘 個案參考（飲食／生活／運動／營養計畫）【24歲女性／A血型】

口臭困擾很多人。如果因為口臭的問題去看醫生，醫生通常會開漱口藥水給病人；有些人則天天嘴嚼口香糖、噴芳香劑，希望能解決問題。然而這些方法都只能發揮短暫掩飾口臭的作用，若沒有找出口臭的根本原因並加以改善，當然無法徹底的遠離口臭！

先找出口臭的原因，才能對症治療

造成口臭的原因很多，包括：蛀牙、牙周炎、消化不良、胃潰瘍、熬夜、便秘等，必須針對原因來採取正確的改善方法：

一、因蛀牙而引起

★首先要先戒掉一切糖、糖果、蜜餞、巧克力、一切糕餅和一切甜的汽水。

★每次吃完食物或吃甜品後，立刻要刷牙及用含重

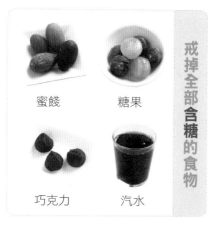

戒掉全部含糖的食物

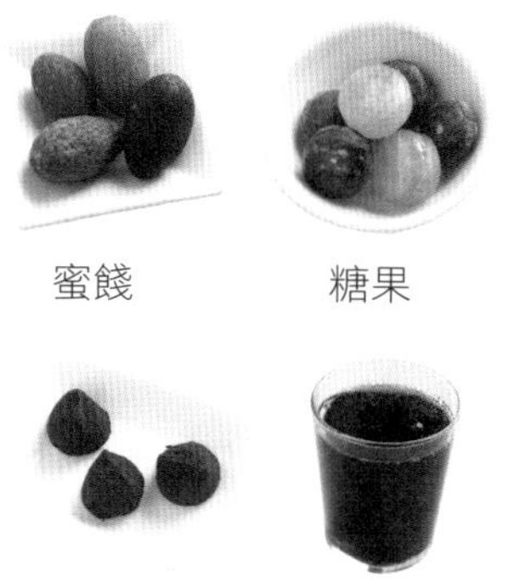

糖果　蜜餞　汽水　巧克力

氧水（H_2O_2）成分的漱口水來漱口。

★找一位專業牙醫檢查，看看蛀牙是否可以保留或需要拔牙，來徹底解決蛀牙的問題。

二、因牙周炎引起

★自然療法醫師認為牙周炎是血管發炎及心臟病的先兆，所以會建議補充必需油酸成分的營養品來強化血管的韌性，預防血管繼續發炎惡化，和服用含有輔酶素成分的營養品來強化心臟功能。

★每次吃完漱牙及用含重氧水（H_2O_2）成分的漱口水來漱口後，再含一小匙水溶膠銀水（silver hydrosol）於口中，將其帶向牙周炎的牙齒處漱動多次，最少持續三十秒至一分鐘之後吞下；這水溶膠銀水是天然的抗生素，卻沒有抗生素藥物的不良副作用；可以裝入有噴頭的瓶子，用來噴入發炎的眼睛、耳朵及受傷的皮膚來消炎。

★也必須找一位專業牙醫來處理搖動的牙齒。

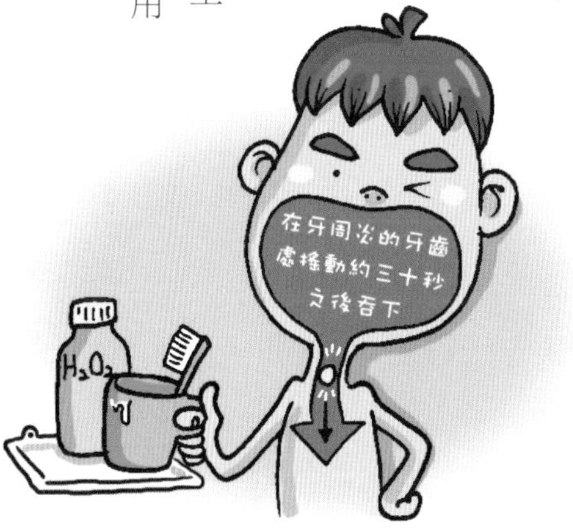
在牙周炎的牙齒處搖動約三十秒之後吞下
H_2O_2

▲水溶膠銀水是天然的抗生素。

三、**因消化不良引起**

★先要照《不一樣的自然養生法》本書第五十六頁，吃符合你血型及生理時鐘的食譜，因為之所以會發生消化不良的情況，很多都是因為吃不對血型的食譜及吃的時間不對所致。

★建議補充含有多種消化酶素成分的營養品來幫助消化。

★有時因膽囊阻塞，缺乏膽汁來幫助消化脂肪、分化油類，也會產生消化不良；這時也建議照書中第二四九頁的四天排膽石法來疏通膽管，以便改善消化不良的情形。

★消化不良有時是因為肝功能不好，建議補充可幫助肝臟解毒的營養品。

四、**因胃潰瘍而引起**

★每天要慢慢的喝4～6杯微溫的活性水。

★每早一起床梳洗後空腹時，用一小匙含有水溶膠銀水成分的天然抗生素含在口中，如漱口般漱約三十秒後吞下，來殺死口中的細菌及胃下方十二指腸的幽門菌，因為幽門菌（**Helicobacter Pylori**）是引發胃潰瘍的禍首；半小時後空腹或吃東西前三十分鐘，用一杯微溫的活性水服用含有益生菌成分的營養品，睡前再服益生菌營養品；天天如此做，直到有改善為止。

改善胃潰瘍的食療方

★將2杯切細碎的紫高麗菜（purple cabbage紫甘藍）倒入果汁機中，加一杯半的活性水，打一分鐘後裝入一個大玻璃罐（倒入後要有多的空間）蓋好，放在室溫下；天天搖幾下，大概三至四天後打開蓋時若已經有氣體跑出來，就可放入冰箱。每天早上空腹可以先搖晃後倒出六十西西慢慢服下，晚上睡前三十分鐘再服六十西西；可以在空腹時連同益生菌一起服用。

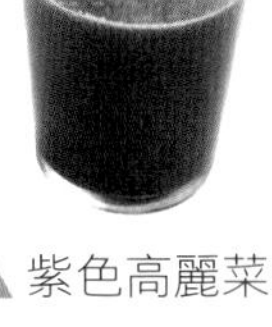

▲紫色高麗菜汁

五、因熬夜而引起

★立刻要調整睡眠的時間，晚上儘量能在十點鐘左右上床，讓松果腺能及時分泌黑激素來修補和調整身體的運作。

六、因便秘引起

若口臭是因便秘而引起，就要格外小心！因為大便是最汙穢的東西，如果沒有即時排出體外，大腸毒素會倒流入肝臟，引起高膽固醇，汙染血管的血液，進而引起高血壓及心臟病！長期的便秘可能會引發腸癌、肺癌、淋巴癌及肝癌的疑慮，而有癌的先兆就是口臭。這是身體發出警訊提醒我們要小心，須立刻淨化身體；但往往許多人沒有理解這警訊，只一味求治標，耽誤了治療的時間。

★從一般的醫學教育認為，每天一次排便就很正常；而從自然療法的標準來看，一天最少要有三次至四次的排便，才能完全將前一天的代謝廢物完全排出體外。

★如果數天才有一次排便，建議可以每次先補充含必需油酸成分及綠藻成分的營養品，之後立刻用五〇〇西西的大杯子，倒入一大湯匙只含中鏈三酸甘油脂的椰子油，再倒入2大湯匙纖維粉及3大湯匙芝麻粉，最後倒入四〇〇西西的杏仁奶或好水，輕輕攪勻後，要立刻快速的喝下，一天3次，直到天天已經有了3至4次的排便為止。這時要接著做四天的排膽石來解除肝臟的毒素（**可以參考本書中第二四九頁的排膽石法**）。在開始清便秘的時候，也要立刻實施生機飲食，天天喝6至7杯保健腸胃的蔬果汁，中午餐和晚餐要只吃蔬菜和酸味的水果及豆米飯，之後照《不一樣的自然養生法》書中的血型食譜來吃。

★如果一天只有一次排便，可以照以上的方法喝纖維粉，務必要天天有4次排便；並立刻實施生機飲食，吃對你血型的食譜及喝5至6杯的清血毒的全營養蔬果汁，同時每次喝完一杯蔬果汁，就要補充含有各種消化酶素成分的營養品及含有增加胃酸的甜菜鹼氯化氫等成分的

長期便秘建議補充

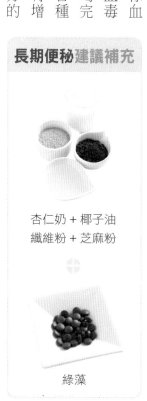

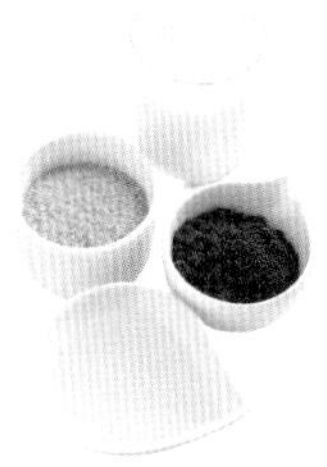

杏仁奶 + 椰子油
纖維粉 + 芝麻粉

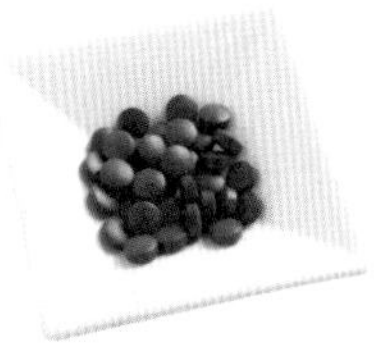

綠藻

營養品；此外，每次吃完生菜沙拉後也補充消化酶來幫助消化，及甜菜鹼氯化氫營養品來增加胃酸，幫助吸收鈣質和營養。

唯有這樣仔細的去探討病根才能根治病情，以下就是一個因便秘而有口臭的個案，供大家參考借鏡。

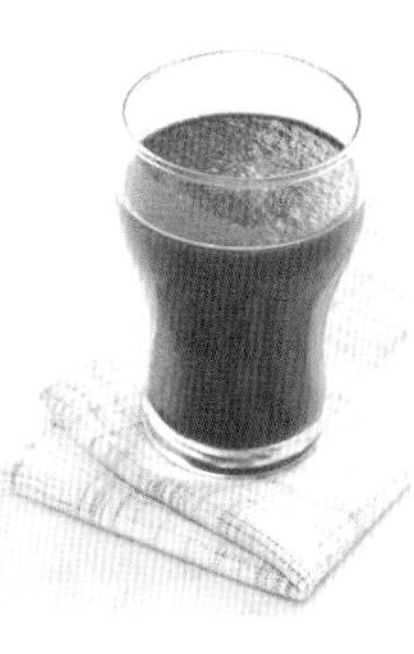

▲保健腸胃蔬果汁

【個案參考】

我今年已經二十七歲了，但多年來一直有口臭、甚至狐臭的困擾，因此我始終交不到男朋友。我曾經諮詢過我的家庭醫生，但他只開給我漱口藥水，同時叮囑我常嚼口香糖，或使用芳香噴劑，可是這些辦法還是無法改善我的口臭及狐臭問題，我實在很煩惱也很擔憂，甚至變得很怕和別人講話，也不敢與人太接近。

自從我聽了一位近親的話，去找吳醫師請他指導我正確的飲食之後，我從以前的三天才大便一次，變成了現在天天都有四次排便；以前臉色暗沉，經常亂冒疹子，但現在我的臉色光滑紅潤，照鏡子時都覺得自己很美麗！所以找對醫生、做對方法、找出病根，對病人來說不但很重要，還是一勞永逸的解決辦法。感謝吳醫師改變了我一生的幸福。

避免吃進過量蛋白質，造成身體發出臭味

這位小姐來找我時，滿臉苦惱，十分令人同情。我請她脫掉左腳的鞋子和襪子，把腳伸出來讓我看一看，看完後我便問她：「妳的血型是什麼型？通常每天會排便幾次？」

她立刻回答我：「我的血型是A型；我的排便情形很好，每隔三天就會很準時的排便一次，我的家庭醫生還稱讚我排便準時又正常，真是很少見！」

我聽了簡直要昏倒，對她說：「這是很不正常的排便情形啊！甚至可以說是很壞的排便狀況！在我的健康標準裡，每個人每天都要有4次的排便，最少也要3次才是正常。這就是為什麼你會有口臭的原因之一！

妳想想，當你排出便時有多麼的臭！這種臭味藏在大腸內會引起放屁，毒臭也會穿過大腸進入血液，汙染血液，汙染的血液流到肺部，呼吸時吐出氣也很難聞！宿便的臭氣也有可能向上升倒流入胃放出臭氣，也可由皮膚發出臭味，所以會導致口臭及狐臭。」

所以我叫她要吃對血型的食物，同時不要再吃以下的食物：

★停止吃牛奶製品：如牛奶、奶油、乳酪、披薩、冰淇淋、酸奶（優格）、

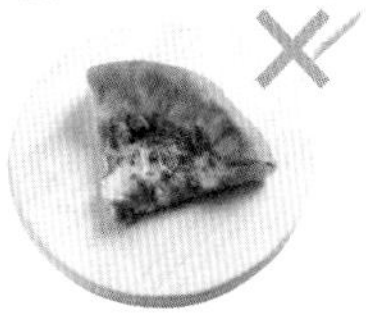

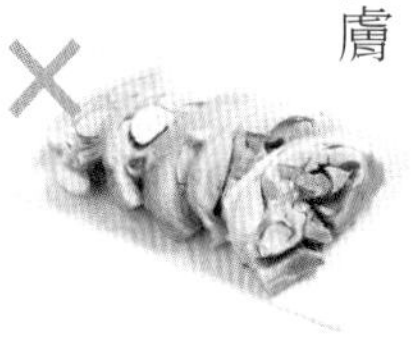

巧克力，這些都是A血型不應該吃的食物，因為A血型沒有足夠的胃酸來消化這類的東西。偶爾一個星期吃一次倒無所謂。

★停止吃肉類：包括雞鴨、牛、羊、豬、滷肉，會使大腸蠕動緩慢下來，引起便秘、也會使血液過度酸性，引起筋骨疼痛、風濕、關節炎，尤其這些動物蛋白質對A血型的人比較難消化，肉類停留在腸胃太久會長黴菌發出惡臭味，自然也會帶來體臭、口臭。

要儘快將體內致癌毒素清除乾淨

教這位少女打蔬果汁之前，我不忘提醒她要準備一台馬力強大的蔬果機，才能真正喝到蔬果中的植物生化素。

改善口臭和便秘的蔬果汁

【份量：1天6～7杯　口感：酸甜】

材料

蔬菜

各種顏色的蔬菜（例如番茄1個、胡蘿蔔1條、中型甜菜根1個、菠菜葉切碎半杯、紫色高麗菜切碎半杯）

水果

奇異果2顆、有籽麝香紅葡萄10～15粒，以及任何個人喜歡的水果（最好選擇帶酸味的水果，目的為增加蔬果汁的風味）

好水

活性水2杯

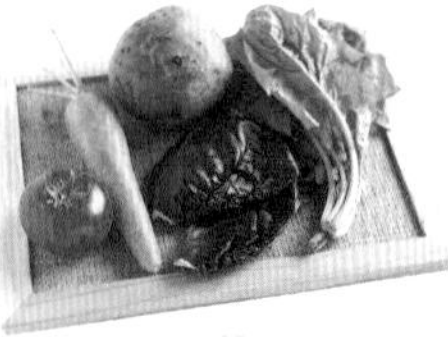

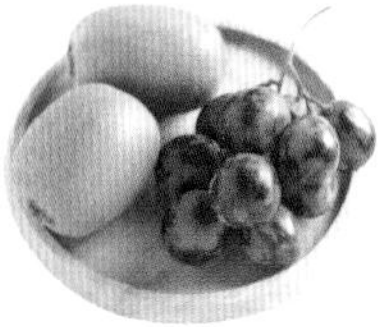

營養補充品

綠藻30粒

作法

❶將所有需要預先清洗的材料，先洗乾淨；奇異果去皮，切小塊，備用。

❷把活性水倒入三匹馬力以上的蔬果機內，再放入所有的蔬菜、水果，一同攪打2分鐘成汁，再打開蓋，加入綠藻，續打約30秒，即可飲用。

每天午、晚餐都要吃全生沙拉，以及五穀豆米飯

我建議這位小姐午餐要先吃一大盤生菜沙拉；如果感覺吃得不飽，可以再多吃些五穀豆米飯。晚餐最好能在六點左右吃完，最遲不要超過晚上七點半；因為晚上八點過後，胃會減少分泌胃酸來消化食物，所以如果食物停留胃中過久，便會腐敗、長黴菌，因而帶來口臭、胃潰瘍等問題。

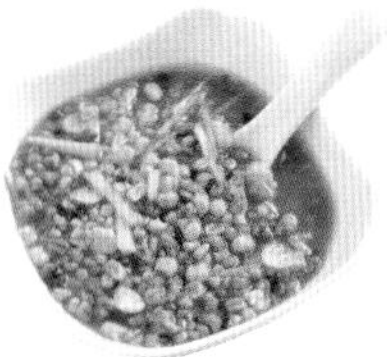

▲晚餐最好六點吃完，以免食物停留在腸胃引起腐敗，產生口臭的現象。

吳醫師的健康小叮嚀

★除了食譜裡的材料，還可加生堅果、奇異果、有籽麝香紅葡萄，讓沙拉的風味更佳。

全生蔬菜沙拉

材料（除非特別註明，否則份量隨意）

蔬菜

紅番茄、胡蘿蔔、甜菜根、菠菜1杯、紫色高麗菜葉、稍微發芽的任何豆類半杯

沙拉醬汁

香菜切碎、巴西利切碎、帶皮老薑末、蒜末、九層塔切碎、冷壓初榨橄欖油、有機蘋果醋、青檸檬汁

作法

❶全部的材料清洗乾淨，番茄切片、胡蘿蔔及甜菜根刨絲，菠菜、紫高麗菜切細，之後放入容器中。

❷將全部的沙拉醬汁放入容器中混合成醬汁，淋在處理好的生菜沙拉上，即可食用。

五穀豆米飯 DIY

（份量隨宜，除非特別註明）

材料

發芽豆類、五穀米（糙米、紅米或黑米）、南瓜、蒜頭5瓣、帶皮老薑（適量）、活性水適量

作法

❶所有材料清洗乾淨；南瓜去籽，切成大小適口的塊狀；蒜頭去白膜不切，老薑切絲，備用。

❷把處理好的材料混合均勻，依個人對豆米飯軟硬度的喜好，斟酌添加活性水的份量，放進電鍋內煮成豆米飯或豆米粥即可。

❸吃之前，可加些枸杞子、芝麻粉、亞麻子粉、切碎的香菜、芝麻油、椰子油等，以增加風味。

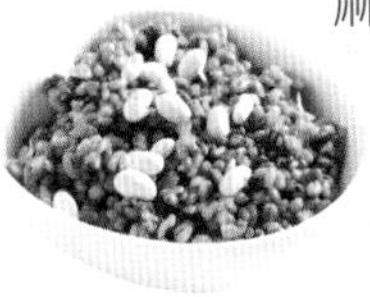

除了喝蔬果汁，以及吃全生沙拉之外，還可以透過勤加按摩大腸的反射區，來改善便秘及口臭的困擾。

每天按摩大腸反射區

按摩步驟

1. 在大腸的反射區（腳踝內側，向上約 2 根中指寬度）均勻塗上按摩油。

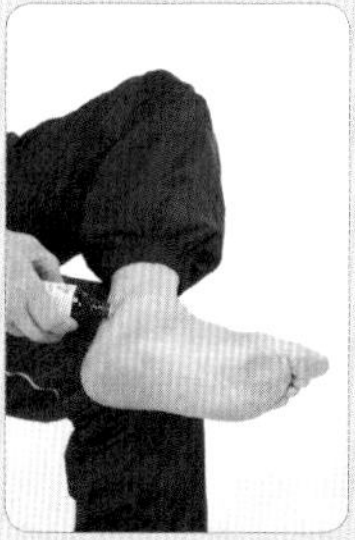

2. 手握拳，用指關節以上下來回或畫圓圈的方式大力按摩反射區。

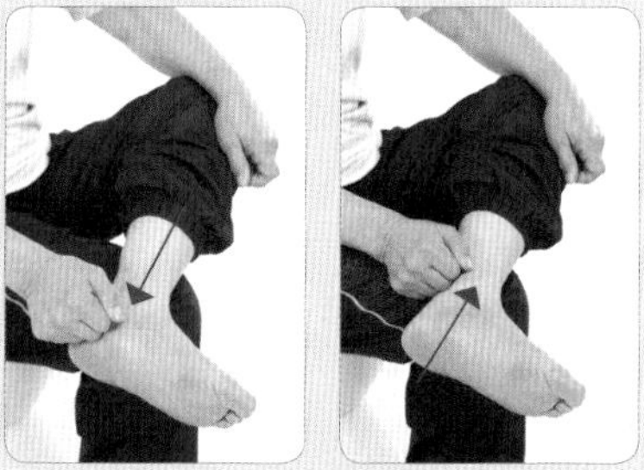

3. 接下來按摩腹部。由丹田處（肚臍下方），以順時針方式，由小圈慢慢向外逐擴展成大圈，連續按摩 49 圈。

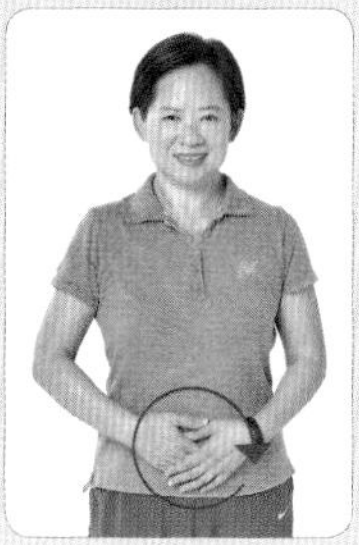

吳醫師的健康小叮嚀

★ 可同時運用「養生調息運動篇」擺動臀部的動作（請參考第9式），可有效改善口臭、便秘和脹氣等症狀，並用益菌及纖維素來保持天天有四次大便才是關鍵！

每天建議補充的適量營養品

此外，我也建議她補充以下的營養品來加速幫助消化：

★可幫助消化促進排便的益生菌。

★可幫助分化及吸收營養，增加胃酸的營養品。

★可幫助消化，含有各種消化酶的營養品。

兩個月後，我接到這位小姐打來的電話，聲音變得開朗且宏亮，她除了謝謝我的建議，也提出另一個疑問：「我的家庭醫生很擔憂我每天竟然可以4次排便，他認為很不正常，還懷疑我可能大腸有問題，叫我要去看腸胃科醫生，弄得我實在不知如何是好？」

我回答她：「每天有4次大便是正常的排便，不必感到丟臉或懷疑，請繼續保持天天有4次排便，要不然妳的口臭又要回來了！」

吳醫師的健康小講堂

★自從我生病之後，開始努力做到天天保持有四次排便，也因為這樣，我沒有再生病，人也變得越來越年輕！因為三分之二的免疫系統軍隊都安置在消化系統的裡外，保持天天有四次大便，讓大腸的壞菌減少，也是讓免疫自癒系統的軍隊有休息的時間充電，增加它們打擊敵人的能力，所以漢朝的道家養生術大師王衡便曾說：「若要不死，腸中無屎，若要長青，大腸常清。」

★我希望大家最好嘗試做到天天至少三次或四次排便，不僅可以省下許多看醫生的錢，也替自己免了很多病痛的折磨。不過，有些人的口臭問題，可能只是單純因為牙周病和牙齦發炎；如果是這樣，就要去找牙醫治好牙周病和牙齦發炎的問題，口臭自然能迎刃而解。

胃食道逆流&便秘 個案參考（飲食／生活／運動／營養計畫）

【約72歲／B血型】

我定居在美國，曾經與我的夫人去過了二十幾個國家，包括中國、台灣、香港在內，都發現有一個同樣的健康問題特別多，就是消化系統的問題，包括痔瘡、便秘、腸炎、腸疝氣、腸癌、腹絞痛、膽結石、胃痛、胃脹氣、胃潰瘍，尤其是便秘和胃食道逆流的患者，更是多得不得了。

在美國大約有20%的人罹患腸胃不適的病症；每年花費在腸胃治療的藥物費用超過一百億美元！單單在便秘問題就花了超過七億，而因胃食道逆流服用制酸劑藥物更花了六十億美元！真是太可怕了！

西醫認為是胃酸過多導致胃食道逆流，所以會開立制酸劑藥物給患者服用；自然醫學認為是胃酸不足而不能消化吃到肚子裡面的全部食物，讓食物逗留在胃中過久，受細菌感染變成腐壞、發酵、膨脹和產生氣體，導致過多的脹氣將胃酸和食糜一同推往上升，沖開胃和食道管接處的括約肌（sphincter）開關而流入食道管和喉嚨；因胃酸是極高苛性的液體，會腐蝕燒傷食道管和喉嚨，引起灼熱、胃痛、喉嚨痛、咳嗽、胸痛、呼吸短速等等的不適。

為什麼這麼多的人有便秘和胃食道逆流呢？到底要聽西醫服藥，還是跟隨自然醫學的改變飲食和生活習慣呢？請看以下的個案分享就能分曉，再作決定吧！

【個案參考】

曾經有一位七十幾歲的女士到我的健康中心諮詢；客套了一會就坐下說：

「我今天來的目的是想得到你建議的食譜，希望能解決我多年的腸胃病症；我在二十幾歲時就長期服用醫生開的便秘藥一直到現在；在四十幾歲時因結石開刀割除膽囊；從那時起就常常感覺胃不舒服而服藥至今；最近這二年又有胃食道逆流而服用醫生開的制酸劑藥物，有明顯感覺舒服點；但是長期服用這個藥物卻讓我得了骨質疏鬆症，醫生又開了強化骨骼類藥物！你看，我的身體就像是個裝滿藥丸的藥缸！」

「我的一位朋友也是患有同樣的便秘和胃食道逆流，她說是依照您建議的生機飲食食譜吃了不到一年的時間，什麼藥都不用再服，已經痊癒，並且變得很健康有精力；我聽了之後很高興，很想試試這個神奇的生機飲食才來找您，希望我也能像她一樣好起來。」

我看了她的左腳後，問她：「妳的血型是不是B血型？」

她回答說：「是的，我是B血型；這跟腸胃有關係嗎？」

我說：「有很大的關係！因為妳的血型決定妳應該怎樣吃；所以要使妳的腸胃功能可以改善，妳要盡快配合下列的建議：

暫時停止將毒素送進體內的飲食方式

★停止吃喝一切高蛋白質的牛乳製品：包括牛奶、牛油、乳酪（起司cheese）、優酪乳、霜淇淋、披薩（pizza）、巧克力及一切含有牛乳製品的食物；因為神創造B血型人的胃生產比較少的胃酸；因此，少量的胃酸不能幫助消化過多的高蛋白質和吸收身體所需的礦物質；而且蛋白質的食物也缺乏纖維素，不能蠕動大腸而造成便秘、高膽固醇、放屁、痔瘡、腸癌等病症。

★停止吃進過多動物蛋白質：因為B血型的胃生產比較少胃酸的關係，所以妳每週也只能吃最多不超過2次的小量動物蛋白質，包括蛋類、海鮮、雞鴨牛羊豬肉類及肉湯；超過這份量的高蛋白質就會引起腎功能低、痛風、痔瘡、便秘、胃潰瘍、胃食道逆流、癌症等病症。

★停止再喝汽水、含酒或加糖的飲料：妳也不適合喝汽水、含有酒精或加糖的飲料，以及吃過多精緻粉做的食物；因為胰臟也沒有足夠消化碳水化合物的酶素，吃了會引起胃脹氣、胃痛、胃潰瘍、胃癌及胃食道逆流。

★停止吃煎、炸、炒、烤、燒的食物：B血型的人也沒有足夠的膽汁來消化這些煎炸炒烤燒的高油食物；常吃這一類的食物就容易患膽結石、膽瘜肉、十二指腸潰瘍、便秘及胃食道逆流。

★停止吃宵夜、及太遲吃晚餐：最重要的是不管是任何血型，晚餐都不能吃太飽，並且要在下午六點鐘左右吃完，之後只能喝純水和活性水及極小量的酸味水果。絕對不要吃宵夜、太遲吃晚餐或宵夜會引發口臭、口酸、口苦、腹脹氣、發胖及胃食道逆流！

解決便秘和胃食道逆流的重要關鍵

我們的老祖宗很有智慧的這樣勸告：「年輕時吃2碗飯，中年時吃1碗飯，老年時吃1/2碗飯」，科學家的研究已經證明：「年紀越高，胃酸越少，所以食量越少越好！就可以避開胃食道逆流！而且每週斷食二天，只喝溫活性水和溫蒸餾純水交替的喝，還能健康延長壽命十年左右！」

她聽完後說：「怪不得，我會胃痛、便秘和胃食道逆流，原來是吃動物蛋白質過多的原因！我也特別喜愛吃炒炸的食物，尤其是炒蛋、炒河粉和炸雞！原來也都是這些東西害我沒了膽囊！而且我每餐吃的份量也很多！如果早一點知道這個醫學健康資訊就好了！現在我要怎樣才能改善便秘和胃食道逆流呢？尤其我不想以後會有可怕的胃癌和腸癌危機！」

我說：「要解決便秘和胃食道逆流最重要的關鍵，在這一年內都不再吃喝上述會引起便秘和胃食道逆流的食物；並且要大量吃高纖維的蔬果，這樣消化系統下部分的大腸就容易疏通，上部分胃的食物也能往下推，解決胃氣、胃脹的壓力而減輕胃食道逆流的苦惱。」

解決胃食道逆流&便秘的方法

★每天早上和下午任何時間都可：先將大約四百西西左右微溫的純水、或杏仁奶、或椰子奶、或堅果奶，倒入一個五百西西的杯子後，接著加入一大湯匙的中鏈椰子油，最後再放入二大湯匙的纖維粉，用粗大吸管拌勻後，立刻用這根吸管吸完這一杯；在這一天內，記得要慢慢喝6至8杯微溫的純水，以幫助大腸的蠕動利於排便；直至天天都能有二次大便後，才將纖維粉由二大湯匙升為三大湯匙，再如上所述喝到天天最少有三次大便，當然能有四次更好。

★在天天喝纖維粉清除腸道宿便的同時，也將以下的全生食材放入一部3.5匹馬力的調理機打成有6杯的蔬果汁：

胃食道逆流&便秘的蔬果汁

【份量：1天6杯　口感：微甜酸】

材料

蔬菜

紅甜菜根1個（如柳丁大小）、大黃莖（Rhubarb）3條（註❶）、切碎小葉菠菜1大手把約2杯（240cc的杯）、切碎的紫甘藍（Purple cabbage）2杯份量（註❷）

水果

切細的半熟木瓜1杯、切細的鳳梨1杯、青色奇異果2個

香料

帶皮老薑1~2英寸、薑黃粉1小匙、丁香粉1/2小匙、切碎香菜半杯

種子

黃金亞麻籽2小匙、白芝麻2小匙、火麻籽2小匙

營養補充品

蜂花粉1小匙、益生菌（去膠囊取粉）3~4粒、甘草10~15片（因為妳的血壓105/65偏低又有血糖偏高，所以開始時由10片慢慢升高份量直至血壓達到約112/72和血糖下降約85）、銀水醇1茶匙

好水

活性水1杯半或2杯

作法

❶所有食材洗淨；大番茄、胡蘿蔔切塊；甜菜根及奇異果分別去皮，切塊；小葉菠菜切長段。

❷將活性水倒入3.5匹馬力的調理機內，再放入所有的蔬菜、水果、香料、種子一同攪打成汁，再打開蓋子，加入營養補充品，續打約30秒，即可飲用。

吳醫師的健康小講堂

★早上喝2杯（每杯 240CC），上班前再一杯，剩下的蔬果汁倒入瓶子，外出上班可以慢慢喝，一天喝6杯。最好用粗大吸管吸一大口，細嚼10下才吞下，讓口水津液同蔬果汁混勻，才容易消化和吸收。

★每天早上一起床漱牙後，用按摩油（含有冬青油、薰衣草油、尤加利油、薄荷腦油和鴯鶓油成分）塗於雙足底的胃和腸反射區，用手關節大力的按摩每一處各二分鐘；按摩後，用1杯加了1/4小匙海鹽的五百西西微溫活性水，服用益生菌3～4粒，用來清潔及改善消化系統的內環境生態。

★每餐吃一半時，用微溫純水服用3粒或6粒消化素（先慢慢由3粒開始升高直至沒有感覺到有胃酸倒流的現象）；這個消化素可以長期服用幫助強化胃和消化系統的功能。

★晚餐吃完約一小時後（即7～8點左右），用含有冬青油、薰衣草油、尤加利油、薄荷腦油和鴯鶓油的按摩油塗於雙足底胃和腸的反射區，用手關節大力的按摩每一處各2分鐘；按摩後，慢慢喝1杯（240cc）加了半小匙甘草粉的溫人參茶。

★每天晚上十點鐘睡覺前，躺在床上，用雙手放於肚臍上順時鐘的圓圈轉，由肚臍的小圓圈慢慢的向外變成大圓圈，再由外側的大圓圈慢慢的回到肚臍中心；如此來回49次，幫助調理消化系統功能。

★最後要記得天天都要在早上11點左右和下午2～3點左右，在強陽光下快步行20～30分鐘（如果陽光太強，記得戴草帽，以免中暑），可以強化筋骨，幫助血液循環和幫助消化，排便及減肥。

她一面聽一面寫完後說：「原來生機飲食要用這麼多的時間和要下這麼大的功夫！真的每天都會很忙，才是！但為了我身體的不再受病痛的困擾，我會聽話的照著實踐。」

結果真的，一年後，這位老女士和她的朋友一齊到我中心來道謝說：「十分感謝您，真的讓我們兩人獲得重生，給了我們沒有病痛的生命！我們老人中心的朋友都很羨慕！都說我們好像變得年輕十多歲，聽到這個讚美，真的好開心哦！」

註❶：大黃莖（Rhubarb）：含有極高的草酸，吃過多會腹瀉；但是對於有便秘、腸癌以及要減重的女士（男士免用）確是個好消息，因為它能將大腸汙穢的脂肪和致癌的毒素排清；而且大黃莖含有極高植物雌激素，能防止乳癌、卵巢癌、降更年期的熱潮紅、降膽固醇及調好甲狀腺機能低下，是女士更年期時有不適症狀的最好食材，但不適合男士吃過多，少量可以幫助有便秘和有高膽固醇的男士排便及降膽固醇！在台灣有販賣進口的新鮮及冷凍處理好的食材，讀者可上網搜尋「大黃根」、「冷凍大黃根」。

註❷：紫甘藍（即紫色高麗菜）含有植物生化素吉法酯（Gefarnate）和穀氨（Glutamine），能修補受傷的胃壁；凡有胃潰瘍、胃痛、胃炎或任何胃不舒服的人士都可以將紫椰菜加少許銀水醇（約五西西左右）打成汁，空腹時喝，多少次都沒問題，只有益處！

脂肪肝 個案參考（飲食／生活／運動／營養計畫）【40歲男性／B血型】

有抽菸、喝酒等壞習慣的人，是患有脂肪肝或肝癌的高危險群，用共同的針筒打嗎啡的人士也會得C型肝炎，當然有B型肝炎的也不例外，而長期服用降膽固醇藥及長期在情緒及工作壓力的人士也可能會有脂肪肝。如果我們能及早清肝、保護肝，脂肪肝是可以預防的。

【個案參考】

我有膽固醇過高的問題，吃了十多年的降膽固醇藥，一直都控制得很好；但有時出外旅行時，一忘記服藥，膽固醇數值就會上升。

有一次，我聽了吳醫師關於膽固醇的演講，他特別提到如果長期服用降膽固醇藥物，有些人可能有肌肉無力、疲倦及胸痛的副作用，如果服用超過十年以上，也可能會有脂肪肝或肝硬化的危險性。我回家後細想了很久，擔心原來自己肌肉無力和胸痛，可能是因為服用降膽固醇藥引起的副作用，於是我便去找我的家庭醫生諮詢，雖然他幫我增加了兩種藥物，確實解決了我的胸痛問題，但我的肌肉仍然感到無力，同時也經常感到異常疲倦，所以我決定改變我的飲食內容和生活習慣，那就是：多喝水；不吃紅肉，改吃雞肉；每天運動兩次，每次一小時。

我努力實行了幾個月，體重下降了將近三十磅（約十四公斤），肌肉也變得比較有力，精神也好轉不少；我很高興能有機會去聆聽吳醫師的演講，尤其是他鼓勵聽眾去實踐的說服力，真的幫助了我。

雖然吳醫師建議我吃的食譜，很多都是我不愛吃的東西，但為了健康，我仍努力地執行。八個月後再度檢查，我的肝指數已經下降到15和16，而且超音波也都說明肝臟已經恢復正常了！

立刻停止再送進更多毒素到體內汙染血液

這位男士是個快人快語、性情直爽的人。在觀察了他的左腳，並得知他是B血型的人之後，我建議他暫時停止不要再吃以下的食物：

★停止抽菸喝酒：因為長期的汙染肝臟會使肝硬化，這是最不好的壞習慣！

★停止吃牛奶製品：牛奶、奶油、乳酪、披薩、冰淇淋、酸奶、巧克力等，因為B血型的人不能吃牛奶製品，吃了會加重肝臟負荷及傷肝，只能吃羊奶製品，但每週也不能超過2次。

★停止吃煎、炒、炸、燒烤的食物：油條、炸薯條、炸薯片、炸花生、烤腰果、炒飯、炒蛋、炒米粉、蔥油餅、燒餅等東西，都不要再吃，因為吃下這些食物會產生自由基，破壞肝細胞。

★停止吃粉類製品：麵條、麵包、包子、餃子、饅頭、糕餅、餅乾等食物，因為這些粉製品有添加溴化物、重金屬的疑慮，容易誘發長瘤。

★停止吃一切肉類：雞肉、牛肉、豬肉、鴨肉都不能再吃，除了深水魚類以外，因為這些肉都有含激素，會激發長瘤。

★停止吃人工製造的食品：因為含有防腐劑、化學調味劑、化學色素、化學香料，會傷害肺臟。

喝蔬果汁能將體內毒素排出

停止了不應吃喝的食物後，還要將以前吃喝進體內的毒素排出。最快最好的方法，是喝含有很高植物生化素的蔬果汁及吃全生的沙拉，來強化五臟六腑。

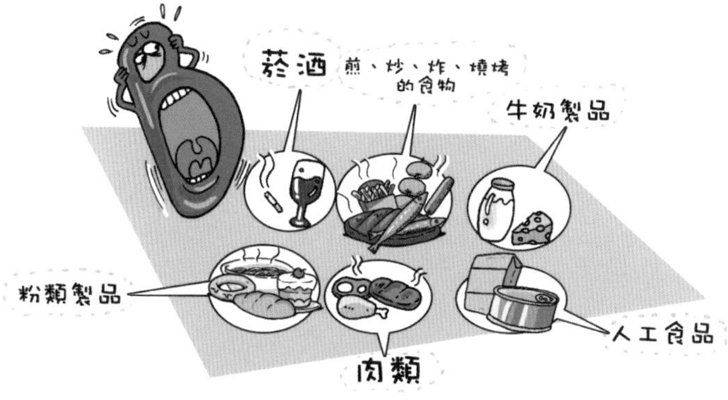

▲應立刻改善飲食，停止再送進更多毒素到體內汙染血液。

淨化血液蔬果汁

【份量：1天6～7杯　口感：甜帶苦】

材料

蔬菜
全紅大番茄2顆、胡蘿蔔1條、大型甜菜根1個、西洋芹1根、蘆筍5根、紅甜菜葉1葉、蒲公英3葉

水果
奇異果2個、大顆有籽紅色葡萄10粒、新鮮藍莓1/2杯（或枸杞1/2杯）

香料
香菜5小支、巴西利3小支、帶皮老薑5片、迷迭香少許、薑黃粉1小匙

種子
亞麻子2小匙、黑芝麻4小匙

好水
活性水2.5杯

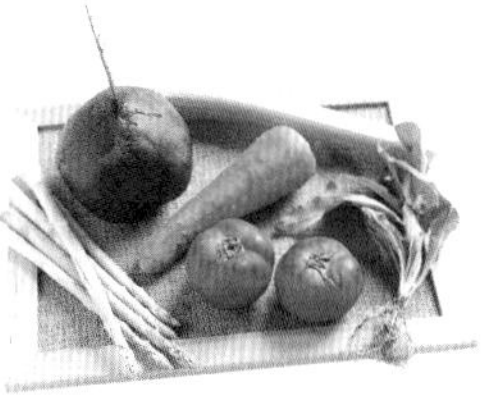

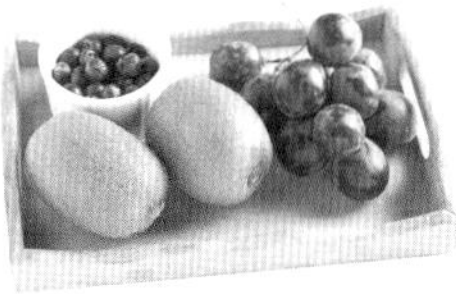

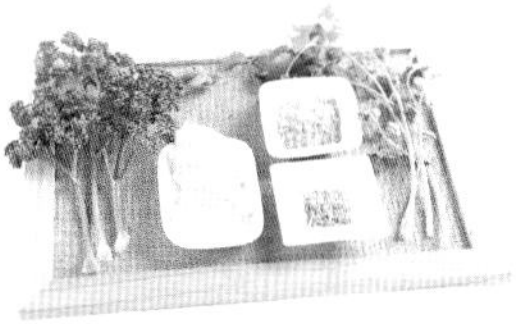

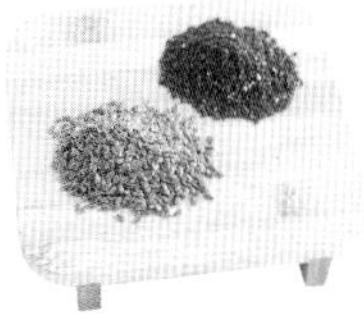

營養補充品
卵磷脂2小匙、蜂花粉2小匙、綠藻30粒、輔酶素CoQ10六粒

作法

❶所有食材洗淨；番茄、胡蘿蔔切塊；甜菜根去皮切塊；西洋芹、蘆筍切段；紅甜菜葉切小片狀；奇異果去皮切塊備用。

❶把活性水倒入三匹馬力以上的蔬果機內，再放入所有的蔬菜、水果、香料及堅果、綠藻、輔酶素，一同攪打2分鐘成汁，再打開蓋，加入卵磷脂、蜂花粉，續打約30秒，即可飲用。

由於我給他的食譜內容都是他平時不愛吃的食物，因此他有些悻悻然地說：「吳醫師，你前面提到那些不能再碰的食物，都是我最喜歡吃的東西！而那些你所說應該多吃的食物，又是我不愛吃的，那我真的什麼都沒得吃了！」面對他的反彈，我只能力勸他：「依你目前的病情，最好能每天多吃些全生的蔬菜水果，為了讓你願意吃、愛吃，我特別幫你搭配了美味的食譜內容。」

每天午、晚餐都要吃一大盤種類多的生菜沙拉&五穀豆米飯

以下便是我建議適合他午餐和晚餐的食譜內容：

★晚餐一定要在七點前吃完。除了生菜沙拉之外，如果想吃點熟食，建議可吃燙青菜，但不能吃炒青菜；且如果要吃熟食，也要等先吃完了生菜沙拉之後，才能再吃。

★如果晚餐吃了一大盤生菜沙拉，還是不夠飽足的話，也可用五穀米加稍微發芽的豆類煮成五穀豆米飯或豆米粥吃。

★可每隔二天吃一次清蒸魚或是魚湯；如果選擇清蒸魚，記得要放很多青蔥和香菜在魚肉上一起蒸熟，吃之前，還要

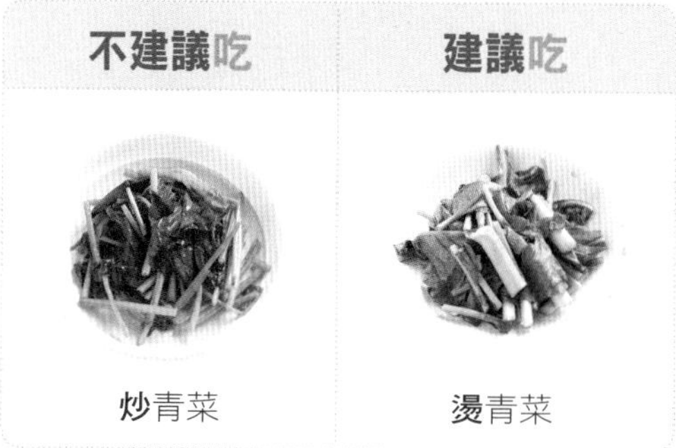

加很多香菜和帶皮老薑；青蔥能夠吸去魚的腥味；香菜則能將魚的重金屬吸去；而老薑則可以防止肝臟發炎。

★如果是煮魚湯的話，就要加番茄、鳳梨、芽菜（黃豆或綠豆皆可）、香菜、老薑絲、蒜頭、肉桂粉或葫蘆巴粉，以及活性水，一起烹煮來吃（魚湯的份量隨意）。

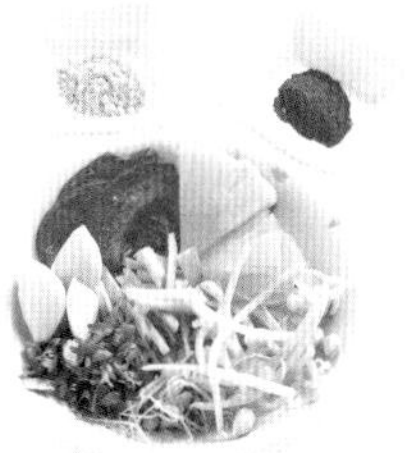

▲煮魚湯搭配番茄、鳳梨、芽菜、香菜及老薑絲等食材，可增添風味，又能使身體得到好能量。

全生蔬菜沙拉

材料（份量隨意，除非有特別註明）

蔬菜

全紅大番茄、胡蘿蔔、甜菜根、西洋芹、蘆筍、紅甜菜葉、蒲公英、海帶、玉米粒、酪梨、稍微發芽任何豆類1/2杯（綠豆可多些）

沙拉醬汁

九層塔切碎、迷迭香切碎、肉桂粉、薑黃粉、亞麻子粉、黑芝麻粉、卵磷脂、冷壓初榨橄欖油（或椰子油或石榴油）、青檸檬汁、黃檸檬汁（千萬不能加辣椒）、少許有機蘋果醋

作法

❶全部的材料清洗乾淨；大番茄切片；胡蘿蔔、甜菜根去皮，刨成絲；西洋芹、蘆筍切段；酪梨去皮及籽，切小塊，全部的材料一起放入容器中。

❷將全部的沙拉醬汁放入容器中混合成醬汁，淋在處理好的生菜沙拉上，即可食用。

吳醫師的健康小叮嚀

★除了食譜裡的材料，還可加適量的奇異果、大顆有籽的粉紅色葡萄、新鮮藍莓或枸杞，讓沙拉的風味更佳。記住！每一口蔬菜都要細嚼三十到四十下再吞下去，這樣才容易消化食物和吸收營養。

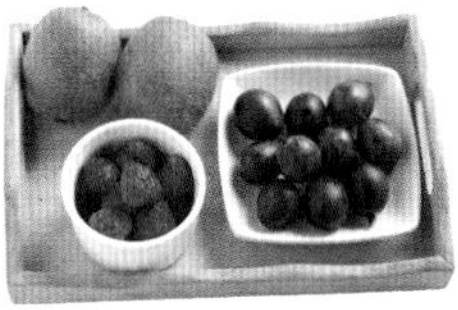

五穀豆米飯 DIY

（此一豆米飯與其他不同，只針對所有的肝病）

材料

發芽豆類（綠豆可多些）2/3杯、五穀米（糙米、紅米或黑米）1/3杯、小粒珍珠圓蔥9粒、帶皮老薑（越多越好）、薑黃粉1小匙、肉桂粉1/2小匙、活性水適量

作法

❶所有材料清洗乾淨；帶皮老薑切絲，備用。

❷把處理好的材料混合均勻，依個人對豆米飯軟硬度的喜好，斟酌添加活性水的份量，放進電鍋內煮成豆米飯或豆米粥即可。

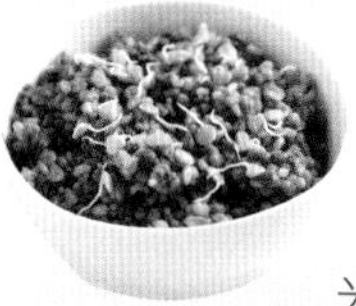

運動、喝水、按摩及排便，缺一不可

有脂肪肝的病人除了喝蔬果汁、吃全生沙拉和正確補充營養品以外，還要天天做運動，多喝好水，勤做按摩及保持天天有四次排便，來幫助排尿，疏解肝臟排毒的負

荷。

★每天要在強烈的陽光下快步走二十～三十分鐘：快步走是最安全經濟的運動，而陽光可以幫助強化免疫力及修補身體損壞的細胞，詳情請見「養生療癒運動」一節。也建議可在溫和的陽光下輕鬆散步半小時。

★每天要有四次排便：為了達到一天3～4次的排便效果，可藉助纖維粉，服用方法為將2大匙的纖維粉和3大匙的芝麻粉（**黑或白芝麻粉都可以**）和1大匙的卵磷脂，放入1大杯（三六〇西西）的活性水或杏仁奶中，輕輕搖勻後，立刻喝下，可視個人需求，一天喝2～3次。喝完後要多喝水。

★每天要慢慢喝八杯好水和活性水。

★每天按摩右腳底二次：每天要用含有鴯鶓油成分的按摩油，大力地按摩右腳肝臟反射區，一天2次，每次三十秒。

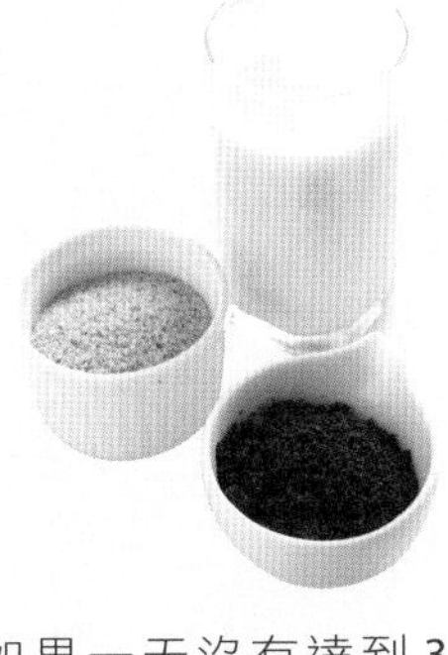

▲如果一天沒有達到3～4次排便，可用纖維粉、芝麻粉、卵磷脂及杏仁奶混合飲用，讓腸道的運作順暢。

膽囊疏通了，脂肪肝問題才能真正獲得解決

肝臟恢復正常功能與否？全靠膽囊是否疏通；一般有脂肪肝的病人，膽囊都有阻塞的現象，所以在實行脂肪肝的生機飲食之前，一定要先清理膽囊內的膽沙、膽石，以四天為一療程，將肝臟的毒素排出，才能真正解決脂肪肝的問題。

至於要怎樣排膽沙、膽石呢？方法其實很容易，但在做排膽沙、膽石之前，必須先天天有4次排便才可以，不然消化系統沒有空間讓石子流出；所以一定要遵照纖維粉和芝麻粉的排便方法，直到天天都有4次大便後，就可以立刻跟著做四天的排膽沙、膽石。

疏通膽囊按摩法

按摩步驟

❶ 找到肝臟位於右腳的反射區，在反射區上均勻塗上按摩油，用雙手大拇指大力按壓肝臟反射區30秒，一天2～3次。

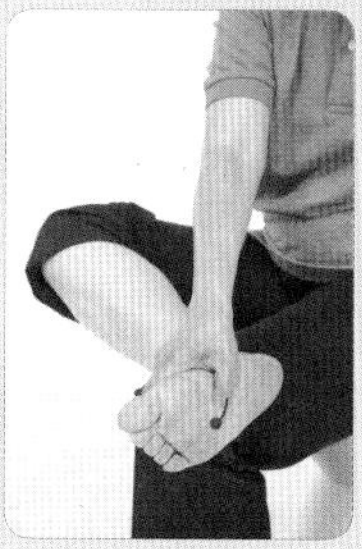

四天排膽石淨化膽囊與肝臟的方法

進行排膽沙、膽石時，第一天、第二天和第三天都不會出現什麼不適，**可以正常的生活及工作**，只有**第四天**會產生腹瀉，所以一定**要留在家裡**，避免外出，以免造成不便！譬如星期天放假在家休息，那麼就要從星期四開始執行。

第 1 天

材料

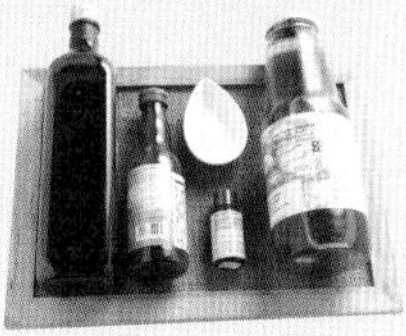

- 有機蘋果汁 1 罐（1000cc）
- 磷酸 10 cc（約 90 滴）

執行步驟

★ 第一天將 10 cc（約 90 滴）的磷酸滴入 1 罐有機蘋果汁內搖勻，在一天內分 4 次喝完，每次喝 250 cc。

★ 三餐只吃生鮮的蔬菜水果沙拉，或是燙青菜、蔬菜湯，並且要多喝好水。

※ 這混合蘋果汁的 10 cc 的磷酸就會將膽囊和膽石軟化，不會有不舒服的症狀發生，所以可以正常的工作，而且蘋果汁也沒有特別不同的味道。

第 2 天

材料

- 有機蘋果汁 1 罐（1000cc）
- 磷酸 10 cc（約 90 滴）

執行步驟

★ 和第一天一樣，將 10 cc（約 90 滴）的磷酸滴入 1 罐有機蘋果汁內搖勻，在一天內分 4 次喝完，每次喝 250 cc。

★ 三餐只吃生鮮的蔬菜水果沙拉，或是燙青菜、蔬菜湯，並且要多喝好水。

※ 不會有不舒服的症狀發生，所以可以正常的工作。

第 3 天

材料

上午 9：00 ～ 下午 3：00	有機蘋果汁 1 罐（1000cc） 磷酸 10 cc（約 90 滴）
下午 4：00 ～ 5：00 左右	硫酸鎂 1 大匙（Magnesium Sulfate，俗稱瀉鹽）
晚上 9：00	冷壓初榨橄欖油 240cc 綠色檸檬 3 大顆（或有機檸檬汁）
晚上 9：30 以後	纖維粉 2 大匙、芝麻粉 3 大匙、卵磷脂 1 大匙

執行步驟

★ 同第一、二天一樣。將 10 cc（約 90 滴）的磷酸滴入 1 罐有機蘋果汁內搖勻，並且在中午或下午 3 點前要喝完。

★ 同第一、二天一樣。三餐只吃生鮮的蔬菜水果沙拉，或是燙青菜、蔬菜湯，並且要多喝好水。

★ 第三天下午約 4 點或 5 點左右，將 1 大匙的硫酸鎂（瀉鹽）放入 1 杯（240cc）微溫的好水中，攪拌到硫酸鎂全部溶解後，立刻一口氣喝完。

★ 第三天的晚餐必須吃的比平常更少，並且在下午 6 點鐘前吃完；三個小時後，也就是大約晚上 9 點時，就要開始執行以下的步驟：

1. 首先將 1 杯 240cc 的冷壓初榨橄欖油倒入蔬果機內。
2. 再把檸檬 3 大顆的外皮捏軟後，擠出檸檬汁（去籽），倒入蔬果機中，用慢速度打 30 秒，倒入杯中，一口氣喝完。
3. 取適量綠色檸檬皮含在口中，趕緊回床上躺好（躺的姿勢為朝右邊側臥，右腳彎起來壓於肝臟的部位），至少要側臥 30 分鐘（勿少於 30 分鐘，但超過 30 分鐘沒關係）。
4. 右側臥 30 分鐘後，即可起身，讓身體稍微活動一下，再將纖維粉、芝麻粉及卵磷脂放入杯中，加入 1 杯 360cc 的好水攪拌均勻後，立刻喝下。

※ 這一天不會有不舒服的症狀發生，所以可以正常的工作。

第 4 天

材料

早上起床	硫酸鎂 1 大匙（Magnesium Sulfate，俗稱瀉鹽）
上午&下午	纖維粉適量 芝麻粉適量

執行步驟

★ 早上一起床後，將 1 大匙的硫酸鎂（瀉鹽）放入 1 杯（240cc）微溫的活性水中，攪拌到硫酸鎂全部溶解後，利用空腹時，一口氣喝完，並靜待腸胃發生反應。

★ 記住！第四天，一定要多喝好水（6 ～ 8 杯），並補充 2 次纖維粉及芝麻粉所沖泡的飲品（任何時間喝均可），千萬別讓排出膽囊的膽石卡在腸壁上，汙染大腸和血液。

※ 第一次排便時，可能沒有看見什麼沙、石；但在第二次或第三次就會看見很多青色、青黃色或棕色的沙、石，飄浮在馬桶的水面上，或是黏在糞便裡，有的大如蠶石，有的顆粒型狀小如綠豆或沙粒。

註：也可採用《神奇的肝膽排石法》（原水文化出版）書中的七天肝膽淨化作法（第 178 至 189 頁）。

每天建議補充的適量營養品

最後，還要服用營養品來幫助肝臟恢復正常功能，我建議要補充一些目標營養品：

★可幫助修補肝的細胞膜，含有亞麻子提煉的必需油酸成分的營養品。

★可幫助去除肝毒的營養品。

★可幫助去除水環境和油環境毒素的硫鋅酸營養品。

★可幫助血液循環和提升精力，含輔酶素 CoQ10 的營養品。

★可幫助消化食物及營養吸收，含有消化酶素成分的營養品。

★可幫助增加胃酸，協助消化食

物及吸收營養的營養品。

八個月後，這位先生又來找我，告訴我他的肝指數已經下降到正常的水準。他問我：「吳醫師，請問我現在還需要照你所建議的食譜吃東西嗎？」

看到他健康充滿活力的樣子，我的喜悅之心也油然而生，我對他說：「你現在開始可以將7杯的蔬果汁減量到4杯，當作保健之用來喝；早上還是要喝2杯蔬果汁當早餐，午餐和晚餐前1小時再各喝1杯即可。至於其他食物，想生吃或熟食都可隨你自己的意志決定，營養品可少量補充，作為身體保健即可。但你仍然有需要注意的地方，請繼續遵守。」

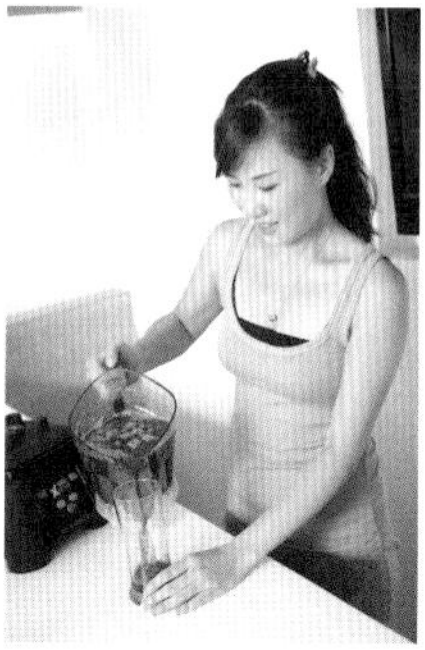

▲每天以喜悅的心準備營養又健康的蔬果汁，輕鬆達到保健養生。

吳醫師的健康小講堂

★來美國找我的這位先生，雖然曾飽受脂肪肝的折磨，但所幸他從不抽菸、不喝酒，又能及時且願意改變飲食，才有辦法在短短幾個月的時間，獲得良好的改善，很是幸運！

★在排除膽結石的過程中，本身有糖尿病的人，是不能飲用蘋果汁的，必須改用活性水來代替，方法為：將一二〇滴(約十四西西)的磷酸滴入一千西西的活性水(不能用任何的其他水或蘋果酸粉代替)中搖勻飲用，其他步驟如同即可。

★服用高濃度的硫酸鎂（瀉鹽）混合水之後會引起腹瀉，乃是因為其濃度高，滲透壓高，能防止腸內水分的吸收，如果同時大量飲水，便會導致腸中內容物增加，造成腸管擴張而刺激腸壁，促進腸道蠕動，便能引起腹瀉，或是排出水漾的稀便。

恢復健康後仍要繼續維持良好的生活及飲食習慣

以下便是我所提醒他恢復健康之後，仍然要注意的事項：

★**儘量少吃煎、炒、炸、燒、烤的食物：**就算要吃這些食物，每週也要以不超過2次為準，而且要先吃蔬菜，用來飽腹，讓體內細胞先吸收好食物，之後再吃少量不健康的食物無妨。

★**天天要喝八杯好水：**可以每天喝3～4杯活性好水，剩下4杯的水量，可以喝半逆透水、電解水或鹼性水都可以。

★**肉類每週不吃超過二次，每次不超過三十克。**

★**奶類製品也每週不吃超過一次。**

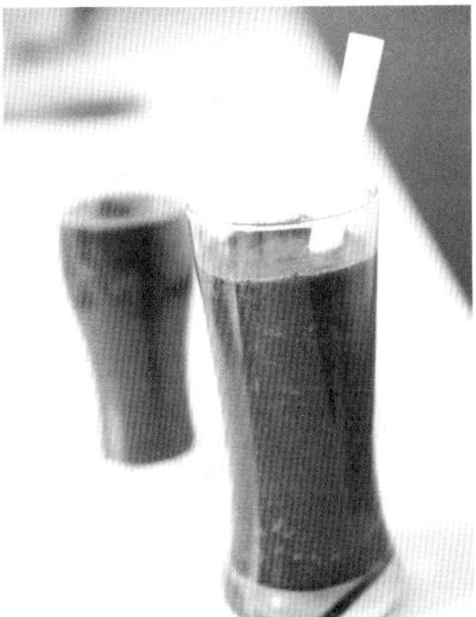

▲午餐及晚餐前一小時各喝一杯美味健康的蔬果汁，讓身體細胞吸收好能量，每天神清氣爽。

B型肝炎 個案參考（飲食／生活／運動／營養計畫）【50歲男性／A血型】

肝病是屬於全球性的疾病，一般來說，導致肝臟疾病的可能原因包括病毒、酒精、藥物及遺傳，而其中又以病毒感染為肝炎最常見的原因。

病毒性肝炎可分為A型、B型及C型；A型肝炎主要透過糞便、食物傳染；B型和C型肝炎主要通過體液傳播；目前A型和B型肝炎已有疫苗可接種，C型肝炎則無。

由於B型肝炎表面抗原可在體液及分泌液內被發現，但只有血液、精液及陰道分泌物顯示具感染性；所以在臺灣早期傳染因素，主要來自於母體直接傳染，即帶原的母親在生產前後將B型肝炎病毒傳染給新生兒；不過台灣從一九八四年全面施打B型肝炎疫苗後，防治成效堪稱卓著。

至於在已開發國家，B型肝炎病毒感染的高危險群則包括：靜脈注射毒癮者、性伴侶多的異性戀者、同性戀者，以及需要經常接觸血液、有破損傷口體液的醫療檢驗人員；另外，家庭接觸感染，如共用刮鬍刀、牙刷，或是接受針灸、刺青、紋眉、穿耳洞等行為，也都有可能透過傷口血液感染B型肝炎，必須多加留意防範。

雖然人體感染B型肝炎病毒後，如果病毒存留在肝臟和血液中，經血清檢查，可檢出血中「B型肝炎表面抗原」，且持續六個月以上，就稱為帶原者，帶原者具有傳染力，會經由血液或體液傳染給他人；在台灣，四十歲以上的壯年人口，幾乎有百分之九十的人感染過B型肝炎病毒，且約有百分之十五至二十的人為帶原者。值得注意的是，B型肝炎是無形的殺手，有時可能導致嚴重的併發症，像是肝臟衰竭、肝癌，甚至造成死亡。

肝炎可說是亞洲人最常罹患的疾病之一，在我接觸過的病友中，便有許多飽受肝炎折磨，有的甚至嚴重到肝臟長瘤，那種痛苦不堪的煎熬，讓人憐憫之心油然而生。以下就是一個例子。

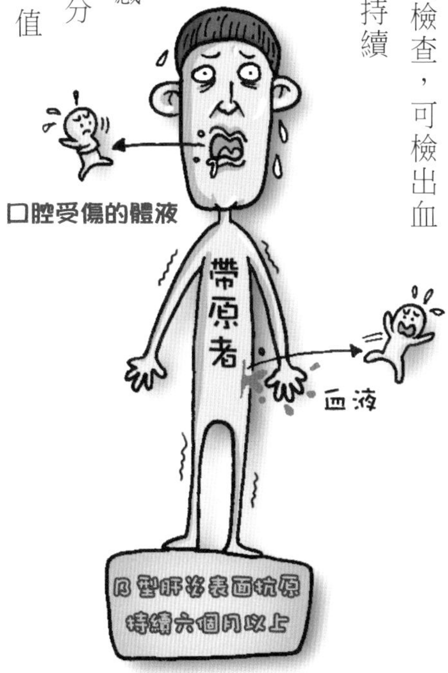

▲B型肝炎是無形的殺手，必須多注意飲食習慣及生活作息。

【個案參考】

我本身有B型肝炎，也曾求助不少西醫，但醫生都說B型肝炎只能服藥控制。

我每年都會做肝臟的例行性檢查，但每年肝臟的指數不斷上升，今年肝臟的功能指數為：AST（即S-GOT）升到三〇〇，肝臟的ALT（即S-GPT）也升到三一〇，B型肝炎表面抗原（HBsAg）也由去年的一六五上升到二百，這三樣的檢查指數都超標，所以醫生立刻開了藥方，要我立刻服用控制病情，才能避免以後可能會得肝硬化，甚至肝癌。

聽了醫生這樣說之後，我真的十分擔心害怕，我也跟幾位好友談起我的肝臟問題，其中一位恰巧是吳醫師的病人，也同樣有B型肝炎，靠著吳醫師建議的食譜及營養品，一年之後就有B肝抗體了，所以我聽從了他的勸告，專程從泰國搭飛機去找吳醫師。

吳醫師很親切詳細地為我說明了我飲食上的錯誤在哪裡，並教我正確的吃、正確的喝蔬果汁。此外，他還傳授我保肝的按摩及運動法，還叮嚀我要做四天的排膽結石。

我朋友的肝炎比我嚴重，而且還有黃疸病，他都能重獲健康，而我的狀況還沒像他那麼差，所以我有信心我的病情一定好得更快。

暫時停止會讓身體有更多毒素的食物及生活

當時，我一邊仔細看這位病人的左腳，一邊問他：「你的血型是什麼？有沒有服用過任何治療B型肝炎的藥物？」

「血型是A型。我每年都會做肝臟的例行性檢查，並仔細詢問醫師檢查結果，至於服藥倒是沒有。」他回答。

我聽了他這麼一說，知道他真的有信心以食物來治本，非常高興他的決定。我又問他：「你既然是泰籍華人，那你吃的是中式還是泰式的食物？」

他回答說：「因為我是生意人，接觸的都是各種各式的種族，所以在吃的方面很不固定，有時吃中餐，有時吃泰餐，有時吃西餐。一般，早餐我喜歡吃一個煎的荷包蛋，以及培根和奶油麵包，有時我太太也為我準備中式的油條或蔥油餅和一碗豆漿；而中午會跟朋友在餐館吃泰式炒河粉或揚州炒飯或炒米粉，也會喝泰式奶茶；然後晚上我吃烤牛排或燒雞或燒鴨和一杯紅酒。我不太喜歡吃蔬菜，但我會喝椰子汁和柳丁汁。我一向不抽菸。」

我聽完後，分析給他聽：「你之所以會有B型肝炎，是因為以前吃了太多以煎、炸、炒以及燒烤方式所烹調的食物，又吃進了過多動物性蛋白質……」

我話還沒講完，他便急切地打斷，搶著說：「這些食物跟B型肝炎有什麼關係呢？」

我笑著回答他：「當然有關係！這些煎、炸、炒、烤、燒的食物，都含有致癌的自由基毒素，會破壞肝臟細胞，讓細菌和濾過性病毒有機會進入肝細胞內，藉由肝細胞的DNA結合，瞞過免疫軍隊的檢查而在身體內有可發展的基地，在立足的單細胞基地內，再逐漸感染周圍細胞的發炎、惡化，慢慢的B型肝炎便會轉成脂肪肝，而後走向肝硬化或肝癌的道路。」

這樣分析讓他迫不及待的回應：「喔！我不想得到癌症，請您依照我的身體狀況提供食譜給我，讓我的肝臟重獲生機好嗎？」

我進一步仔細解釋：「要肝臟功能好，首先要戒掉一切煎、炸、炒、燒、烤的食物，特別是肉類、牛奶製品及一切用粉類製成的食品，以減輕肝臟的負荷；肝臟負擔減輕了，接著就要立刻清除膽囊裡面的膽結石和膽沙，使膽囊疏通，因為肝臟將一切毒素、氧化過的低密度脂肪蛋白（oxidized LDL），通通

建議戒掉的食物

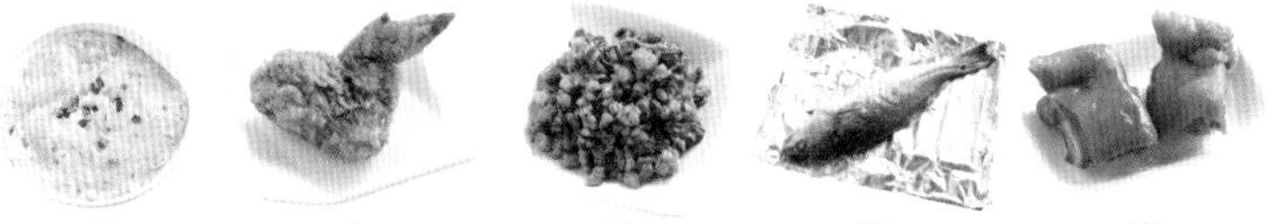

煎　炸　炒　烤　燒

送到膽囊裡，膽囊則會將這些廢物轉變成有用的膽汁，流到十二指腸內，再將吃進胃內的油類和脂肪分化成油酸，轉送回肝臟，而用過的膽汁和未被分化的油脂，則會從十二指腸流到大腸，排出體外。」

見他有所理解，我繼續說明：「一個人如果每天沒有3到4次的排便，這些膽汁和油脂又會倒吸收回肝臟內，不僅汙染肝臟，更加重肝臟的壓力，要加倍的將廢物送到膽囊；於是過多的廢物開始阻塞膽管，久而久之便凝結成膽沙、膽結石，阻塞膽汁的流通。膽囊阻塞，肝臟廢物不能再送進膽囊，肝臟過度汙染，如此惡性循環下，很容易受到細菌和病毒的感染，使肝臟持續發炎。」

聽到會有如此嚴重的後果，他急著問：「那要怎麼樣才能將膽囊囤積的沙及結石清除乾淨呢？」

我說：「這不難，只要四天的時間，就能將膽囊的沙、石清除掉了；但在清除膽囊內的沙、石前，你一定要先達到天天有3到4次的排便頻率，才可以做。」

這位急性子先生忍不住又搶著發問：「我每天都有一次排便啊，我的醫生還曾稱讚我，能夠保持每天排便非常難得，因為他的病人有時三天或五天才會排便一次呢！所以為什麼一定要一天有3到4次的排便量呢？一個人又怎樣才能一天有3到4次排便？是拉肚子嗎？」

為了解除他諸多疑惑，我詳細說明：「因為我們的大腸結構有區分為上升結腸、橫結腸、下降結腸及直腸四個部分，總共有四個彎，而每一個彎代表要有一次排便量，才能將昨天的老舊廢物全部排出，避免廢物毒素倒吸回肝臟內，加重肝臟的負擔；而且天天有4次排便，消化系統才會有空間，好讓膽囊的沙、石容易進入腸內，排出體外。

許多人以為每天只有一次排便就足夠了，事實並不是這樣，況且要達到每天最少有3次排便也不難，只要備有纖維粉和黑芝麻粉**（或白芝麻粉）**，然後每天將2大匙的纖維粉和3大匙的芝麻粉，加入1大杯**（三六〇西西）**的果汁**（也可以用白開水、豆漿、杏仁奶或米漿取代，冷的或微溫的都可以）**攪拌混合後，立刻全部喝下，而且一天要喝3次**（三餐飯前、飯後或任何時候都可）**；此外，一天內還要喝8到10杯的好水**（一杯約二五〇西西）**，直到天天至少都有3次排便量，就可以進行清除膽結石的步驟了！」

聽到這兒，他又打斷我的說話，急著問：「那怎樣知道我有沒有膽沙或膽結石？又該怎樣清除膽沙或膽結石呢？」

我說：「如果按照日常一般人的飲食方式，沒有特別嚴格要求的話，每個人一天至少會有吃超過一次的煎、炸、炒或

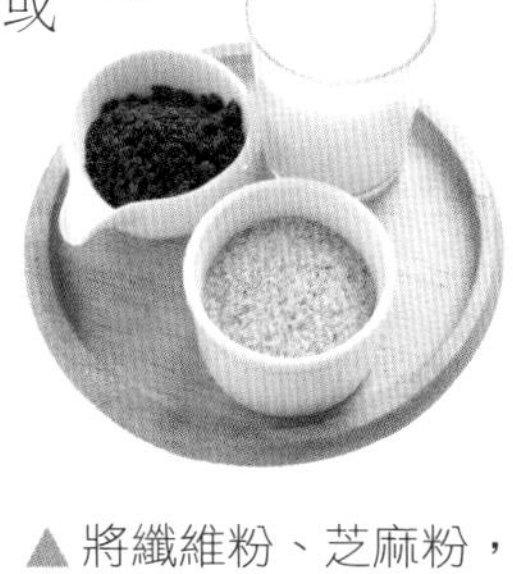

▲將纖維粉、芝麻粉，搭配豆漿混合均勻後飲用。

是燒烤類的食物，所以每個人的身體內或多或少都會有膽沙或膽結石存在，只是沒有嚴重到讓你察覺而已。至於只需要花費四天就能將膽結石清除掉，聽起來似乎很不可思議，但事實上是有方法的，而且通常第一、二、三天都沒有什麼感覺，因為這三天只是將膽囊和膽結石軟化，到了第四天，才會從早上到中午或直到下午出現不停的腹瀉、水瀉的情形，而膽沙、膽結石就在腹瀉、水瀉時跟著流出來，浮在馬桶的水面上；膽結石一般是青色或青黃色，有的大如蠶豆，有的小如綠豆或呈沙狀。

所以開始要清除膽沙或膽結石時，你要先算算看，哪一天會待在家裡休息，不會外出；譬如你是星期一會在家休息，那麼你就要從星期五一早開始執行，到了第四天開始出現腹瀉情形，剛好是星期一，這樣就不會造成困擾及不便。」我並為他寫下了詳細的步驟及方法（請參閱第二四九頁）。

我再為他解釋清楚：「當膽結石排出後，膽囊就疏通了，留在肝臟多時的毒素就會傾巢流入膽囊內，再送進消化系統，好排出體外，所以這個階段再補充蔬果汁及正確的營養品，便能更有效的淨化肝臟毒素，維護肝臟健康。」

註 如果有B肝超過十年，最好做完第一次排膽石的三個月後，再做第二次的四天排膽石，務必讓膽汁流通無阻，才能讓免疫軍隊進入消滅病毒。

利用蔬果汁，儘快將體內毒素清除乾淨

漸漸聽出心得的他，急忙想得知有益健康的蔬果汁需要準備哪些材料。以下是我為他開列的蔬果汁食譜及製作方法：

淨化血液蔬果汁

【份量：1天6~7杯　口感：微酸帶甜】

材料

蔬菜
全紅大番茄2顆、紅蘿蔔1條、大型甜菜根1個、蘆筍5根、紫色包心菜數片、苜蓿芽1/2杯

水果
梨子或青蘋果1/2個、青檸檬1顆擠汁（去籽）、酪梨1/2個（連同種子）、枸杞3大匙

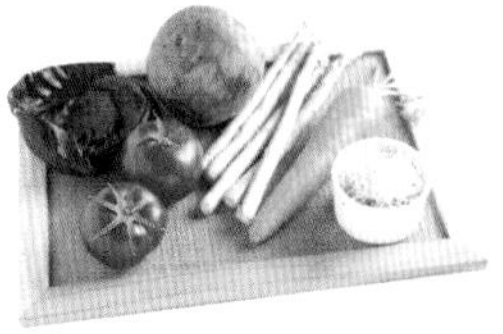

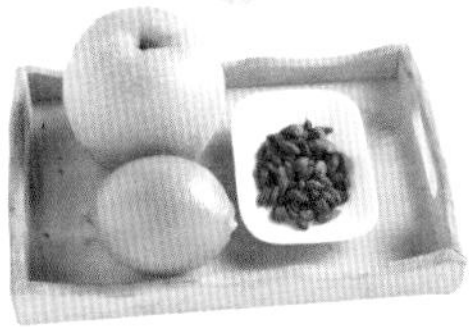

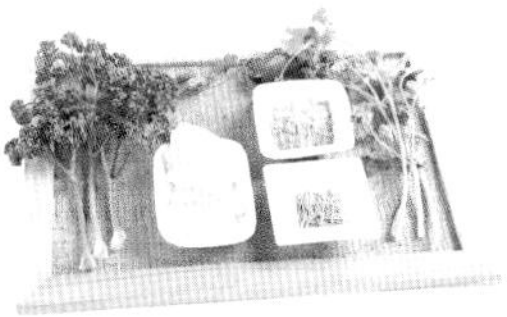

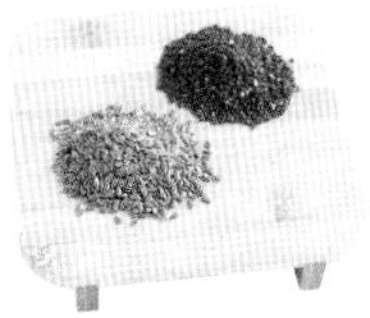

香料
香菜5小支、巴西利5小支、帶皮老薑片約5片、新鮮或乾燥迷迭香少許、薑黃粉1小匙

種子
亞麻子2小匙、芝麻（黑或白皆可）2小匙

好水
水2杯（約五百西西）

營養補充品
卵磷脂2小匙、蜂花粉2小匙、綠藻15粒

作法

❶將所有需要預先清洗的材料，先洗乾淨；切小塊備用。

❷把活性水倒入三匹馬力以上的蔬果機內，再放入所有的蔬菜、水果和綠藻，一同攪打2分鐘成汁，再打開蓋，加入卵磷脂、蜂花粉，續打約30秒，即可飲用。

每天午、晚餐要吃生菜沙拉&五穀豆米飯

除了上述說明外，我也提供適合他的午餐和晚餐食譜內容。此外，我建議他每星期在午餐時可吃1次或2次清蒸魚（**魚種類不限，最好是深海水魚**）、魚湯，或水煮全熟有機蛋。晚餐可食用如同中午餐的一大盤生菜沙拉後，如果還沒飽足感，可以再吃半碗五穀豆米飯，或蒸一個朝鮮薊（**或稱百葉薊**）來吃，或煮湯來喝。

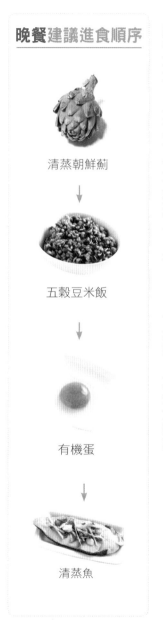

晚餐建議進食順序

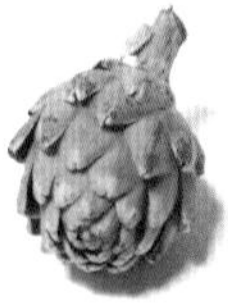
清蒸朝鮮薊

↓

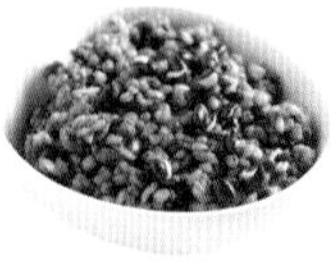
五穀豆米飯

↓

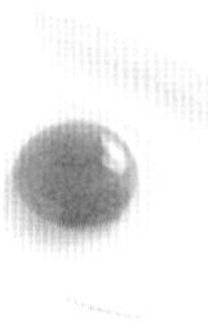
有機蛋

↓

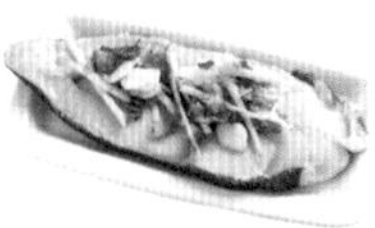
清蒸魚

材料（份量隨意，除非有特別註明）

蔬菜

全紅大番茄、紅蘿蔔、大型甜菜根、蘆筍、西洋芹、紫色包心菜、大黃瓜、苜蓿芽、酪梨、切絲的海帶、稍微發芽的豆、切碎的蒲公英、枸杞

沙拉醬汁

香菜、巴西利、帶皮老薑片、新鮮或乾燥迷迭香少許、薑黃粉、亞麻子粉、芝麻粉（黑或白皆可）、冷壓橄欖油或MCT椰子油、青檸檬汁、黃檸檬汁及少許有機蘋果醋

作法

❶全部的材料清洗乾淨；大番茄切片；胡蘿蔔、甜菜根去皮，刨成絲；西洋芹、蘆筍切段；帶皮大黃瓜切小塊狀與黃豆芽一起，放入容器中。

❷將全部的沙拉醬汁放入容器中混合成醬汁，淋在處理好的生菜沙拉上，即可食用。

❸可多擠點青檸檬汁外，也可加些有機蘋果醋調味。

吳醫師的健康小叮嚀

★發芽豆類在有機商店可以買得到。也可自行買豆類回來發芽。

★蒲公英含有很多維生素A和C；在台灣常見有台灣蒲公英和西洋蒲公英兩種。蒲公英可入菜也可作藥，其嫩葉和莖可以涼拌、煮湯或炒熟來吃。在李時珍《本草綱目》中便記載著：「蒲公英主治婦人乳癰腫，水煮汁飲及封之立消。解食毒，散滯氣，清熱毒，化食毒，消惡腫、結核、疔腫。」

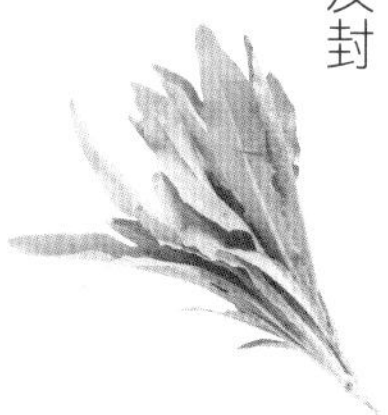

▲蒲公英

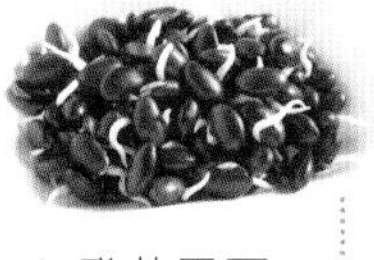

▲發芽黑豆

★百葉薊又名朝鮮薊，是和蒲公英、乳薊同一科的蔬菜，可解肝毒、通膽囊，對於肝炎、肝癌保健頗有成效。可在百貨超市或國外超市洽詢購買。若不易購買新鮮百葉薊，也可服用相關濃縮營養素的膠囊補充品。

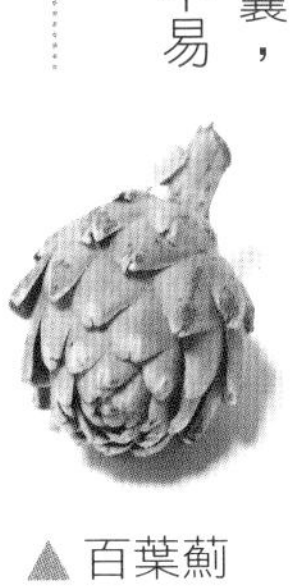

▲百葉薊

每天建議補充適量營養品

除了以上早／午／晚餐的食譜，我也建議他適時適量補充營養品：

★幫助調節免疫系統的營養品。

★幫助肝臟解毒的營養品。

★幫助修補肝細胞膜，含有亞麻子油所提煉出來的基本油酸的營養品。

★幫助清理身體內水環境和油環境內毒素的硫辛酸營養品。

★提升免疫系統的滅菌力、增強巨噬細胞活性，消滅病毒和病菌的營養品。

★可幫助增加胃酸的營養品。

★可幫助消化，含各種消化酶素成分的營養品。

除了指導他要吃對東西和配搭些營養品外，我也提供他幾招簡單卻有明顯功效的運動（詳見本書「養生調息運動」【第9式】第三七六頁&下頁按摩法）。

按摩腳足底肝臟的反射區和按摩身體右邊的肝臟部位，以及臉朝天的躺在地面上做全身的左右搖擺運動，有助肝臟的保健。

每天進行肝臟保健的按摩及運動

按摩步驟

1. 按摩右腳底的肝臟反射區

❶用優質的按摩油來塗在右腳底肝臟反射區上，塗上後，用雙手的大拇指上下推動按摩直到全部的按摩油被反射區吸收進去。

❷這時用雙手的大拇指大力的按下、放鬆、再按下、放鬆反射區的每一個小部分各 9 下，直到全部的反射區都得到按摩。

❸全部反射區的按摩大約 1 分鐘，一天按摩 2 至 3 次，每次按摩完後，就接著按摩身體肝臟的部位。

★在按摩腳底肝臟反射區時有疼痛處，就要更大力的按多幾下。

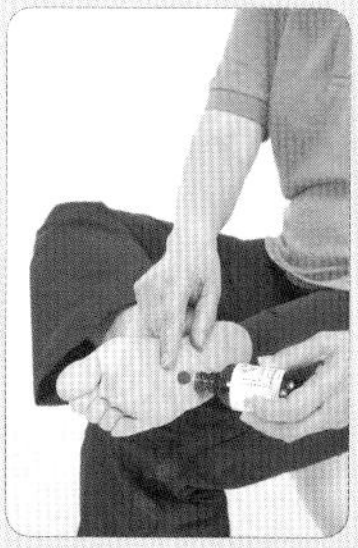

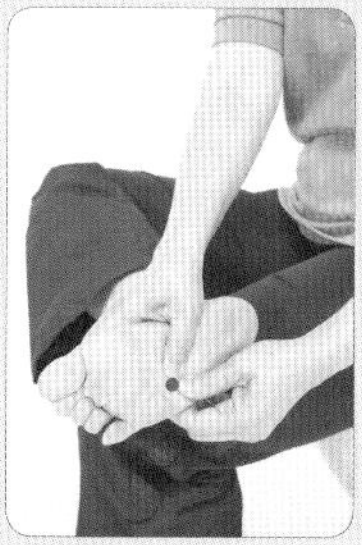

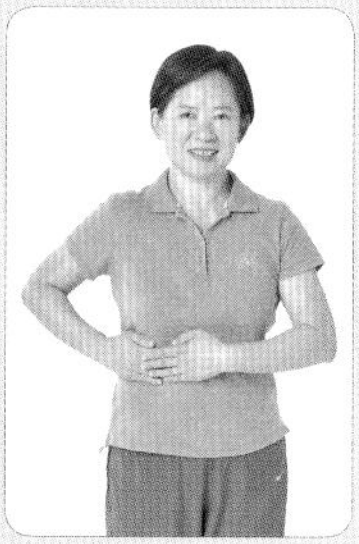

2. 按摩身體的肝臟部位

❶用優質的按摩油滴在雙手掌心後，左手掌放在肝臟部位的前面，右手掌放在肝臟部位的後面。

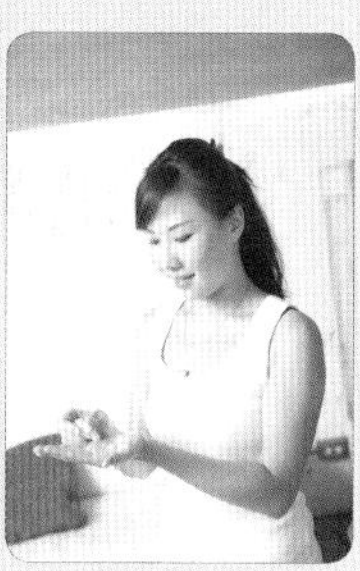

❷左手掌順時針，右手掌逆時針，稍微用力的一起以圓圈的方式按摩 49 下。

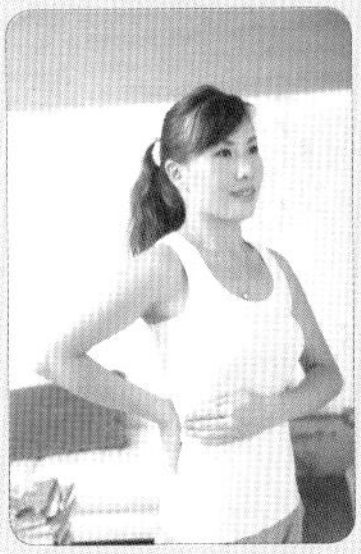

❸之後，左手掌逆時鐘、右手掌順時鐘，同時以圓圈的方式按摩 49 下。

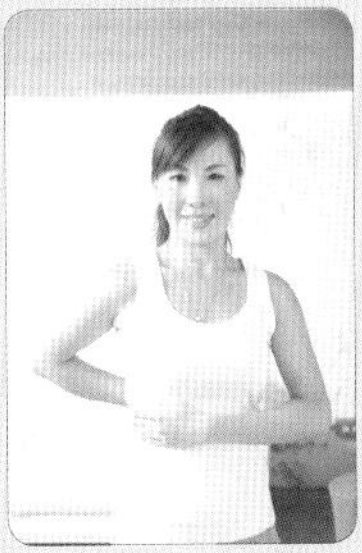

3. **細胞跳舞運動（第 9 式）**

臉朝天，身體躺在地面上，雙手放直在身體的旁邊，手背朝天，雙足伸直，閉起雙眼慢慢地左右搖擺尾龍骨帶動臀部也左右同時搖擺，這時雙腳和頭部也順勢的左右搖擺，由慢慢加快的左右搖擺幾十下到幾百下（開始時只做 18 到 36 下，慢慢往上加），搖擺停止後，繼續躺著，感應細胞像螞蟻般的跳動一分鐘，才站起來。

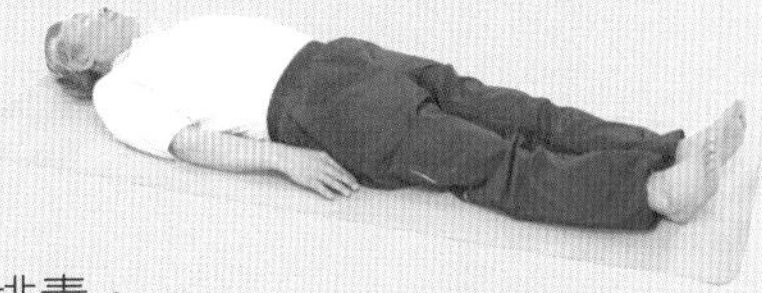

做完以上三部曲後，要慢慢的喝一大杯溫的活性水或溫的人蔘茶，來幫助身體加速解毒和排毒。

4. **在強光下快步走**

每天在強陽光下快步走 20 到 30 分鐘，是調理五臟六腑功能最好、最有效、又最便宜的方法，同時也領受大自然的溫暖和上帝無條件的愛與恩典！

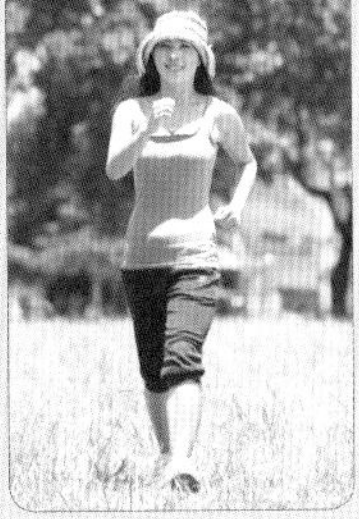

疲倦

個案參考（飲食／生活／運動／營養計畫）

【學佛之人／O血型】

疲倦多因持續體力消耗或各種心理、生理因素造成，干擾了許多人的日常起居運作。有些疲倦的人是因為晚上睡不好，日間無精打采；有些疲倦的人是因為患有憂鬱症而引起的；更有些人是體內毒素過多。若不針對疲倦的起因做改善，則日後可能引發憂鬱症、巴金森氏症及失智症，或其他健康因素導致體內能量不平衡。

不管怎樣，疲倦是身體警鈴亮起了紅燈，告訴你身體能量的不足及不平衡。能量的不足和不平衡會使免疫系統及自癒系統無法發揮功能來攻擊敵人及修補受傷的細胞，也會使五臟六腑功能失常，即百病的開端。

為什麼會能量不足呢？那是因為長期沒有供應身體所需要的營養食物，反而常常提供給身體不需要的食物而來的。提供給身體不需要及沒營養的東西會阻塞緩慢血液的運送營養給全身所有的細胞。細胞沒有營養不能生產能量，沒有能量的細胞會生病、會疲倦，甚至死亡。我們的身體是由六十兆的細胞組成的，所以我們也會疲倦、生病。

長期沒有供應給身體所需要的東西，即長期沒有補充營養給每個細胞，那每個細胞怎樣能產生能量呢？不疲倦生病才怪！所以要解決疲倦，就要立刻有正確飲食及改變生活方式，才能徹底解除疲倦的困擾。

以下是一個典型例子，提供參考。

【個案參考】

我是一位虔誠的佛教徒，平日生活作息規律也正常，而且我十分注重健康。有一次，我在法國聽了一場與生機飲食相關的演講，主辦單位邀請了吳永志博士擔任主講者。吳博士對於健康生活及飲食的觀點，大大的震撼了我。

會後，我走上前去，把一直困擾我的問題提出向吳醫師請教。我說：「吳醫師，我的飲食很簡單，作息也很正常，但不知為何常常感覺很疲倦，即使是休息了很長的時間，身體卻似乎沒有獲得該有的能量。」

聽了我的話，吳醫師請我脫掉左腳的鞋子和襪子，看了以後問我：「師父，請問一直以來，你的血壓是不是偏低？」

我驚喜的讚嘆道：「喔，您真厲害！只看了我的左腳就知道我的血壓過低。」

他又問我：「師父，你的血型是O型的嗎？」這次我更感到不可思議地說：「是的，我的血型是O型，請問您是如何得知的呢？」吳醫師說：「其實並非我有什麼特別的神通，而是這個道理很簡單。你之所以常常覺得很疲倦，那是因為你沒有供應身體所需要的東西，來讓身體的每個細胞能正常工作，反而常常供應身體不需要的東西，長期下來，身體沒有具備該有的營養，用來轉變成能量及排毒，所以你才會感覺人很虛弱無力！」

我聽了頗有領悟，頻頻點頭，於是吳醫師又繼續針對我的生活作息，告訴我很多在飲食、運動上的注意事項。吳醫師體諒到我身為佛門子弟，有許多的規範需要遵守，而且起居都是集體性，不能個別選擇，因此他要我立刻「停止將不該吃的食物送進身體」，所幸，我們出家人平日也多半以吃煮熟的蔬菜為主，所以他並沒有建議我要特別吃些什麼樣的食物，或是一定要打蔬果汁來喝，只囑咐我要小小調整一下飲食內容以及生活習慣，則疲倦的感覺就會好轉。

多補充多種類的植物性蛋白質

首先在飲食上要特別注意：

★**停止吃牛奶製品：**牛奶、優酪乳、優格、起司、披薩、奶酪、蛋糕等，都不適合吃，因為這些食品都含有人工複製的激素殘渣，會干擾甲狀腺激素的分泌而影響它的新陳代謝功能。

★停止吃油膩食物：煎、炒、炸、燒烤類的食物，都不適合吃，這類食物會產生自由基，破壞血管內最上層膜的細胞，使其發炎、腫大，阻礙血液循環，使排毒緩慢；毒素愈多就會愈疲倦。

★需吃少許肉類：O血型的人需要吃些肉類，不論是牛、羊、豬、雞、雞蛋或海鮮，任何一樣動物性蛋白質都很不錯，就算只吃少許也可以；但若由於宗教的關係，不能碰葷食就要多加強補充多樣的植物性蛋白質（**即各種稍微發芽的豆**），而不是餐餐只有豆腐！

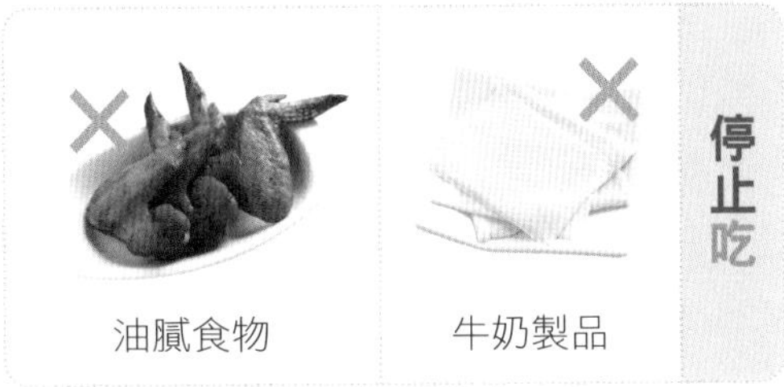

除了不要再將上述毒素送進身體，我也建議他在可能的情況下，要用3.5匹馬力的蔬果機打蔬果汁，讓豐富的植物生化素來排除毒素、淨化血液，讓乾淨的血液能提供全營養給免疫及自癒系統和每個細胞，來保護身體的健康。飲用營養豐富的植物生化素蔬果汁能消除疲倦，恢復精力！

此外，若讀者想知道更徹底的O血型食療，不妨參閱我已出版的《不一樣的自然養生法》和《不一樣的自然養生法實踐一○○問》兩書，裡面有詳盡的介紹與說明。

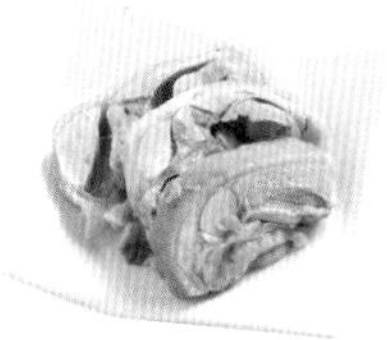

▲適量補充蛋白質，可補充身體好能量，有助紓緩疲倦。

每天要喝恢復精力的蔬果汁

活力蔬果汁

【份量：1天6~7杯　口感：酸甜】

材料

蔬菜

全紅番茄2個、紅蘿蔔1條、中型甜菜根1個、西洋芹1/2條、玉米粒1/2杯

水果

奇異果2個、藍莓1/2杯、百香果2個（或紅的火龍果半個或1個；或者鳳梨2大片）

香料

香菜3根、小茴香子或粉半小匙、老薑連皮2~7片（手腳體溫正常者2片，手腳冰冷者3~7片或更多）、薑黃粉1小匙、黑胡椒粒5~25粒（只給低血壓及手腳冰冷者，份量可由5粒，慢慢增加到最高量，直到已有正常血壓八〇／一二〇及手腳已溫暖為止）

種子

亞麻子2小匙、黑芝麻子3小匙

好水

2杯活性好水

營養補充品

卵磷脂2小匙、蜂花粉3小匙

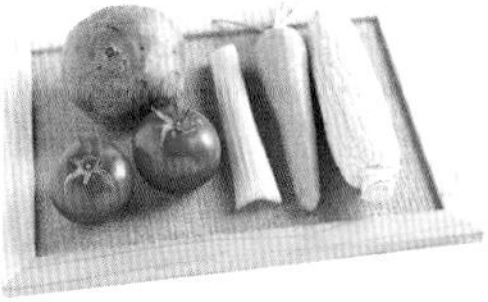

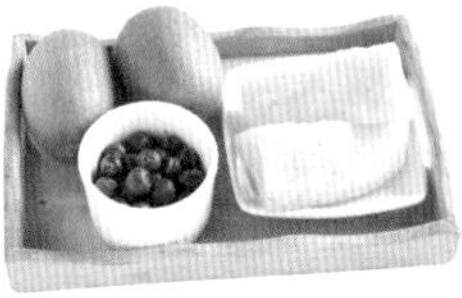

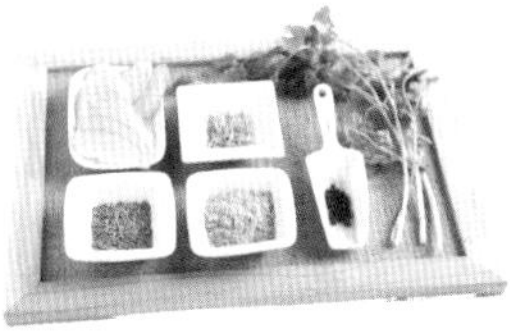

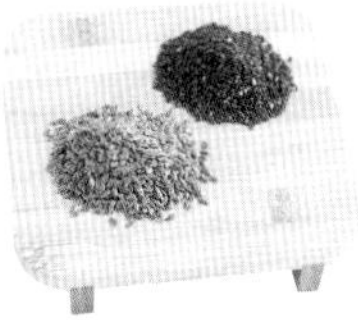

作法

❶將所有蔬菜及水果先洗淨；甜菜根去皮、奇異果去皮，切小塊，將百香果籽及白膜

挖出備用。

❷把活性水倒入3.5匹馬力以上的蔬果機內，再放入所有的蔬菜、水果，一同攪打2分鐘成汁，再打開蓋，加入卵磷脂、蜂花粉，續打約30秒，即可飲用。

吳醫師的健康小叮嚀

若以前從沒服過蜂花粉，一定要先由1/8小匙開始，慢慢逐漸加量到每次3小匙，一天3次，這樣可以避免有不良的敏感反應。

每天午晚餐要吃種類多、顏色豐富的生菜沙拉&五穀豆米飯

★盡量先吃些任何酸味的水果：例如青蘋果、青色奇異果、青色楊桃、半熟的鳳梨、草莓、百香果、柳丁，或先喝一杯不加糖及蜂蜜的檸檬汁及一杯微溫水。因為這些酸味的水果含有很

午晚餐建議進食順序

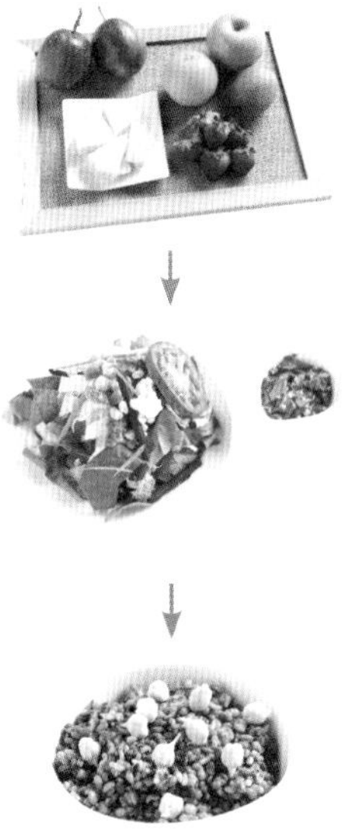

高的抗氧維生素C，會激發胃臟生產胃酸，來預備消化及吸收食物。

★**再吃一盤全生的蔬菜**：食材及份量隨宜。如不喜歡冰冷的全生蔬菜，可以先將水滾沸後，將全生的食材倒入滾水中燙三十秒至一分鐘，這樣可去除冰冷的感覺，也不會破壞酶素、維生素及一切的營養，反而會使酶素功能提升數倍。

★**最後才吃煮熟的任何喜歡食物**：如：五穀豆米飯及符合你血型的需要而吃適量的動物蛋白質。

吃完午餐後，慢走十分鐘，休息三十分鐘，用此方法來充電，讓下午更加有精力完成工作。

勤做改善疲勞的運動&按摩

O血型的人天天都要做適當的運動及用體力的工作，但像是上述案例中的佛門之人，幾乎大多數的時間都坐著唸經，很少運動，使得血液不能舒暢的流通，當

3 5 7 快步走路進行的動作

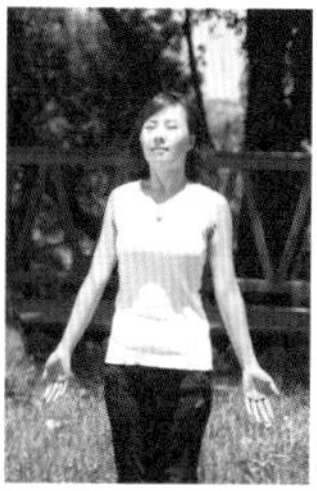

吸氣 3 秒鐘

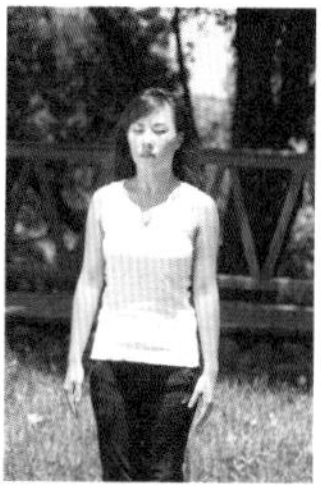

閉氣 5 秒鐘

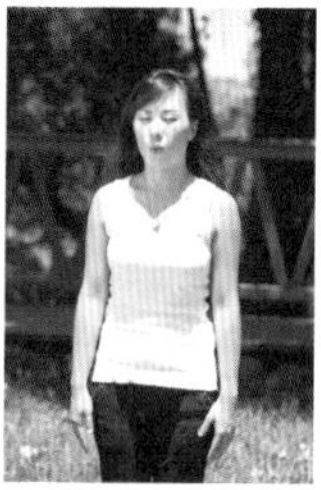

慢慢吐氣 7 秒鐘

然會感覺疲倦，人顯得無精打采。

★每次只在強陽光下做十五至二十分鐘的「357快步走路」：在走路時快速吸氣三秒鐘，閉氣五秒鐘，慢慢吐出七秒鐘；而且要每走五分鐘，坐下來休息五分鐘。十五至二十分鐘是指「走」的時間，並不包括「坐下來」的時間。因為又要走又要坐，所以最好在公園內做這個運動。

在「就坐」的時候，要用雙手大力的推拿按摩雙腿上端連結下體的部分，前胸最下雙邊的肋骨，壇中、鎖骨凹下的部位處及雙腋下的部位，讓血液能將營養送到淋巴結（即免疫系統軍隊的集中營）。

免疫系統軍隊可吞食細菌、病毒及廢物，自癒系統淋巴細胞可及時修補破損細胞，而快步走路和按摩可打通補給線，這三個功能可讓身體的每個細胞都得到齊全的植物生化素及完整的營養，疲倦感自然會消失，病根自然也會解除！

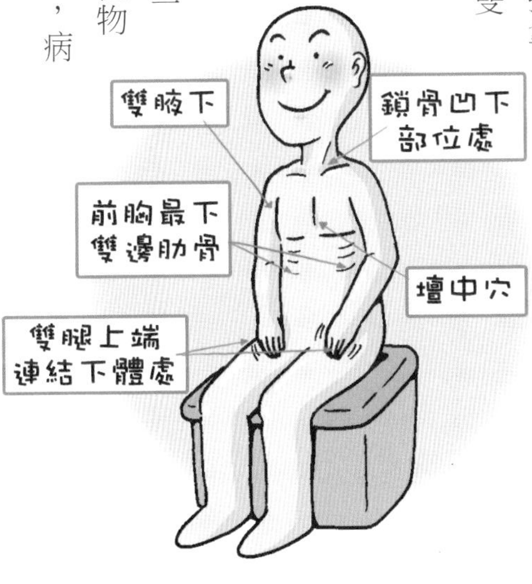

▲在公園「就坐」時，並進行推拿按摩，讓血液順暢送到身體各部位，增強自癒系統。

只有強陽光下快步走會使腦細胞製造大量的血清素和多巴胺，可以改善疲倦、憂鬱症、失智症及巴金森氏症的睡眠品質。

每天建議補充的適量營養品

但為了能徹底解決疲倦的問題，我建議他要補充幾種營養品，如：

★可幫助增強精力的維生素 B_{12}。

★可幫助增加血液循環，增加心臟的功能，如輔酶素 CoQ10 的營養品。

吳醫師的健康小叮嚀——憂鬱症、失智症、巴金森氏症的改善方法

若有憂鬱症、失智症或巴金森症並因而感到疲勞，除照以上的吃法、作法及補充營養品外，還要天天吃加了稍微發芽的各種豆類的五穀或十穀豆米飯，來增加提供給腦細胞的色胺基酸（Tryptophan），以方便腦細胞製造更多的血清素（serotonin）及多巴明（Dopamin）。有充足的血清素及多巴明就能鎮定神經、易於安眠、改善憂鬱症、鎮定巴金森氏症的手腳顫抖及改善失智症的記憶力，但絕對不能吃粉製品、甜品及甜味水果。

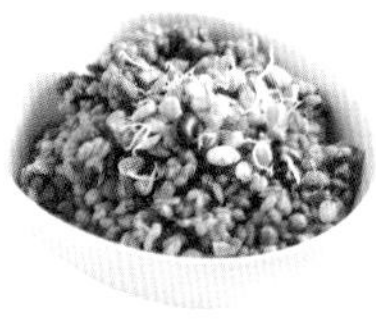

▲發芽豆類。

此外，還要補充以下的營養品：

★含有高分量有天然多巴明成分的藜豆（mucuna bean）營養品。

★含有亞麻子油酸成分的營養品。

★含有輔　素（CoQ10）成分的營養品。

★含有菸氨酸（nicotinamide或niacinamide）成分的營養品。

★含有中鏈三酸甘油脂ＭＣＴ的椰子油。可在生菜沙拉及五穀豆米飯中添加入優質的油，例如只含有中鏈三酸甘油脂（ＭＣＴ）的椰子油，會將體內的脂肪細胞轉變為酮類（ketones）來生產能量。正常人的腦細胞會善用葡萄糖（glucose）及麩酸胺（glutamine）來生產能量完成訊息傳遞的運作。憂鬱症及失智症的腦細胞無法善用葡萄糖及麩酸胺，反而容易用酮類來生產能量來完成正常訊息的傳遞功能。科學家也發現，用酮類來產生的能量，比用葡萄糖產生的能量還多百分之二十五，這樣剛好可以彌補憂鬱症及失智症人士常常感覺能量不足的缺點。用法是這樣的：用三小匙的純椰子油，加四小匙只含有ＭＣＴ的椰子油，混勻後才加入早餐的蔬果汁內，沙拉內和豆米飯內來吃，一天3次，就能收到改善的效果。

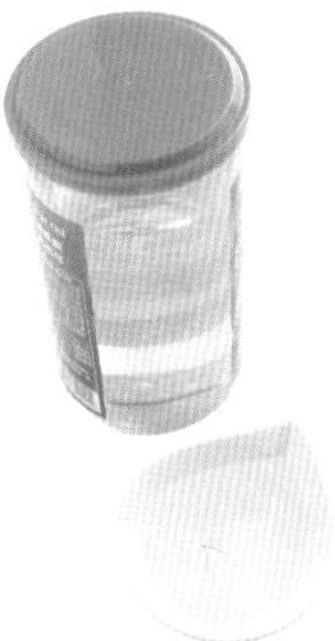

★當然也不要忘記用優質的按摩油塗於雙足的大腳趾及所有的小趾，之後大力的按壓所有腳趾，每次一至兩分鐘，一天3次。

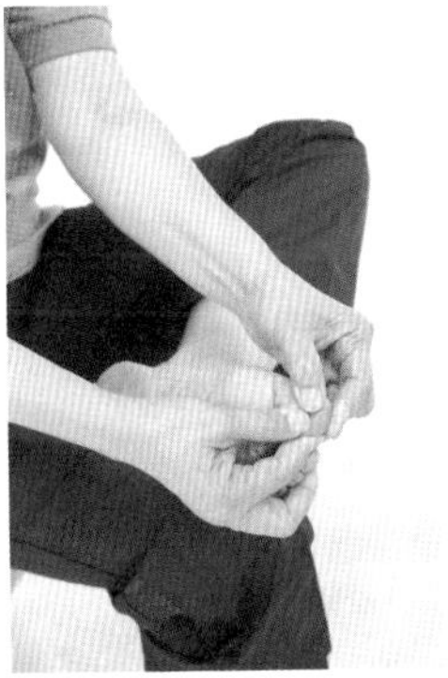

▲按摩腳趾反射區，可促進末稍神經，幫助血液循環順暢，提升身體機能。

甲狀腺機能亢進 個案參考（飲食／生活／運動／營養計畫）

【女性／B血型】

甲狀腺功能失常有兩種，一種是甲狀腺功能亢進（Hyperthyroidism），另一種是甲狀腺功能低下。甲狀腺功能低下者占多數，只有百分之五至十的比例是甲狀腺功能亢進者。

甲狀腺是所有身體內腺體的總司令，統管腺體內分泌素，即荷爾蒙激素。甲狀腺也是免疫系統的源頭，它若出錯，也就是免疫系統出錯。意思是說，甲狀腺機能亢進，也就是免疫系統過度紊亂亢進；甲狀腺機能低下，也就是免疫系統功能下降，無法發揮打擊敵人的紅燈警鈴！

不管甲狀腺是功能亢進或低下，都說明身體內的毒素過多。過多的毒素會使甲狀腺功能低下，而過多的致癌毒素會使甲狀腺機能亢進。

甲狀腺也管理身體的新陳代謝及體溫。代謝過慢會使人發胖，而代謝過快會使人消瘦。甲狀腺的主要原料是碘、硒、鋅。在正統的西方醫學治療甲狀腺功能低下會補充人工複製的碘藥物，而甲狀腺亢進就會用輻射碘消滅部分的甲狀腺細胞組織！

其實甲狀腺機能亢進及低下都需要補充碘、硒、鋅，尤其是碘。但因為碘和溴都屬於鹵素（halogens），所以碘的化學構造與溴的化學構造幾乎相近，現代的人喜歡天天吃含溴高的粉製品，使身體長期的溴金屬過多而讓甲狀腺的碘接收器（iodine receptor）誤認溴為碘，吸收過多甲狀腺不能使用及代謝的溴，就會使得甲狀腺功能失常，甚至長腫瘤。

所以要恢復甲狀腺功能的正常運作，只要徹底放棄粉製品，放棄一切打抗生素的動物蛋白質及一切煎、炸、炒、烤、燒的食品，疾病就已經好了一半，以下是一個典型的例子。

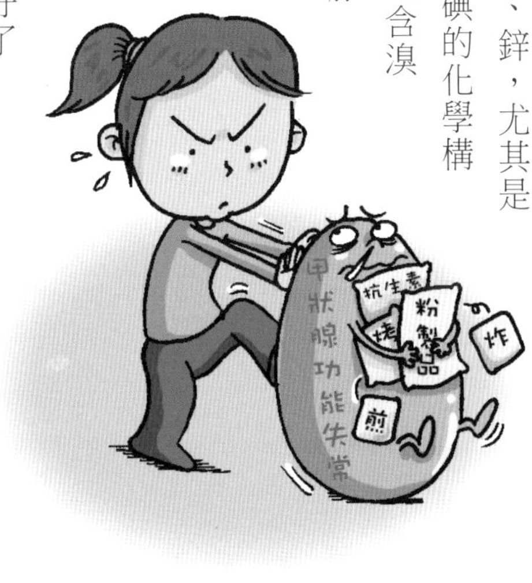

【個案參考】

我一向都很健康，也每天按時服用健康食品，所以過去四十年，我連一次小病都不曾發生過；直到最近幾個月，心臟有時會突然跳動得很厲害，但5秒鐘後又恢復正常，也沒感覺有什麼地方不舒服，這樣的情況一天會發生好幾次，而且在這幾個月內，我變得很容易暴燥，經常發脾氣和牢騷，到了夜晚也很難入睡。

我曾看過醫生，也驗過兩次血（第一次TSH是○．五，第二次為○．九），兩次的檢驗結果都說我的甲狀腺促激素（TSH, thyroid stimulating hormone）過低，只有○．五和○．九，證實是甲狀腺機能過度亢進，產生過多的甲狀腺素，所以才會導致心臟莫名加快跳動；因此醫生要求我要避開一切含有高碘的海鮮食物，因為碘越多，甲狀腺就會製造越多的甲狀腺素，另外，醫生還建議我服用輻射碘，以緩慢及減少甲狀腺素的產生。

可是我對服用藥物十分抗拒，因為我身旁有幾個朋友以前也都曾有甲狀腺機能亢進的問題，而服用輻射碘的藥物，不知是否長期服用的關係，卻引起過胖、低潮、糖尿病、常常疲倦等副作用。

後來我從朋友口中得知，只要徹底改變以往錯誤的飲食內容及生活習慣，就有機會可以讓身體的本能改善疾病。我求助吳醫師，他問我血型是不是B型，這讓我大吃一驚！因為我真的是B型！之後，他教了我很多以前從未聽說的飲食觀念，什麼該吃、什麼不該吃，並教我要打蔬果汁來喝，以清除體內的毒素。此外，他也建議我適當補充營養品。

實行八個月後，我的身體愈來愈健康，再回去醫院檢查，甲狀腺功能已經恢復正常了！

當這位女士來找我時，講話很急很快，講到激動處，還一副要從椅子上跳起來的樣子，我適時提醒她喝一點水、停一下，她的心情才稍稍平復。聽完她的敘述後，我很有耐心地告訴她關於甲狀腺的運作方式。

當人體的自癒系統感覺到有危險時，會通知甲狀腺要加倍、加速的製造更多的甲狀腺素，來提高五臟六腑的運作和排毒，為的是避免身體可能會得到癌症；所以我們必須先釐清一個觀點：是體內的致癌毒素過多，才激發甲狀腺的亢進，而不是甲狀腺的細胞組織過多，才產生過多的甲狀腺素。

所以首先將體內血液中的致癌毒素排出體外，甲狀腺自然就有機會恢復正常的功能！而要將體內血液中的致癌毒素排出，便是要先停止繼續送進體內一切的致癌毒素，因此我告訴這位女士，請務必聽從我的建議：

改為每星期只吃兩次動物性蛋白質

絕對要停止每天吃肉的習慣，而要改為每星期最多只吃兩次動物性蛋白質的肉類（包括牛奶製品、海鮮、蛋類、雞鴨、牛羊豬的肉類及肉湯），且最好吃無汙染的深海魚（例如鮭魚、鮪魚、鱈魚和水煮罐頭沙丁魚），而不是養殖魚類（例如：人工養殖的鮪魚及蝦類），因為所有的肉類、養殖魚類大部分都會施加荷爾蒙促進快速生長，因此會影響甲狀腺不正常製造甲狀腺素。只有無汙染的深海魚類，沒有打針、餵藥的問題，而且還含有很高的碘，才能支持甲狀腺正常工作。

吳醫師的健康小叮嚀

★許多人誤以為，有甲狀腺亢進問題的人不能吃海鮮；因為海鮮有很高的碘含量，會讓甲狀腺製造更多的甲狀腺素，因而引致心跳加速。

★其實並非如此簡單！甲狀腺素是由碘和氨基酸等所組成的；當甲狀腺亢進，製造過多的甲狀腺素時，它就需要更多的碘，否則它會因缺少碘，而發熱發炎受損！所以這時應該提供更多的碘來支持它工作，而海鮮類、海藻類正好擁有豐富的天然碘，所以應該多加補充。

★除了補充碘，甲狀腺也需要大量的基本油酸來減少它的過度發熱；以車子為例，我們都知道，汽車要有汽油和機油，才有辦法在路上奔馳，如果油箱裡沒有汽油，也沒有機油在機器上運作，那麼車子根本發不動、跑不了。車子的油箱就好比是人體的甲狀腺，而汽油就是碘；在平時，甲狀腺就需要補充碘和其他營養素，如硒、鋅、銅、維生素B群和基本油酸EFA，才能正常工作。

★甲狀腺亢進的人要天天多吃能抑制甲狀腺的所有十字花科的蔬菜，如綠花椰菜（西蘭花）、紫高麗菜（紫包心菜），也多吃核桃、杏仁、玉米，尤其是多吃紅皮的小白蘿蔔、樹薯（木薯）、杏果及桃子。

停止吃牛奶製品與粉製品

因為奶製品多半含有激素的殘渣，會使甲狀腺功能失常。而不論是早餐吃的穀麥片、燕麥片，還是麵包、麵條、饅頭、包子、米粉、河粉、蛋糕、餅乾等粉製品，都可能含有大量的糖分、過高的反式脂肪、化學物質及含有重金屬溴；這些都是致癌的毒素及長瘤的物質。

停止吃煎、炸、炒、烤、燒的食物

這些食物都有過高的游離基，會破壞身體的細胞膜，帶來細胞的異變及出軌，最終即是癌症的開始，這也是為什麼甲狀腺會亢進的原因之一，因為這類食物是強烈的致癌毒素！

建議停止吃

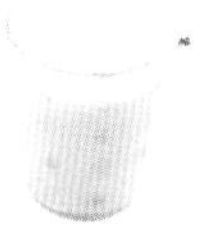
牛奶製品

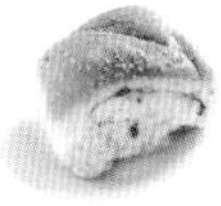
粉製品

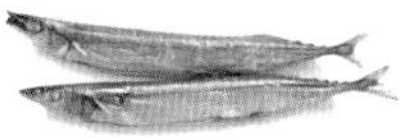
煎、炸、炒、烤、燒

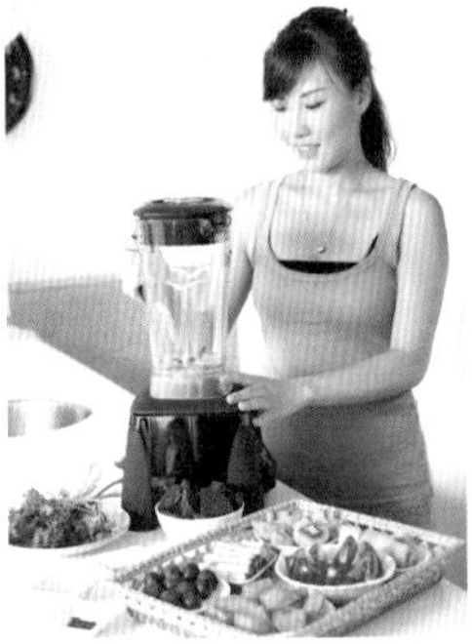
▲每天飲用6～7杯的蔬果汁，淨化體內血液毒素。

喝蔬果汁幫助淨化血液

除了改正錯誤的飲食內容，我同時也讓這位女士明瞭，必須積極地在九個月內將這紅色警鈴按停，因此需要每天喝6～7杯的蔬果汁，來幫助淨化體內血液的毒素。

淨化體內血液蔬果汁

【份量：1天6~7杯　口感：酸澀】

材料

蔬菜

全紅番茄1個、含有青色未全熟的小番茄5粒、胡蘿蔔1條、中型甜菜根1個、蘆筍5條、高麗菜芽3粒，或有時可改用玉米1條）、海帶1/4杯

水果

奇異果2個、杏果2個（或桃子2個）、黑莓1/2杯（或覆盆莓1/2杯）、青檸檬1個

香料

香菜2小支、巴西利5~7小支、連皮老薑2~5片、薑黃粉1小匙、香茅1/2英寸（如果沒有，可以用5葉紫蘇代替）、丁香粉或小茴香粉1小匙（可任選一種，或輪流更換）

種子

亞麻子2小匙、黑芝麻3小匙

好水

活性好水2杯

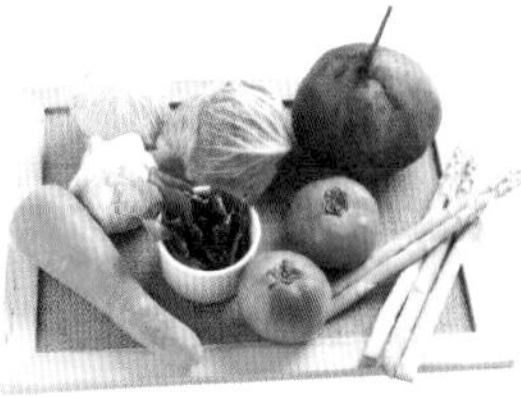

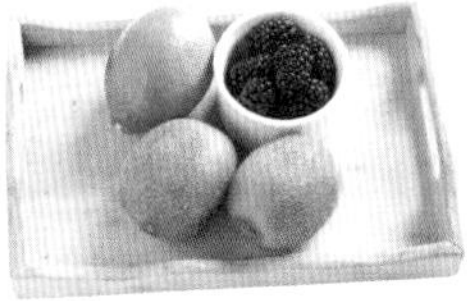

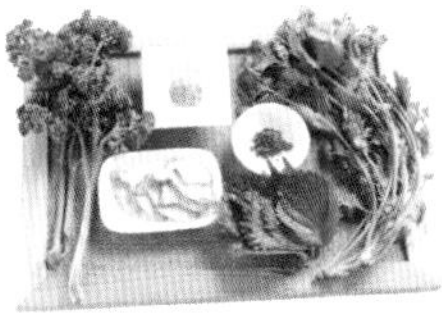

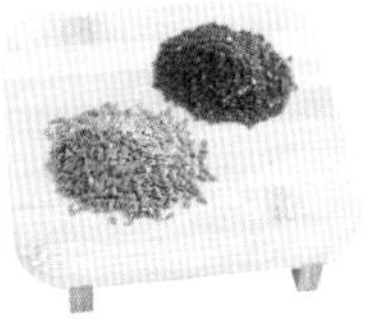

作法

❶ 將所有需要預先清洗的材料，先洗乾淨備用。

❷ 奇異果去皮、杏果去核、青檸檬去青皮、玉米切粒去心。

❸ 把活性好水倒入三匹馬力以上的蔬果機內，再放入所有的蔬菜、水果、香料，一同攪打2分鐘成汁，即可飲用。

每天午晚餐吃種類多、顏色豐富的全生沙拉與五穀豆米飯

除了每天中午都要吃一大盤種類多、顏色豐富的全生生菜沙拉，晚餐的全生沙拉食材同中午餐的沙拉食材一樣，只是份量減少。晚餐吃完一小盤生菜沙拉後，如果感覺不夠飽足，可以再吃點五穀豆米飯也很好。

另外，每隔二至三天，可以吃六十公克的深海魚，或是一個全熟的水煮蛋，且蛋白、蛋黃都要吃。吃深海魚時，只能吃清蒸魚或魚湯，且都要加老薑絲、蒜頭片和切細的香菜，最好是沒有番茄汁的水煮罐頭沙丁魚兩條。

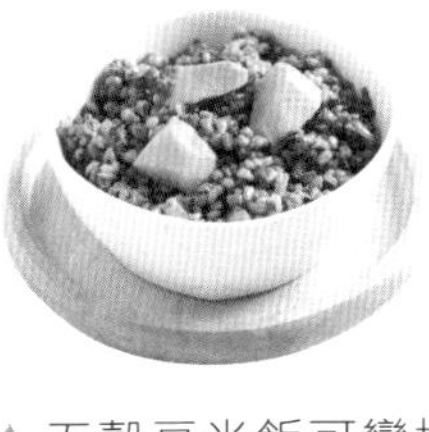

▲五穀豆米飯可變換不同的食材，如地瓜、南瓜或各種發芽豆。

全生沙拉

材料（份量隨意，除非特別註明）

蔬菜

各式各樣多種顏色的蔬菜，如：全紅大番茄、小粒帶青色的櫻桃番茄、中型甜菜根、西洋芹、海帶、紅皮小白蘿蔔、稍微發芽的黃豆、玉米粒、高麗菜芽、綠花椰菜

沙拉醬汁

香菜末、巴西利末（越多越好）、帶皮老薑末、迷迭香粉、九層塔末、紫蘇葉末、紫菜、小茴香粉1小匙、核桃碎片、黑芝麻粉、冷壓初榨橄欖油（或椰子油、亞麻子油、石榴油、酪梨油皆可，油的種類可自行決定，或油輪流變換添加）、

有機蘋果醋、青檸檬汁、黃檸檬汁、新鮮朝天椒切細碎。

作法

❶全部的材料清洗乾淨；大番茄、小番茄及紅皮小白蘿蔔切片；甜菜根去皮，刨成絲；高麗菜芽切細、綠花椰菜切小朵；海帶切絲；西洋芹切塊狀；玉米切粒去心，黃豆芽一起放入容器中。

❷將全部的沙拉醬汁放入容器中混合成醬汁，淋在處理好的生菜沙拉上，即可食用。

吳醫師的健康小叮嚀

★除了食譜裡的材料，還可加奇異果、有籽麝香紅葡萄、桃子、杏果、油桃，讓沙拉的風味更佳。生菜沙拉中也可以加入任何自己喜愛的水果，以增添風味！

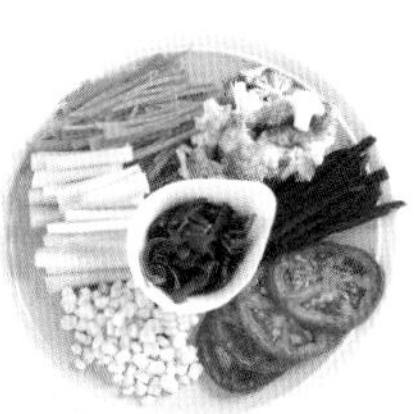

▲生菜沙拉的食材，每天都可添加不同的蔬果變換口味。

每天要在強陽光下快走

★**每天要在強陽光下快步走二十~三十分鐘**：也建議可在早上及黃昏溫和的陽光下輕鬆散步半小時。強陽光下快步走是最安全經濟的運動，因為陽光可以幫助強化免疫力及修補身體損壞的細胞，詳情請見「養生療癒運動」一節。

每天勤加按摩腳底及甲狀腺

按摩步驟

1. 找到甲狀腺位於雙腳底的反射區，在反射區上均勻塗上按摩油。

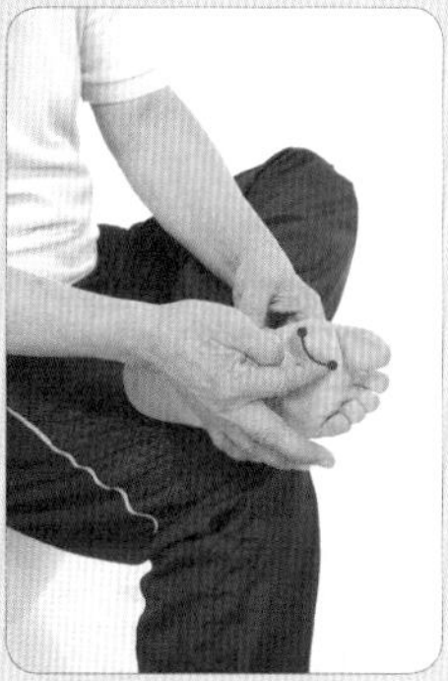

2. 以大拇指的指尖，大力向骨頭處向下按壓甲狀腺反射區，按摩30～40秒，痛的地方要多按幾下，兩隻腳都要按，一天2～3次。

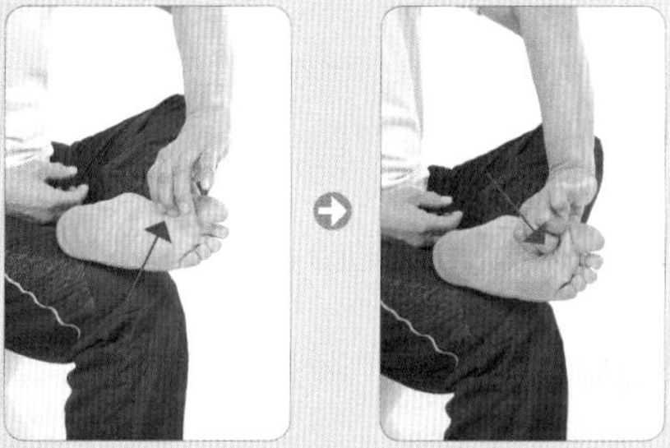

3. 以大拇指的指尖，大力向骨頭處向下按壓喉部的甲狀腺，按摩30～40秒，痛的地方要多按幾下，一天2～3次。

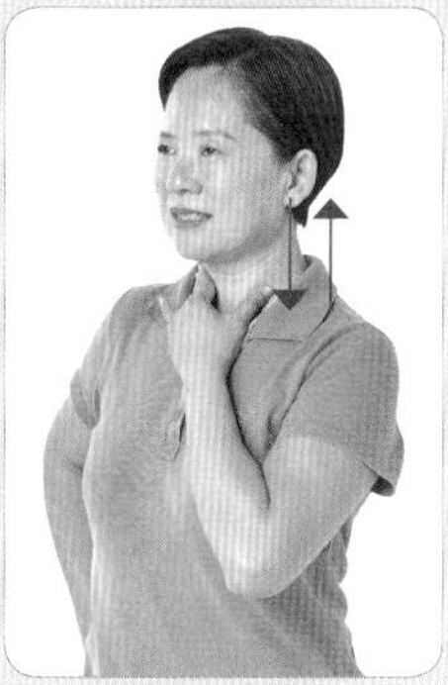

每天建議補充的適量營養品

以下是我建議她補充可以加強甲狀腺功能的營養品：

★可幫助潤滑甲狀腺，免於其過度發熱發炎，並能加強保養血管的必需油酸。

★可用來保護心臟和血液循環輔酶素的營養品。

★可幫助清除身體內的水和油液體環境毒素的硫辛酸營養品。

★可幫助肝臟排毒的營養品。

因為甲狀腺素亢進會加速新陳代謝，影響心臟跳動過快而不適，輔酶素能保護心臟，使其正常運作。

除了該補充的營養品，同時我也提醒她不要忘記每天要喝6至8杯的活性好水，幫助淨化血液和平衡血液的酸鹼性。至於活性水是什麼？可以在我之前的著作《不一樣的自然養生法》和《不一樣的自然養生法實踐一〇〇問》中（第九十一頁），都有很詳細的說明。

我相信這位女士如果對自己有信心，願意照著我的建議，好好實行六至九個月以上，身體內的毒素就有機會被清除乾淨，甲狀腺也會恢復正常功能；果真，八個月後，這位女士就來電向我報喜了。

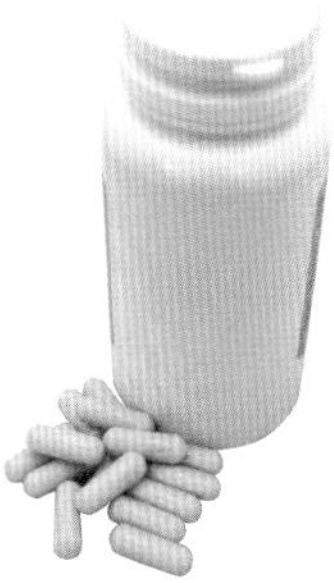

▲每天補充適量營養品能加強保養體能。

吳醫師的健康小叮嚀

所有十字花科的蔬菜，如綠色花椰菜、白色花椰菜、紫高麗菜、孢子甘藍、甘藍菜、芥菜、白蘿蔔等，都具有抑制甲狀腺及降低甲狀腺素過量分泌的功能，所以如果有甲狀腺機能亢進的人，記得三餐都要多加食用這些蔬菜，就算甲狀腺機能恢復正常後，還要適量的食用，如隔天吃一次，因為它們都含有高量抗癌的植物生化素，對於防治乳癌、卵巢癌、肺癌、攝護腺癌、胰臟癌及胃癌都有助益。

其他還有核桃、花生、桃子、松子、紅皮小白蘿蔔（red radish）、木薯（樹薯[yucca 或 casava]）、玉米等，也都有助抑制甲狀腺機能亢進，可以多吃；但如果回復正常後，就不要再吃這些食物，或偶爾一星期只少量的吃一兩次就好，以免演變成甲狀腺機能過度低下。

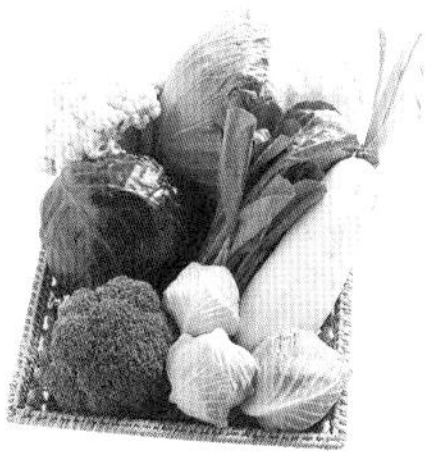

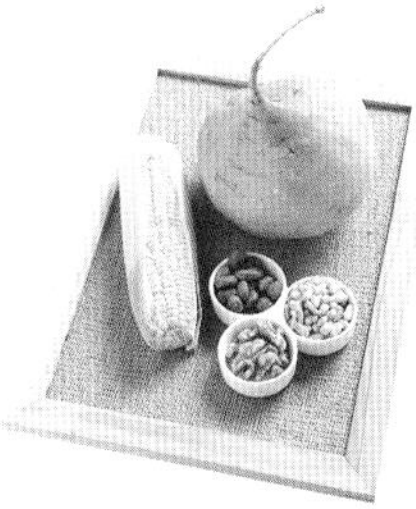

甲狀腺機能低下 個案參考（飲食／營養計畫／按摩）

【11歲女生／AB血型】

現今的飲食習慣及生活方式引發甲狀腺機能衰退和甲狀腺機能亢進的人越來越多，根據醫學的研究統計95％個性較強勢的人得到的是甲狀腺機能低下，而甲狀腺機能亢進的人只有不到5％；不管你得的是甲狀腺機能低下或甲狀腺機能亢進，去看醫生只會讓你終生服藥受苦，最終還有可能罹患憂鬱症、焦慮症，甚至是癌症！所以為了自己的健康著想，千萬要小心仔細評估，只有徹底的實踐生機飲食方為上策！

【個案參考】

有一位女士帶著女兒來到我的中心，一坐下來就開始向我訴苦：「吳醫師，我的女兒今年十一歲，體重高達一百三十磅（約六十公斤），家庭醫生診斷後，告訴我們她有第二型糖尿病，必須服用控制血糖的藥物。我和我的先生簡直無法相信，認為是醫生診斷錯誤，糖尿病不是只有老人家才可能有嗎？我女兒只有十一歲，就必須靠吃藥過一輩子，真是太殘忍了！」這位心急如焚的母親，說到激動之處，眼眶泛出了感傷的淚光。

「我們夫妻倆煩惱了許久，總認為應該有別的辦法才對！朋友看到我每天愁眉苦臉的，便叫我帶女兒來見你，她說你從來不治病也不開藥，只是根據左腳透露出的訊息，就能建議病人該吃哪些食物、喝蔬果汁和營養補充品，同時也會教導病人怎樣改變生活習慣，或是按摩腳底，就能幫助病人解除病痛，而且病人只需來看一次就夠了！」

她平復了一下心情後，又繼續說：「這對我來說真是天大的好消息！我迫不及待的就立刻帶我女兒來見你，希望可以徹底讓她重拾健康！我好想重新聽到她開朗的笑聲。」

雖然我的孩子們都已長大立業，但我很能體會做父母的愛心，不忍心看著子女受病痛折磨的煎熬心情；我請跟前的這位小女生脫掉左腳的鞋子和襪子，然後把腳伸出來讓我看一看，仔細端詳過後，我轉頭詢問這位女士：「她的血型是不是AB型呢？」

這位女士很不好意思的回答我：「很抱歉，因為從來沒有檢驗過，所以我並不清楚；但我的丈夫是AB血型，而我是A血型。」

我笑著對她說：「沒關係！但妳的女兒確實有糖尿病，同時也有甲狀腺機能低下的問題。」

這位女士很驚訝的打斷我的話：「但我們的家庭醫生看過檢驗報告，說她的促甲狀腺激素荷爾蒙（TSH，thyroid stimulating hormone）數值為3，屬於正常範圍啊！」

我回答說：「TSH是3的話，以西醫診斷的標準評估是屬於正常範圍，若是以自然療法評估，甲狀腺正常範圍是1.2至1.8，所以3已經是太過高了，而TSH數值越高，就代表了甲狀腺功能越低。妳不妨以肉眼仔細觀察一下妳女兒的喉嚨，是否比較腫大？」這位女士立即伸出手摸了女兒的頸部和喉部，然後洩氣的說：「你說的對，我女兒的喉嚨，真的摸起來腫腫的。」

所以要醫好糖尿病，就必須先要醫好甲狀腺問題，因為甲狀腺是管理新陳代謝、心臟、胰臟、肝臟、肺臟、大便等等的工作；而糖尿病是代謝失常，是甲狀腺的工作範圍；醫治好甲狀腺機能低下，就能治好糖尿病，而要治好甲狀腺機能低下，妳的女兒就要配合以下的健康處方：

立刻停止再吃錯食物，造成甲狀腺機能低下

★停止吃煎、炸、炒，烤，燒的食物：以這種的烹調方式所煮出來的食物，是引起甲狀腺機能低下的原因之一。

★**停止吃肉類和養殖魚類：**大部分的肉類和養殖魚類，為了避免生病及確保生產量，難免飼料都會混合賀爾蒙，而過多的賀爾蒙沉積在身體內，會引發甲狀腺機能失常及低下，帶來身體肥胖及憂鬱症。

★**停止吃奶製品：**牛奶、奶油、乳酪、披薩、霜冰淇淋、優酪乳、巧克力等奶類製品，因為含有酪蛋白（casein）及麩質（gluten），會激發胰島素不平衡分泌及甲狀腺失常，引發糖尿病及甲狀腺機能低下。

★**停止吃粉類製品：**麵包、麵條、義大利麵、饅頭、油條、蛋糕、早餐穀麥片、餅乾等，雖然口感美味無比，但都含有過量的糖分、油脂，尤其是含有麩質，而麩質的分子結構極相似甲狀腺組織分子的結構，引起免疫抗體的攻擊甲狀腺而帶來甲狀腺機能低下及橋本氏症（Hashimoto thyroiditis）。

★**停止喝汽水、含糖及化學成分的食物、花生醬、玉米糖漿、蜂蜜：**這些食物都會使糖尿病的病情加倍惡化及加速甲狀腺機能下降。

★**暫時不能吃十字花科蔬菜：**綠花椰菜、白花椰菜、紫甘藍、孢子甘藍、白蘿蔔、紅皮小蘿蔔（radish）、樹薯、核桃、花生、花生醬、松子、玉米等，都會抑制甲狀腺功能，必須暫時不要吃這些食物。

★暫時不能吃甜的水果：所有的水果都含有高糖分，所以暫時都不要吃；除了奇異果、青檸檬、黃檸檬、藍莓、草莓、枸杞等水果，能幫助腎臟及腎上腺功能，控制排尿的狀況及平衡甲狀腺功能。

立即喝蔬果汁，加速體內毒素的排出

聽完我所提的建議，這位女士非常慌亂，不知所措的說：「這些幾乎都是我女兒天天吃的東西，現在要她都不要吃了，那她不就等於什麼東西都不能吃了嗎？那該怎麼辦？她常常喊餓，討著要吃東西呢！」

我繼續苦口婆心的勸她：「就是這些養分少，含有化學毒素高的錯誤食物，導致妳女兒的生病，所以妳一定要堅持和堅強，才能協助女兒克服難關；除了避免再吃進更多含毒素的飲食，為了能更快讓她健康起來，妳還要打蔬果汁給女兒喝，加速身體的血液排毒。」

我同時也告訴她，家中最好能準備一台3.5匹馬力強大的生機調理機，才能將蔬果中所含的植物生化素徹底釋放出來；至於蔬果汁的材料及作法，我的建議如下：

調理甲狀腺機能低下的蔬果汁

【份量：1天6～7杯　口感：酸甜】

材料

蔬菜

全紅大番茄1顆、胡蘿蔔半條、中型甜菜根1個、西洋芹1根、義大利櫛瓜1/2條（或大黃瓜1/2條、或苦瓜1/2條代替也可）、海帶1杯（240cc杯）

水果

奇異果2個、新鮮藍莓1/2杯、草莓10粒、枸杞5大匙

香料

帶皮老薑5片、蒜頭1小瓣、香菜3小支、巴西利5小支、肉桂粉1/2小匙（或小茴香粉、或胡蘆巴粉、或丁香粉）

種子

亞麻子2小匙、黑芝麻2匙、火麻籽（hemp seeds）2小匙

好水

活性水1杯半（用來增加活性小分子礦物質和平衡血液的酸鹼度）

營養補充品

卵磷脂2小匙、蜂花粉1小匙

作法

❶ 所有食材洗淨；番茄、胡蘿蔔切塊；甜菜根去皮切塊；西洋芹切段，義大利櫛瓜連皮切塊；奇異果去皮，切塊；海帶切細。

❷ 把活性水倒入3.5匹馬的蔬果機內，再放入所有的蔬菜、水果、香料，一同攪打2分鐘半成汁，再打開蓋，加入卵磷脂、蜂花粉，續打約10秒，即可飲用。

吳醫師的健康小叮嚀

★早上喝2杯（每杯 240cc）當早餐，之後每隔2小時1杯，一天要在下午6點鐘之前喝完6～7杯的蔬果汁。

★請記住！最好每一口蔬果汁都用粗大吸管吸進口中，並慢慢細嚼10下才吞進去。雖然這蔬果汁已攪打的綿密細滑，但一切食物都要在口中連同口水津液混合後，再一起吞下，才能有利營養吸收和消化。

★如果有甲狀腺機能低下又有乳癌，這時就要吃十字花料的食材來幫助乳癌，並要大量的吃海帶（即每日三餐都要每餐各吃最少三百克海帶及二百克十字花科蔬菜）。

每天午、晚餐都要吃一大盤種類多、顏色豐富的生菜沙拉

至於這位女士一直擔心女兒會吃不飽的問題，我告訴她只要吃的食物正確，而且記住少量多餐的技巧，就不用擔心她會挨餓，同時又能有效穩定血糖。當然，除了蔬果汁裡的食材，她還是有很多的東西可以吃的，而且只需幾個月，最多九個月，甲狀腺及胰臟就可以恢復正常的功能，血糖及肥胖的問題也可以自然而然的解決了。以下是我對她午餐及晚餐的建議：

每天午晚餐先吃全生蔬菜沙拉的食材：

每天午晚餐的全生沙拉食譜可以同上述做蔬果汁的全生食材一樣，份量隨宜，但記著要多吃海帶、海藻、昆布，可提升甲狀腺功能及降血糖。

材料

蔬菜（份量隨宜）

全紅大番茄、胡蘿蔔、中型甜菜根、西洋芹、蘆筍、義大利櫛瓜（或大黃瓜或苦瓜）、海帶及海藻（份量越多越好，最好全生或稍微燙熱即可）

沙拉醬汁材料（份量隨宜）

蒜頭末、帶皮老薑末、切細碎香菜末、切細巴西利、葫蘆巴粉（或丁香粉）、肉桂粉、亞麻子粉、黑芝麻粉、中鏈椰子油、青檸檬汁或黃檸檬汁

作法

❶ 全部的材料清洗乾淨；大蕃茄切片；胡蘿蔔、甜菜根去皮，刨成絲；西洋芹切塊狀；蘆筍切段；義大利櫛瓜切細；海帶及海藻切細。

❷ 將全部的沙拉醬汁材料放入容器中混合成醬汁，淋在處理好的生菜沙拉上，即可食用。

★除了食譜裡的材料，還可以加入藍莓、枸杞或奇異果與酪梨，讓沙拉的風味更佳。

★如果想補充蛋白質，可以每隔三天吃二條含有橄欖油罐頭的沙丁魚，或是30克的深海魚。

★如果不想吃魚，可以改吃一顆全熟的水煮有機蛋，且蛋白、蛋黃都要吃。

吃完午餐全生沙拉後，還可以吃水煮半熟的蔬菜，蔬菜湯及生堅果，如：巴西堅果、南瓜子、葵花子、開心果。

★無激素的動物性蛋白質補充，只能在午餐時吃，且一星期只限二天食用。

★晚餐可以吃，份量少一點的生菜沙拉之後，再選擇吃些五穀豆米飯，其作法如下：

五穀豆米飯

材料

發芽的豆類10至15克左右（任何豆類都可以，不過以綠豆、埃及豆最好）、五穀米（黑米或高粱米、紅米、紫糯米、糙米、薏仁米）、小南瓜（加或不加都可）、蒜頭5小瓣、帶皮老薑、香菜、巴西利、肉桂粉1小匙、純水（即蒸餾水）適量

作法

❶所有材料清洗乾淨；小南瓜切小塊；蒜頭切末，老薑切絲；香菜、巴西利切碎，備用。

❶把處理好的材料混合均勻，依個人對五穀豆米飯軟硬度的喜好，斟酌添加純水的份量，放進電鍋內煮成豆米飯或豆米粥即可。

調整甲狀腺機能低下又有結節的堅果奶全生食材

材料

巴西堅果30粒、開心果60克、南瓜子60克、葵花子60克、黑芝麻子60克、海帶90克、蒜頭2小瓣、活性水1杯半或2杯、銀水醇1大匙

作法

❶將所有的食材放入調理機後，加入活性水和銀水醇打2.5分鐘就有營養豐富的堅果奶：可以每天早上喝1杯，下午喝1杯及晚上喝1杯。

※如是甲狀腺機能亢進者又有結節，將海帶減為15公克，也一天喝3次。

※做保健：可以每隔一天做一次，早晚各一杯，或飲量隨宜，老少皆宜。

讓甲狀腺機能低下恢復正常功能的堅果奶

材料（食材都要全生）

巴西堅果25粒、南瓜子90克、開心果90克、黑芝麻90克、海帶120克

作法

❶將全部食料放入3.5匹馬力調理機後，加2杯活性水（如想稀些可加多點水）打2分鐘半：早喝1/3、下午喝1/3、晚上喝1/3。

※取含有鷓鴣油成分的按摩油塗於雙足甲狀腺的開關（即反射區）大力的按壓各3分鐘，一天3次，將會加速甲狀腺的痊癒。

適當的補充目標營養品，讓甲狀腺恢復正常功能

至於甲狀腺機能低下的狀況，為了能加速改善，她需要服用一些天然的目標營養品來幫助恢復正常功能，我所告訴她的建議是：

★可幫助體重下降及修補甲狀腺的甲狀腺素：服用含有碘、硒、鋅、銅、乾酪氨等成分的營養品，建議每天服用一次，每次吃一粒；一星期後，改為每天服用二次，每次吃二粒，需連續服用二個月。二個月後，如果體重有下降，則繼續服用同樣的份量，若只減少一點點體重，那麼必須更積極的每次要吃到三粒，直到體重回復正常標準範圍內為止。

★可幫助體力、精力及減肥的輔 素：建議輔酶素Q10每天服用二次，每次吃二粒；一星期後，改為每天服用二次，每次吃三粒，需連續服用二個月。二個月後，如果體重有下降，則繼續服用同樣的份量，若只減少一點點體重，那麼必須更積極的每次要吃到三粒，直到體重回復正常標準範圍內為止。

大約七個月後，有一天中心來了一對充滿自信，外表非常亮麗的母女；這位女士一看見我就立刻將其女兒推到我的面前，聲音高亢的對我說：「你還認得出我女兒嗎？」我端詳了許久後，終於回想起她就是那個有第二型糖尿病，以及甲狀腺機能低

下的大女孩，眼前這位亭亭玉立的大女孩，完全變了個樣子，整個人又瘦又漂亮，我幾乎認不出她來！不但如此，連她的媽媽也跟著美麗起來。

我笑著說：「我猜妳也和妳的女兒一樣，非常認真的在喝蔬果汁？」

她不好意思的回答：「是的！當我看見我女兒不僅瘦下來，而且臉上的濕疹和青春痘也都不見了，每天都神采飛揚的去上學；我也開始照著你所建議的蔬果汁食譜和飲食內容吃東西，因為我也想讓自己變得年輕漂亮一些呢！我們的改變您都看到了，今天我們就是特別來向您道謝的！」

吳醫師的健康小講堂

只是簡單的改變飲食內容和喝蔬果汁，就能讓一個人的健康有蛻變重生的效果，我想沒有人會拒絕嘗試；當然想要收穫，就必須要有恆心，所以我也告訴這對母女，身體回復健康以後，蔬果汁和生菜沙拉還是需要繼續多吃幾個月，才可以慢慢把蔬果汁的分量減為每天喝4杯，以及比較放鬆的食譜內容，但也只限每週一次滿足口慾，而不是放肆大吃大喝，不然很快又會胖回來了。

其實我也坦白告訴這位女士不用對我道謝，因為身為一位母親，肯為女兒的健康努力和付出，所以也讓母女兩人都健康起來。我衷心的感到喜悅與感恩，由於她們相信了自己的免疫力和自癒系統，能讓身體再度健康起來，也相信靠著信心和勇敢，可以克服一切難關，才能達到這美好的目標！

糖尿病 個案參考（飲食／生活／運動／營養計畫）

【女性／AB血型】

糖尿病有低血糖及高血糖。高血糖裡面又分為少年第一型糖尿病及成年人第二型糖尿病。現在越來越多的人罹患糖尿病，而糖尿病是心臟發作及中風的其中一個原因。每年花費在治療糖尿病的費用實在十分龐大，因為西醫認為糖尿病只能靠打針吃藥來控制病情，別無他途！然而長期打胰島素及服降血糖藥可能會帶來腎衰竭、截肢、眼瞎的危機，不可不慎！但實際上，糖尿病並非無法完全根治。以下案例供大家參考。

【個案參考】

有一年，我在比利時參加歐華年會。午餐聚會時，我依照慣例拿出胰島素注射針筒，往自己的手臂打針。坐在我身旁一位男士很好奇地問我：「妳是不是有糖尿病？」我很不好意思的回答：「是的，我有家族性遺傳的糖尿病，所以在吃飯前一定要先注射胰島素，我這樣自行打針已十五年了。我的家庭醫生說在我有生之年，都不能停止打針，直到我進棺材為止！」

想不到這位男士笑著對我說：「不一定喔！首先，糖尿病不是遺傳疾病，這個觀念並不正確；糖尿病是因為家族中長期的飲食不當所導致的。」我很驚訝，瞪大了眼睛看著他，他馬上表明他的身分，他在美國曾幫助過許多糖尿病患，依循他所建議的食譜，改變舊有的飲食內容，結果都很滿意，也過著正常的健康生活！他說如果我也願意接受他的建議，改正平日的飲食內容，血糖值將有可能在六至八個月內回復正常。

這番話，讓我如獲珍寶，於是熱切地向他請教：「那麼請您一定要幫幫我！因為我一直以為糖尿病只能靠藥物控制，這真是天大的好消息啊！我好想趕快知道您的食譜內容呢！」到了約定時間，一見面，吳醫師竟要我脫下左腳的鞋子和襪子，我心裡覺得奇怪，但仍照他的吩咐去做。他仔細檢視我的左腳後問我：「妳的血型是AB型嗎？」

我很訝異，因為我真的是AB血型的人！但同時我很疑惑的問他：「可是這跟糖尿病有什麼關係呢？」吳醫師說：「糖尿病跟血型有很大的關係，因為它決定妳不能吃什麼，以及妳要吃什麼。請把我以下的建議仔細抄錄下來。」接著吳醫師告訴我什麼該吃、什麼不該吃，並詳細指導我該如何打蔬果汁及準備午晚餐的沙拉。

另外，除了建議我服用適合的營養品之外，吳醫師還告訴我，對於糖尿病患者而言，每天在強陽光下快步走及維持每天四次的排便，對病情改善有極大的幫助。

開始執行時真有點難，但為了健康，我還是堅持的做。執行了六個月之後，我的手腳已不再出現麻痺的情形，每天的血糖也都保持在90，已不再需要施打胰島素了，而且每天都活力充沛！我現在已經能像一般正常人一樣過著健康的生活，真是太幸福了！我甚至發了一封傳真給吳醫師，告訴他這個好消息並謝謝他，他也很快地回傳一則訊息寫著：「妳很聰明，妳的決定是對的，因為血糖已經恢復正常！恭喜妳！但妳還是要繼續維持正確的飲食及良好的生活習慣！」

暫時停止將更多毒素送進體內的飲食方式

以下是我當初對這位女士所提供的飲食建議：

★**停止吃煎、炸、炒、烤、燒的食物：**尤其是油條、洋芋片、炸肉排、炸薯條、炸雞等食物，是導致糖尿病的起因之一！

★**停止吃含糖或糖分過高的食物：**糖果、果醬、餅乾、蛋糕、蜂蜜、巧克力不能再吃，就算是麵包、麵條、米粉、冬粉、義大利麵、油飯等也不能碰，吃進這些食物，會造成血糖快速的升高。

建議停止吃

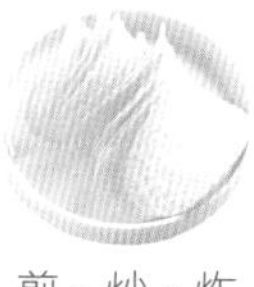

煎、炒、炸燒、烤

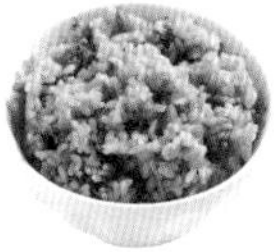

高油食物：油飯

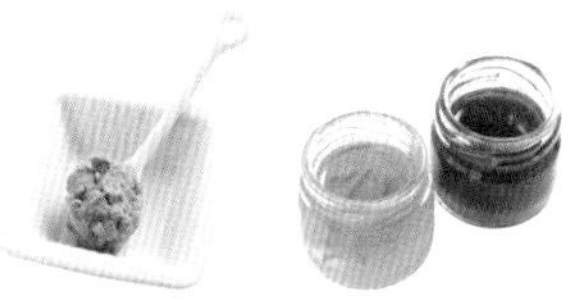

高糖分食物：花生、果醬

★停止吃花生、花生製品（包括花生醬、花生糖）**、腰果及開心果：**這些食物是「禁果」！如果破戒吃了，糖尿病就不會有任何改善！

★停止再喝紅酒和含酒精的飲品：因為它們被喝進身體後立刻快速的轉變成糖，甚至比糖還壞，因為它們的分子結構是C_2H_5OH，比糖的分子$C_6H_{12}O_6$小三倍，所以酒精的被吸收速度也比糖快三倍，喝下之後，血糖會立刻飆升，不得不謹慎！

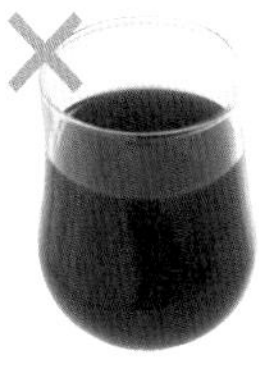

糖尿病患最好連代糖都不要碰

許多醫學刊物、報章雜誌或電視廣告，都宣稱每天喝一小半杯紅酒，有益心臟和血液的循環。的確，紅酒對心臟有益處，但卻不利糖尿病患。

雖然案例中這位女士表示經常手麻、腳麻，氣血循環很差，所以醫生鼓勵她不妨每天喝一小杯紅酒改善心血管循環；但會手腳發麻，並不是血液循環差的關係，而是受到糖分的影響。

紅酒是葡萄發酵釀成的，裡面自然含有高糖分，而糖尿病患是不能吃糖和含糖分高的葡萄酒；況且就算是只吃代糖，控制了血糖不升高，卻無法控制血液的濃度不增高，因此才會產生手腳麻痺的情形。如果不想以後發生截肢的情形，就應該停止喝紅酒，以及食用所有含代糖的食物、飲料、點心等，以免招來截肢和中風的危機！

★停止吃進過多動物蛋白質：AB血型的人不能吃太多的動物蛋白質，不管是雞肉、牛肉、豬肉，或是對健康良好的高蛋白魚肉和豆腐，都不能過量，以免蛋白質阻塞並傷害腎功能，造成頻尿等困擾；最好每週只吃兩次動物蛋白質，最多三次為限。

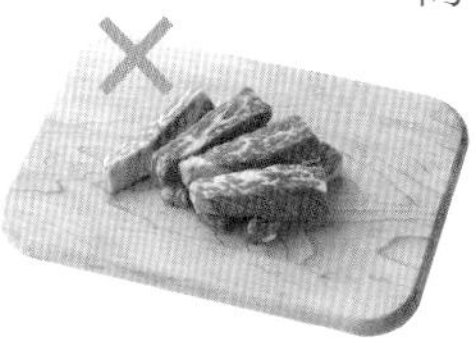

▲攝取過量的動物性蛋白質會提高身體的負擔，甚至會影響到腎功能及排尿系統。

要儘快將體內的食物毒素清除乾淨

有了正確的觀念，也願意改正錯誤的飲食，接下來便應該進一步把身體的毒素徹底排出去，於是我告訴她要多喝有益健康的蔬果汁，而為了能攝取到蔬果中的植物生化素，便要藉助強大馬力的生機調理機，所以我請她要先預備一台有3.5匹馬力以上的生機調理機，才能事半功倍。

平衡血糖及血壓蔬果汁

【份量：1天6～7杯　口感：酸甜帶微苦】

材料

蔬菜

全紅大番茄2顆、胡蘿蔔1/2條、中型甜菜根1個、西洋芹2根、蘆筍4根、苦瓜1/2條、大黃瓜1/2條、君達菜1大葉（若不易取得，可免；但要增加苦瓜為1條的份量）

水果

奇異果2個、新鮮藍莓及枸杞

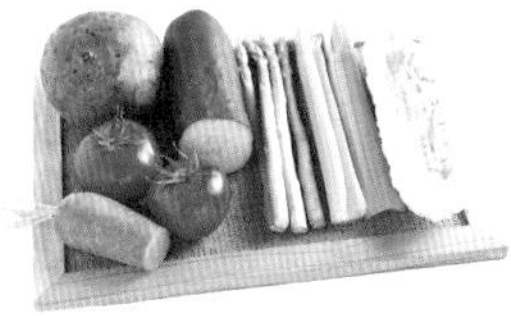

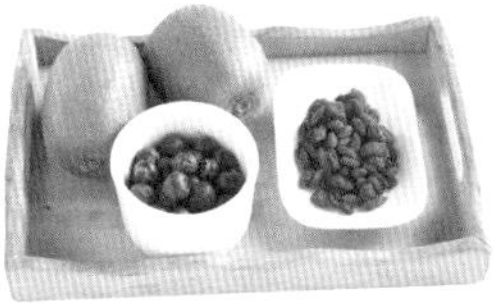

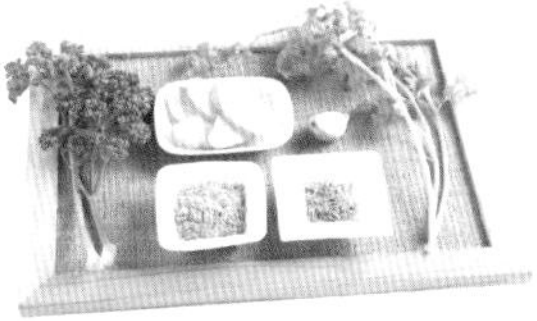

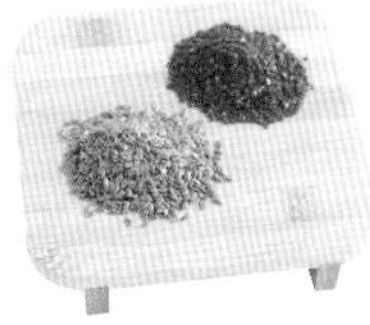

各1/2杯（如果沒有藍莓，可以用桑莓代替）

香料

香菜3小支、巴西利3小支、帶皮老薑5片、蒜頭1小瓣、薑黃粉1小匙、小茴香子或粉1小匙（有時可替換成肉桂粉1/4小匙或胡蘆巴粉1小匙）

種子

亞麻子2小匙、芝麻4小匙（黑、白、棕色芝麻都可以）

好水

活性水2杯（用來增加細胞的活性礦物質和平衡血液的酸鹼度）

營養補充品

卵磷脂2小匙、蜂花粉2小匙、綠藻15粒

作法

❶所有食材洗淨；番茄、胡蘿蔔切塊；甜菜根去皮切塊；西洋芹切段；蘆筍切段；苦瓜、大黃瓜切片；大君達菜切小片；奇異果去皮，切塊備用。

❷把活性水倒入三匹馬力以上的蔬果機內，再放入所有的蔬菜、水果、綠藻、香料，一同攪打2分鐘成汁，再打開蓋，加入卵磷脂、蜂花粉，續打約30秒，即可飲用。

★糖尿病患最好只選吃芭樂、青蘋果（非紅蘋果）、奇異果、藍莓、枸杞子。

★最好是早餐之前一小時先慢慢喝2杯，午餐和晚餐之前兩小時各2杯。

每天午晚餐吃多種類、多顏色的蔬菜湯&生菜沙拉&五穀豆米飯

糖尿病的人士可以在每天的食譜裡吃任何的蔬菜，總之種類要多，顏色要多，尤其天天都要吃不可缺的苦瓜、南瓜、大黃瓜、君達菜、西洋芹、蘆筍；但馬鈴薯及地瓜都是高澱粉類的食物，會升高血糖最好暫時不要吃，除非是低血糖，那就要天天吃了，因為它們會不停的提供糖分給身體，保持血糖的穩定！

每天中午都要吃一大盤種類多、顏色豐富的全生生菜沙拉，晚餐的全生沙拉食材同中午餐的沙拉食材一樣，只是份量減少。晚餐吃完一小盤生菜沙拉後，可再蒸一個連皮帶籽的小南瓜吃，這樣就不怕半夜餓醒；或是吃五穀豆米飯也很好。

另外每星期可吃兩次清蒸魚或魚湯，如鮭魚、鮪魚、水煮罐頭沙丁魚都可，吃的時候要加很多切細碎的香菜，以及帶皮老薑末、蒜頭末、小茴香粉、肉桂粉、丁香粉各少許。

若不想吃魚，也可改吃一個有機的全熟水煮蛋，且蛋白、蛋黃都要吃。

建議食物	不建議食物	可補充的食物
○ 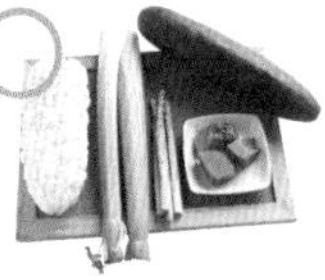	✕ 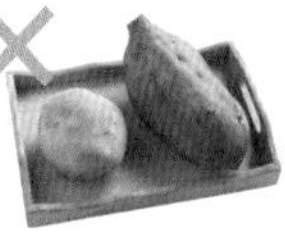	○ 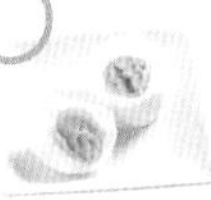 or ○ 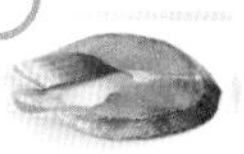
不可或缺的蔬菜	高澱粉的食物	每星期建議補充兩次

健康蔬菜湯

材料（份量隨意，除非特別註明）

蔬菜

全紅大番茄、胡蘿蔔、西洋芹、蘆筍、苦瓜、大黃瓜、芽菜、君達菜及發芽的任何豆類

調味料

小茴香1/2小匙或肉桂粉1/4小匙、切細香菜、薑絲及蒜片多少都可，再加上橄欖油或亞麻子油

作法

❶先將全部的材料清洗乾淨；大番茄、胡蘿蔔切片；西洋芹切塊狀；蘆筍切段；苦瓜、大黃瓜切小塊狀；君達菜切碎。

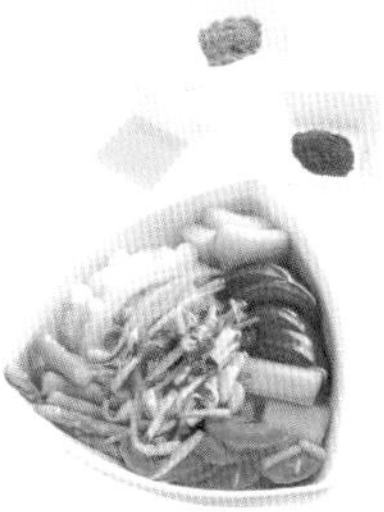

❷準備一個湯鍋，倒入活性水，以大火煮沸，加入大番茄、胡蘿蔔以中火煮約三分鐘。

❸再續加入其他的材料煮至熟，熄火，加入全部的調味料再攪拌一下，即可食用。

吳醫師的健康小叮嚀

★蔬菜湯亦可換成以下食譜：纖維粉2大匙、芝麻粉（黑或白芝麻粉都可以）3大匙、蜂花粉2小匙，全部放進1大杯四百西西的活性水中或無加糖的豆漿或杏仁奶，輕輕搖勻後，立刻喝下。不僅能獲得飽足感，還能幫助排便，對糖尿病患非常重要。

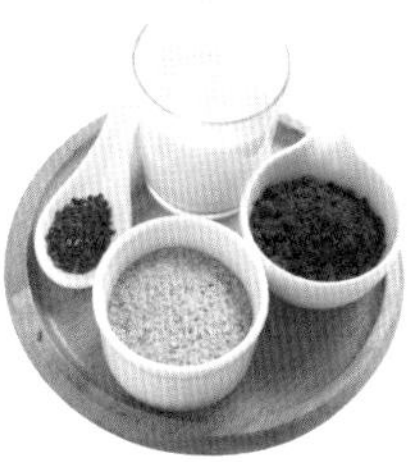

▲簡易又方便可促進排便力的飲品。

平衡血糖及血壓的全生沙拉

材料（份量隨意，除非特別註明）

蔬菜

全紅大番茄、胡蘿蔔、中型甜菜根、西洋芹、蘆筍、苦瓜、大黃瓜、南瓜、茄子、君達菜1大葉（馬鈴薯和地瓜則暫時不要吃）

沙拉醬

蒜頭末、帶皮老薑末、九層塔末、薄荷葉或月桂葉、小茴香粉、肉桂粉、丁香粉、冷壓初榨橄欖油1大匙、中鏈三酸甘油脂椰子油1大匙、青檸檬汁1顆（或用有機蘋果醋替換）

作法

❶全部的材料清洗乾淨；大番茄切片；胡蘿蔔（不去皮）、甜菜根去皮，刨成絲；西洋芹切塊狀；蘆筍切段。

❷苦瓜、大黃瓜切片；南瓜（去皮刨絲）、茄子切絲（不需煮熟）；君達菜切細，再將全部的材料一起放在容器中。

❸將全部的沙拉醬汁放入容器中混合成醬汁，淋在處理好的生菜沙拉上，即可食用。

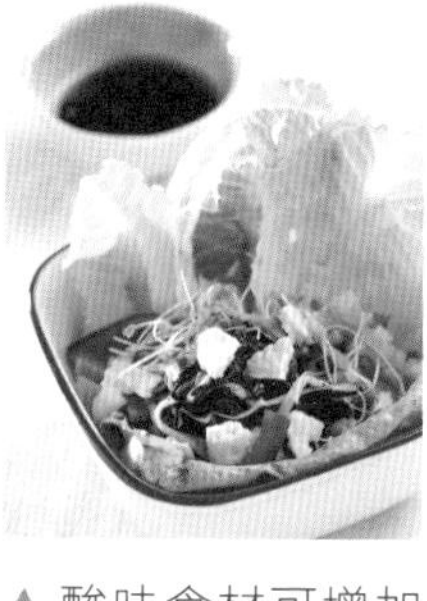

▲酸味食材可增加沙拉的風味。

吳醫師的健康小叮嚀

★如果要增加沙拉的風味，請暫時只放極少量的酸味水果，且最好選擇奇異果、青蘋果、新鮮藍莓、枸杞、青檸檬汁及黃檸檬汁。

★如果不想吃冰冷的生菜沙拉，可把蔬菜稍微蒸或用滾水略汆燙，也可以煮成蔬菜湯

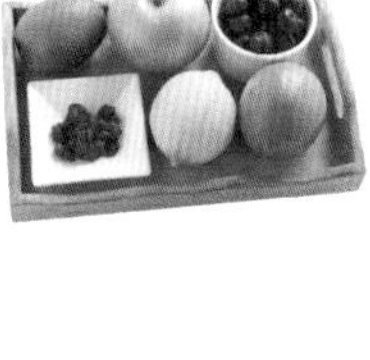

喝，但仍建議生吃，較能供應身體更多豐富的營養。

★選擇特別提煉出只含有中鏈三酸甘油脂的椰子油（MCT油），身體的脂肪　不會分解它，讓它直接被肝臟吸收。它會將肝臟的脂肪轉變為熱能，從而降下脂肪的蓄存量，達到減肥的作用。一般的第二型糖尿病患都有體重超標，食用只含三酸甘油脂的椰子油是減體重的其中一個方法。但要小心：每二十五公斤的體重只能食用1大匙，一天不能超過3大匙。如果又每天在強陽光下快步走二十～三十分鐘，這對有糖尿病又有高三酸甘油脂，或沒有糖尿病但有高三酸甘油脂的人士，是降低高三酸甘油脂的天然方法。

★青檸檬有補腎作用，有益糖尿病患。因為有糖尿病的人腎臟都不是很好，所以才會多尿、頻尿！

★但如果腎功能已經退化，接近洗腎的邊緣，也可將一杯（約二四〇西西）切細碎的洋香菜（巴西利）及半杯切細碎的香菜（芫荽）倒入蔬果機，加一杯活性好水，用高速打30至40秒，就大約有二杯有很多泡沫的洋香菜汁，而這泡沫就是改善腎病的良藥。喝之前，先榨半個或一個青檸檬汁混勻於洋香菜汁後，才喝完。最好早上空腹一次，下午空腹一次。

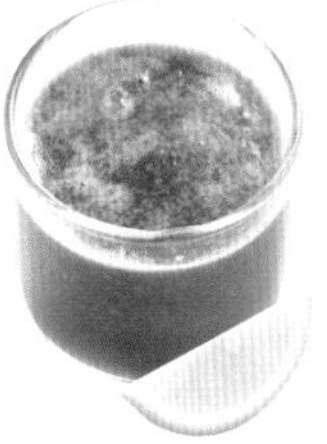

▲巴西利、香菜、好水及檸檬是自然良藥。

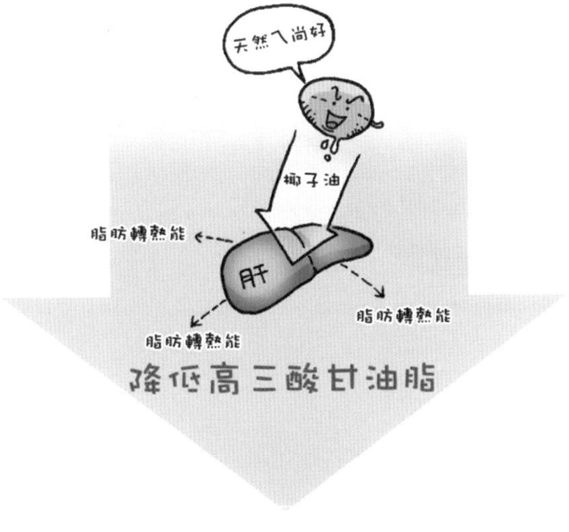

每天在強陽光下快走運動和排便同等重要

運動是降血糖最好的武器，尤其是強陽光下的運動。大多數的糖尿病患及稍微糖分過高的人士都有過高的膽固醇及三酸甘油脂。運動會將三酸甘油脂快速轉變為熱能而被消耗掉，避免危險的心臟突發危機率。強陽光會將膽固醇轉變為維生素D_3，從而自然的降下膽固醇，阻止血管的栓塞及四肢的麻痺。

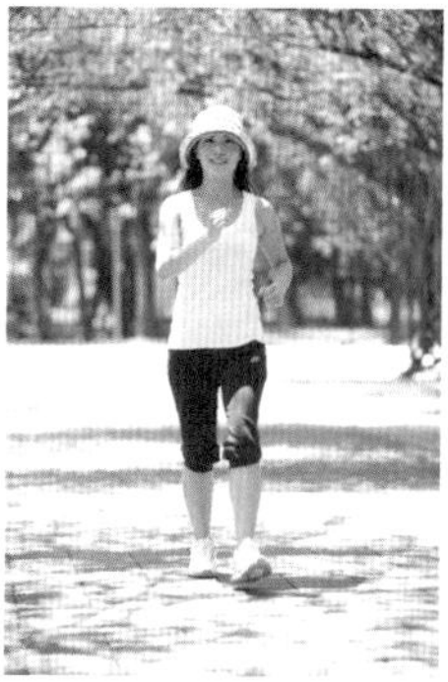

每天三次或四次的排便是降膽固醇的好方法之一。大多數的糖尿病患都只有一次的排便，甚至幾天才一次的排便也有。運動會加速大腸的蠕動增加排便的次數。

★每天要在強陽光下快步走二十～三十分鐘：也建議可在早上及黃昏溫和的陽光下輕鬆散步半小時。這是防止骨質疏鬆症最好的方法，同時也是防癌及提升免疫力最有效的方法。快走方法請見「養生療癒運動」一節。

★每天要有4次排便：為了達到一天3～4次的排便功效，除了運動以外，可藉助纖維粉，服用方法為將2大

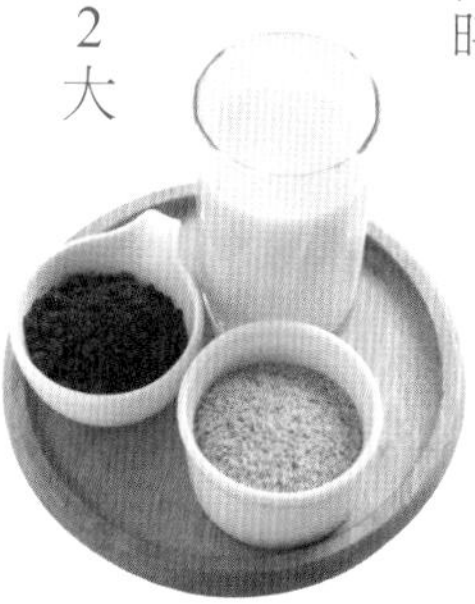

▲我們每天是攝取三餐的飲食，所以排便次數也要達到一天有3～4次。

匙的纖維粉和3大匙的芝麻粉（黑或白芝麻粉皆可），以及1大匙的石榴油（如沒有石榴油，也可再喝纖維粉一半時，以15粒綠藻〔chlorella〕來代替），放入1大杯四○○西西的活性好水中或無加糖的豆漿或杏仁奶，輕輕搖勻後，立刻喝下，可視個人需求，一天喝2～3次。

每天按摩腳底，改善糖尿病及高血壓

按摩步驟

1. 找到胰臟位於雙腳底的反射區，在反射區上均勻塗上按摩油。（胰臟反射區：由右腳胃的反射區下端，向左橫過輸尿管到左腳向右2英吋的地方）

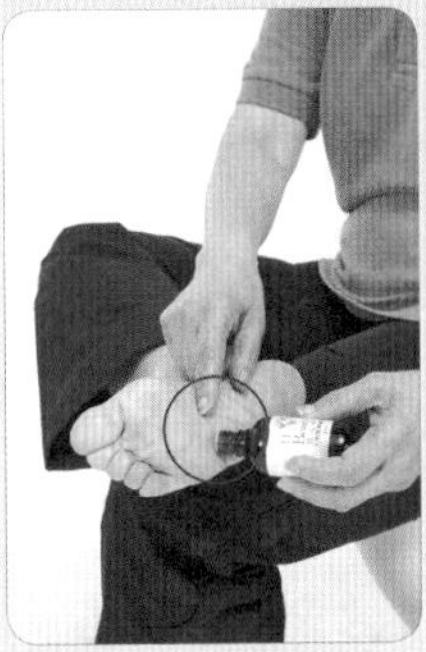

2. 以雙手大拇指大力按壓，約30秒～1分鐘，一天2～3次。

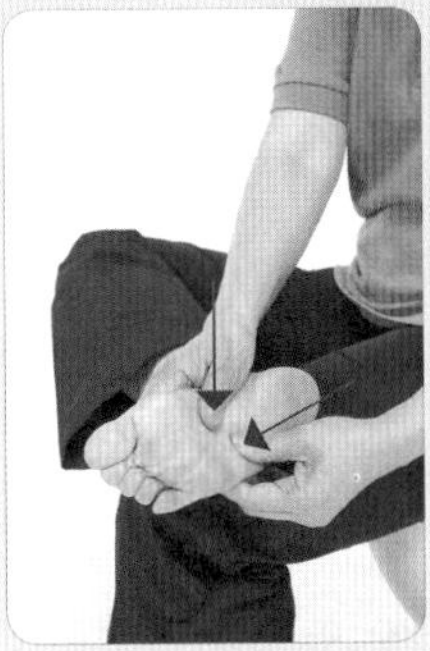

每天建議補充的適量營養品

糖尿病患不管是否有打針吃藥，都是由於長期吃過多煎、炸、炒、烤、燒的食物，尤其是過多的煎、炸食物！這一類的錯誤烹調食物會帶來很多的自由基，它們會破壞血管內層的細胞，引起細胞發炎、縮小血管的寬闊度、阻止血液的疏暢循環、升高血液的濃度、引發四肢麻痺及心臟的缺氧、缺血及缺營養，甚至心臟發作或中風！

所以有血糖稍微過高或糖尿病的人士，不是急著服藥打針來控制血糖，而是要立刻徹底改變過去錯誤的食譜及立刻服一些能疏通血管、軟化血管及保護心臟的營養品，如：

★可幫助血液循環、強化心臟功能和增強精力的輔酶素 CoQ10 營養品。
★可幫助血管的潤滑、舒張及減壓的基本油酸營養品。
★可幫稀釋血液濃度，避免手腳發麻的營養品。
★可幫助血糖正常化，含有硫辛酸成分的營養品。

這位女士由於被糖尿病糾纏很久，所以剛開始也無法相信糖尿病可以徹底改善；反而向我抱怨我所建議她停止再吃的飲食內容，會讓她吃不到食物，而隨時處在飢餓的狀態，造成血糖的紊亂。

為此，我向她求證，我所提到的那些油炸的食物，的確是她及她的爸爸還有幾位叔叔們，非常熱愛且經常吃的東西；還有那些含高糖分的食物，也全都是她喜歡且經常吃的，但家庭醫生並沒有阻止她，只要求她記得打胰島素就可以。以往她每天都可以吃半包，甚至吃掉一包的花生、腰果或是開心果。如此惡性循環的結果，她的糖尿病當然不可能好轉，甚至會越加惡化。

幸好她最後理解到，我所建議她的蔬果汁，以及早、午、晚餐的內容，都是最天然、營養豐富的食物，是大自然的恩賜！而她也發覺到，依據我的建議吃東西，其實她整天都在吃東西，又怎麼會飢餓呢？而且這樣少量多餐的吃法，絕對能平衡血糖，讓血糖穩定下來。事實證明，她辦到且成功脫離糖尿病了！

從上述個案的例子裡，大家應該已感受到血型對吃的重要性！也理解到其實「身體裡面的醫生」才是最佳良醫，只要方法用對了，是可以徹底改善疾病的。

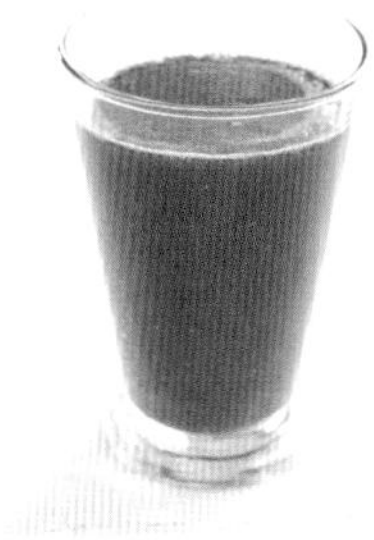
▲營養又豐富的蔬果汁。

而所謂「身體裡面的醫生」，指的就是免疫系統和自癒系統！只要願意相信它們的功能，同時供應它們最好的天然食物，給它們一個機會，它們自然會醫好我們身體的疾病，還我們一個健康的身體！

肥胖&乳癌&三高 個案參考（飲食／生活／運動／營養計畫）【女性】

很多的人都為體重過高、身體過重過胖而煩惱及擔心，因為肥胖會帶來高血壓、高膽固醇、高血糖、高三酸甘油脂、心臟病、中風，甚至癌症。也因為這樣，健身中心到處林立。減重藥物、減重營養品，比比皆是。很多人還跟著阿金氏醫師（Dr. Atkins）的減重計畫天天在吃高蛋白質的肉類。的確，體重是下降了，但心血管疾病的問題也來了，大腸癌也因為高蛋白的肉類而來，便秘就更不用說了，而他本人也死於心臟病！

其實，減重很容易，只要肯改變以前錯誤的生活習慣，吃對血型的食物、喝含有很高植物生物素及全營養的減重蔬果汁及做對運動，就能在短短幾個月內達到成效。以下就是一個典型的例子。

【個案參考】

我因為十分肥胖（體重約一百公斤），所以有很多疾病找上門來：例如第二型糖尿病、高血壓、心律不整、膽固醇過高、膝蓋關節炎等。我的身體就像是一個藥罐子，吃了很多年的藥，卻不見任何改善；後來我左邊的乳房又被檢測出有惡性腫塊，我感到很害怕，但我心裡又很明白，這一切病痛的起因，都是因為我太胖所造成；過去，我花了無數的金錢與時間，嘗試各種減肥方法和減肥食譜，但沒有一樣真正有效，即使有用，短時間內又會胖回來。

我的一位多年好友，依照吳醫師的建議，改變飲食方式，開始每天喝蔬果汁，吃大量且新鮮的生菜沙拉和水果，同時還搭配適當的運動及營養品，結果真的瘦下來了，人變得健康又有朝氣，讓我很羨慕！於是我也去找吳醫師，請他幫我。

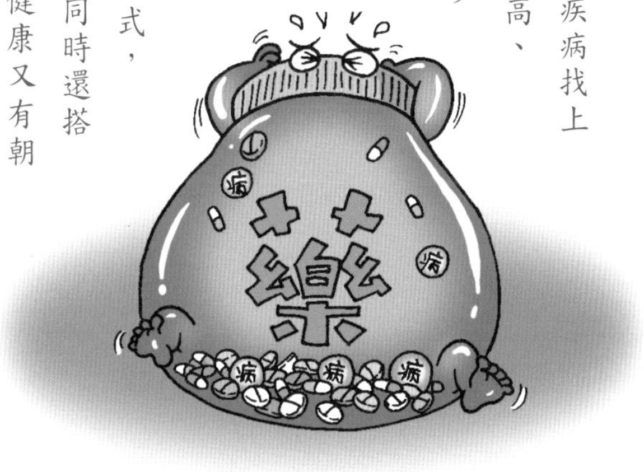

除了施行生機飲食、改掉所有飲食的壞習慣，我還勤奮地做快走運動及按摩。沒想到八個月後，我的健康有極大的改善，醫生都感到好奇，一直要求我再接受更多精密的檢查來確認，最後他們確定我不再需要服藥；最神奇的是我乳房的惡性腫瘤也消

失了！我的醫生到現在仍半信半疑，我是怎麼辦到的？

我現在的體重是六十八公斤，以我一七六．五公分（五．八呎）的高度來說，我很滿意現在的我。我會繼續依照這個食譜來吃，同時也會每天繼續分兩次快步走四十分鐘，來保持我的體型與健康。

暫時停止再送進體內更多毒素的飲食方式

這位女士是由美國佛羅里達州來到我的保健自療中心，我對她印象非常深刻，因為她每做一個動作，都顯得非常吃力，必須喘很大一口氣。當說到她的健康問題時，臉上的表情就像一個等著上死刑台的囚犯般，愁眉苦臉。

當時我請她把左腳的鞋子和襪子脫下來，她費了好大的勁，終於脫下了鞋襪，把腳伸出來，我看完她的腳之後問她：「妳的甲狀腺功能過低，醫生曾經幫妳驗過甲狀腺促激素的指數（TSH）嗎？」

她急切的反駁說：「有啊！可是醫生說我的TSH指數四．一，屬於正常範圍內。」

我耐心地解釋：「沒錯，就西醫的指數，甲狀腺促激素的正常值是〇．四五～五．五；但在自然療法裡，正常值是一．二～一．八，超過2就算是不正常了，更何況妳現在已經高到四．一了，這表示妳身體的新陳代謝太慢了。」她聽了大吃一驚，一副無法置信的表情。

我繼續說：「為了妳的健康著想，妳願意照我的建議去做嗎？」她想都沒想就拼命的猛點頭。於是我開始提出適合她的建議，首先，便是要她立刻暫時停止再吃以下這些對健康構成威脅的食物：

★停止吃牛奶製品：牛奶、乳酪、牛油、冰淇淋、優格、巧克力、披薩，因為這些牛奶製品含有人工複製的生長激素的殘留，常吃會使身體急速增胖，並可能帶來乳癌、腸癌、卵巢癌。

★停止吃肉類：雞、鴨、牛、豬、熱狗、香腸、火腿等，都不要再吃，因為它們也含有高量的激素，會加快肥胖，同時動物性蛋白質過高也會使血液過度酸性，引發關節炎、高血糖、高膽固醇、腸癌的危機。

★停止吃煎、炸、炒、烤、燒的食物：這樣烹調的食物都要用到高熱的油。高熱的油會產生很多的劇毒致癌的多環芳香碳水化物（polycyclic aromatic hydrocarbons，簡稱 PCAH 或 PAH），會帶來乳癌、胰臟癌、膽囊癌的疑慮，同時也會產生很多的自由基，會破壞細胞引起細胞發炎，帶來關節疼痛、高血壓、血管阻塞、心臟病等慢

建議停止吃

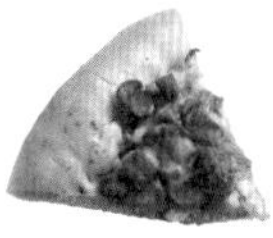
牛奶製品

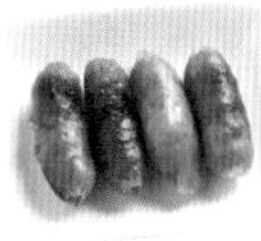
肉類

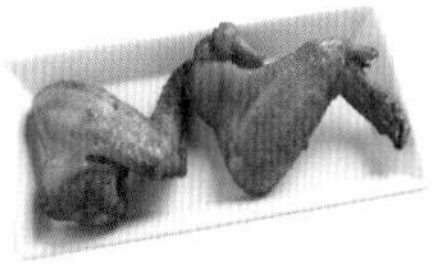
煎、炸、炒、烤、燒

性病，而且這些毒素，進入身體後，會讓身體產生很多脂肪細胞（adipose cells）來將毒素吸著，以免傷害身體。天天吃這類食物就會越來越胖。

★停止吃粉類製品：無論是精製粉類或全麥粉及全米粉的粉類所製成的食物，如麵包、麵條、義大利麵、饅頭、米粉、河粉、冬粉、蛋糕、糕餅、餅乾，都不宜吃，因為這些碳水化合物是增加體重的源頭。同時這類食物也含有會長腫瘤的溴金屬，常吃會有乳房腫瘤、甲狀腺瘤、胰臟腫瘤、腎上腺瘤、子宮肌瘤、攝護腺肥大的疑慮。

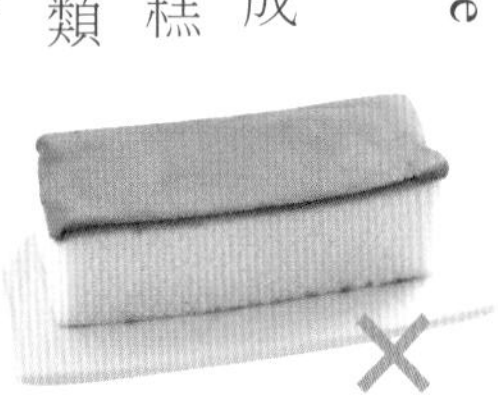

★不要再吃花生、花生糖及醬、腰果、開心果：因為這四種食物都是高熱量，會增加體重，而且這四種食物都會容易發黴產生黃麴素，會使乳癌加劇惡化，也會有肝癌的疑慮，而且，這些也是會升血壓和升血糖的食物，吃了會使糖尿病、高血壓更加嚴重。另外這些食物也都是高酸性和高蛋白質的食物，會使關節更加發炎、痛楚！

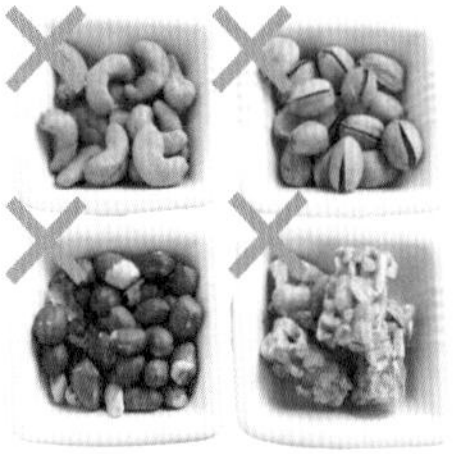

▲高熱量的食物易增加體重，同時也會升高血壓及血糖，應戒除食用。

每天喝蔬果汁清除體內毒素，身體才能輕盈擺動

停止了不該吃的食物後，還要每天喝6～7杯的蔬果汁，將體內累積的廢物、毒素排出。為了喝蔬果汁時能完整吸收到的植物生化素，務必準備馬力強大的蔬果機，才能徹底將生鮮蔬果的精華釋放出來。

甩油輕身蔬果汁

【份量：1天6～7杯　口感：酸帶苦】

材料

蔬菜
全紅大番茄2顆、胡蘿蔔2條、中型甜菜根1個、西洋芹1根、蘆筍5根、海帶半杯、嫩菠菜1小把（約手掌可握住的份量）、君達菜1葉（或苦瓜1條）

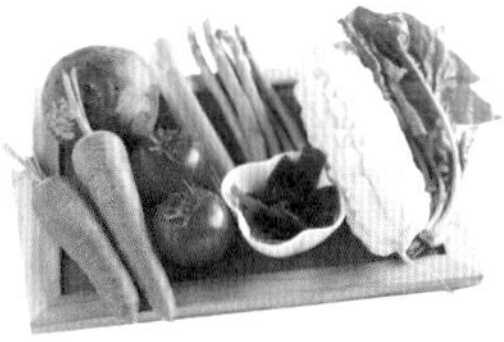

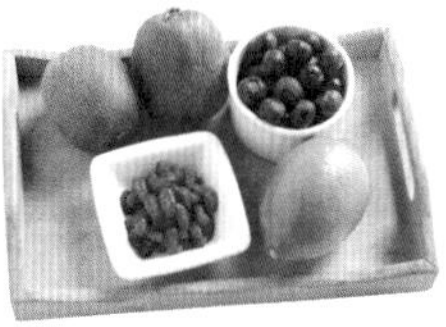

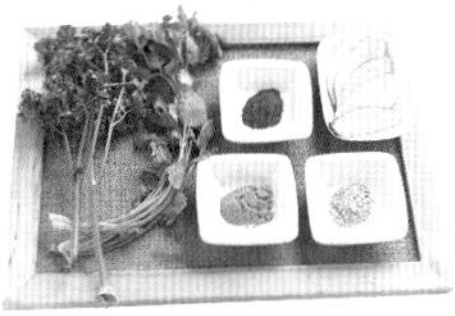

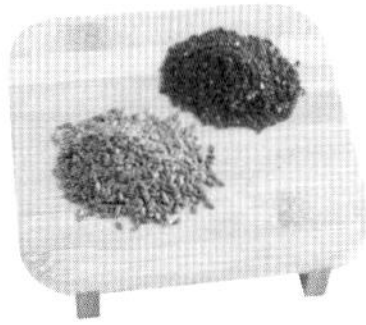

水果
奇異果2顆、新鮮藍莓及枸杞各1/2杯、青檸檬1顆

香料
香菜3小支、巴西利3小支、帶皮老薑10片、薑黃粉1小匙、肉桂粉1/4小匙、胡蘆巴粉1小匙

種子
亞麻子1大匙、黑芝麻1大匙、巴西堅果5粒

好水

活性水2杯（用來增加活性礦物質和平衡血液的酸鹼度）

營養補充品

卵磷脂1大匙、蜂花粉2小匙、綠藻15粒

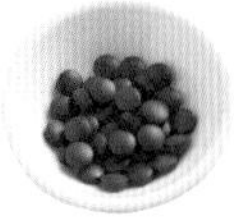

作法

❶所有食材洗淨；番茄、胡蘿蔔切塊；甜菜根去皮切塊；西洋芹切段；蘆筍、嫩菠菜、海帶切細；君達菜切小片；奇異果去皮切塊備用。

❷把活性水倒入蔬果機內，再放入所有的蔬菜、水果、香料、綠藻，一同攪打2分鐘成汁，再加入卵磷脂、蜂花粉，續打約30秒即可飲用。

❸早上喝2～3杯，午餐和晚餐之前1小時各1杯，剩下的在下午任何時候喝都可以，每天都要喝完7杯。

每天午晚餐都要吃多種類、多顏色全生沙拉與五穀豆米飯

每天中午都要吃一大盤種類多、顏色豐富的全生生菜沙拉，提供給身體每個細胞；晚餐的全生沙拉食材則與午餐的沙拉食材一樣，只是份量減少。晚餐吃完一小盤生菜沙拉後，如果感覺不夠飽足，可以再吃點五穀豆米飯

另外，每隔2～3天，可以吃一次六〇克的清蒸魚或魚湯，吃深海魚時，只能吃清蒸

每天午晚餐多吃

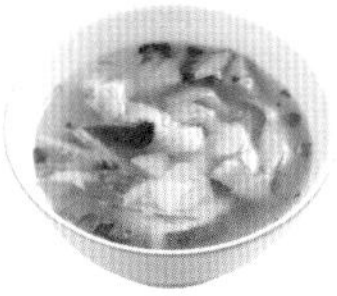

魚湯

搭配

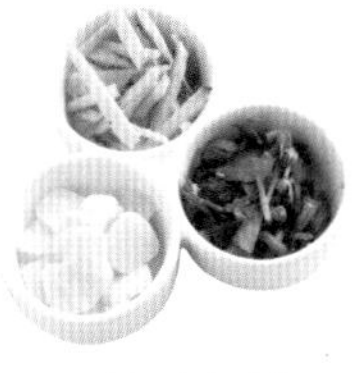

天然香辛料

▲煮魚湯都要加老薑絲、蒜頭片和切細的香菜。

魚或魚湯，且都要加老薑絲、蒜頭片和切細的香菜，水煮罐頭沙丁魚兩條最好是沒有番茄汁的。或是一個全熟的有機水煮蛋，且蛋白、蛋黃都要吃。

營養豐富的全生蔬菜沙拉

材料（份量隨意，除非特別註明）

蔬菜

全紅大番茄、胡蘿蔔、中型甜菜根、西洋芹、蘆筍、嫩菠菜、君達菜、綠花椰菜、紫菜、稍微發芽的豆類（可以綠豆、紅豆或黃豆輪流更換）1/2杯及多些。

沙拉醬汁

香菜、巴西利、帶皮老薑末、蒜頭末、九層塔等切細碎、薑黃粉1小匙、葫蘆巴粉1小匙、肉桂粉1/4小匙、亞麻子粉、黑芝麻粉、含中鏈三酸甘油脂的椰子油1大匙、芝麻油1大匙、青檸檬汁1/2顆、黃檸檬汁1/2顆（檸檬汁可用有機蘋果醋交互替換）

作法

❶全部的材料清洗乾淨；大番茄切片；胡蘿蔔、甜菜根去皮，刨成絲；西洋芹切塊狀；蘆筍切段。

❷嫩菠菜、君達菜切碎；綠花椰菜切小朵，再將全部的材料一起放在容器中。

❸將全部的沙拉醬汁放入容器中混合成醬汁，淋在處理好的生菜沙拉上，即可食用。

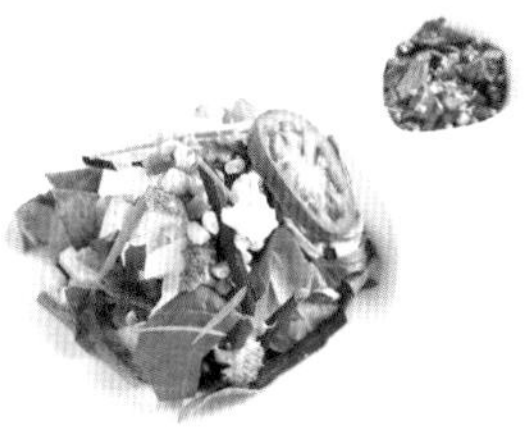

吳醫師的健康小講堂

★除了食譜裡的材料，還可以加入奇異果、新鮮藍莓或枸杞，讓沙拉的風味更佳。也可以再加些全生的杏仁切片及巴西果核切片，尤其要加大量的海藻、海帶、紫菜。

★椰子油雖然是飽和油，但不是會增加體重及有礙健康的純椰子長鏈飽和油，而是只有提煉出來的中鏈三酸甘油脂，是減重的好油，但只能限每二十五公斤一大匙。但我要再強調，並不是好油就能多吃，千萬要小心。

喝蔬果汁、快走、喝好水、按摩

血毒是百病的根源。長期吃煎、炸、炒、烤、燒的食物，長期吃進含有添加化學物、激素及防腐劑的食物，長期處於工作壓力的狀態和環境，都會使血液的毒素增加，尤其是工作壓力及情緒緊張是幾十倍多過垃圾食物的毒素，所以要優先停止一切毒素的送進身體，之後要：

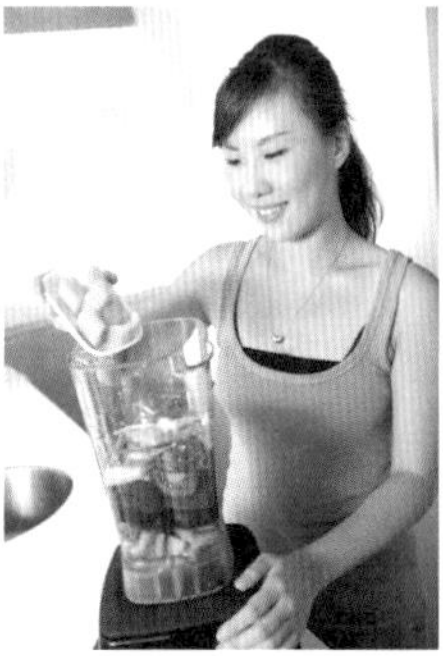
▲用天然食材供給細胞養分，自然可激發人體的免疫系統，輕鬆提高自癒力。

★**每天喝蔬果汁：**用豐富的植物生化素蔬果汁來清血毒並提升免疫及自癒系統的功能。

★**每天要在強陽光下快步走二十~三十分鐘：**快步走是最安全經濟的運動，而陽光可以幫助強化免疫力及修補身體損壞的細胞，詳情請見「養生療癒運動」一節。也建議可在早上及黃昏溫和的陽光下輕鬆散步半小時。

★每天要有3～4次排便。為了達到一天3～4次的排便效果，可藉助纖維粉，服用方法為將2大匙的纖維粉和3大匙的芝麻粉（**黑或白芝麻粉都可以**），放入一大杯三六〇西西的活性水或杏仁奶中，輕輕搖勻後，立刻喝下，可視個人需求，一天喝2～3次；務必要有4次的排便才能將體內的廢物排出。

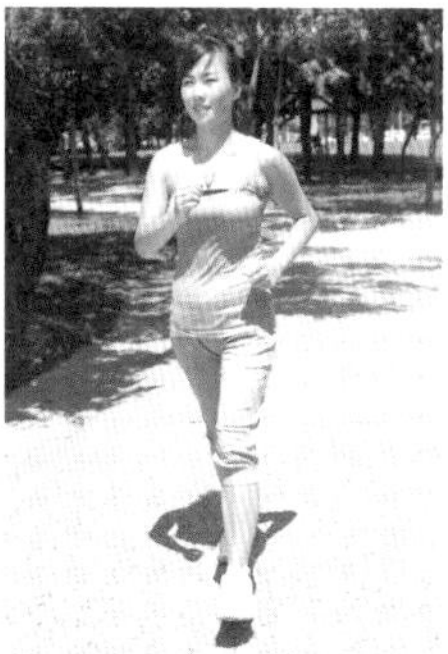

★每天一定要慢慢喝6～8杯活性好水。許多人誤以為逆滲透蒸餾水、電解水、鹼性水、負離子水、質子水、電子水就是活性水，其實以上的水是每個想健康的人都應該喝的好水，因為我們的身體百分之七十二以上是水，要健康，就要喝乾淨的好水；但若已經生病，就最好喝活性水來幫助身體改善病痛，這是好水或健康水不能達到的功效，就算沒病，也盡量補充活性水來喝。

★每天按摩左右腳底各二次以及左右腳背各2次。每天要用優質按摩油，大力地按摩左右兩隻腳的甲狀腺反射區（**見附**

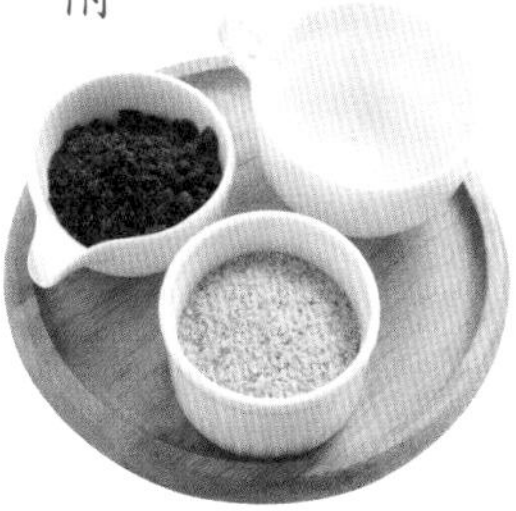

▲水溶性纖維粉能排除腸道宿便，避免壞菌增生。

錄五），一天2次，每次1分鐘，且痛的地方要多按幾下。每天也按摩左右腳背各2次。在乳房的反射區塗上優質的按摩油，大力地按摩左右兩腳乳房的反射區（詳見第四二二頁），一天2次，每次1分鐘，而且痛的地方更要多按大力些。

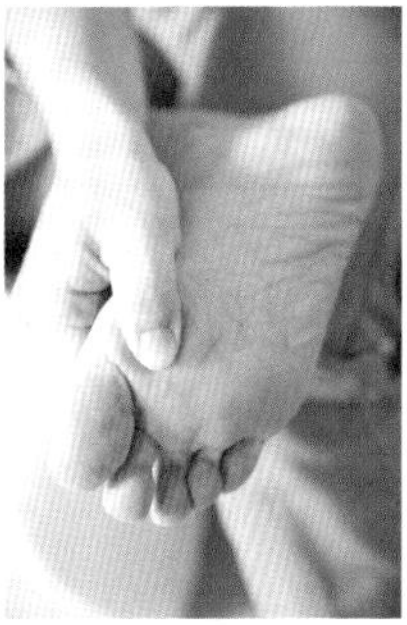
▲甲狀腺反射區

每天建議補充的適量營養品

這位女士因為肥胖的關係，造成糖尿病、高血壓、高膽固醇，甚至還有乳癌等問題，所以我嚴正的告訴她，對於每個病症，都要搭配一些營養品，幫助調整甲狀腺功能和減肥。以下便是我提供給她的營養品建議內容：

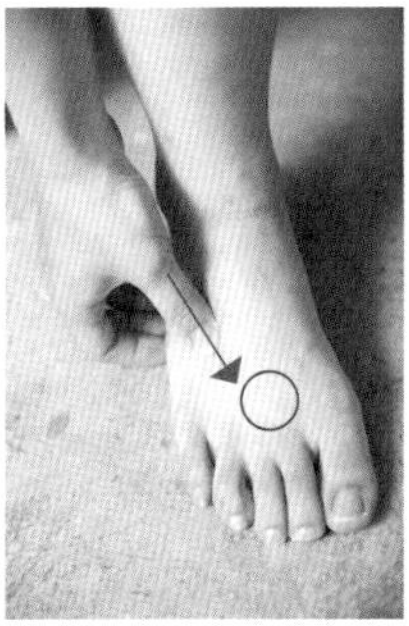
▲乳房的反射區

★可幫助恢復甲狀腺功能的營養品。

★可幫助血液循環，增加心臟功能及精力和增加每個細胞的產生能量，如輔酶素CoQ10及增加甲狀腺功能的營養品。

★可提升免疫系統和自癒系統的營養品。

★用來修補細胞膜，含有基本油酸成分的營養品。
★用來平衡膽固醇的營養品。
★用來增加消化系統的益菌營養品。
★用來平衡荷爾蒙內分泌的營養品。

經過八個月之後，這位女士打電話給我，告訴我她現在已恢復健康，體重也大幅下降，與之前簡直判若兩人。雖然她跟我說，瘦下來之後，先前所有大尺碼的衣服全部要丟掉買全新的，害她花了不少錢，但我聽得出來那不是抱怨，而是她的驕傲，於是我說：「舊的不去，新的不來啊！」在此祝福她能永保健康。

攝護腺肥大 個案參考（飲食／生活／運動／營養計畫）【44歲男性／O血型】

攝護腺（即前列腺）是一個有如核桃大小，在膀胱下端、圍繞在陰莖內的輸尿管上端和直腸前面的性腺。它的功能是在性交時分泌精液，方便精蟲游入子宮，同卵子結合受孕。

一般而言，男士的攝護腺到了四十歲，就會開始慢慢肥大，引起多尿、頻尿、夜尿及尿時分叉的現象。有的人小便時會有刺痛的感覺，就以為也是攝護腺的問題，但也有可能只是攝護腺圍繞的輸尿管受到細菌的感染而發炎，並不是攝護腺本身的問題。

如果有攝護腺肥大，建議先大量閱讀相關醫學書籍或瀏覽網站資訊，對攝護腺疾病有清楚認識。要做任何決定之前，一定先詢問別的醫生的第二意見，以及問問已有動過手術或做過放化療的朋友，供評估參考，以免造成任何遺憾！

【個案參考】

我今年四十四歲，小便時總要花很長的時間，去看了醫生，抽血驗出的PSA值是5，醫生說我的攝護腺有些肥大，開立了藥方給我，同時吩咐我六個月後再去複診。

我問醫生，為什麼我的攝護腺會肥大，他說一般男士過了四十歲，多半都會有肥大的情形，導致排尿困難，吃了藥之後，小便就會暢通，不用太過擔心；但我服了幾個月的藥，排尿的情形仍然沒有改善，醫生說要切片檢查之後才能知道詳情，到時再作決定。

我的太太叫我去找吳醫師問問他的第二意見（second opinion），因為她以前子宮有肌瘤，靠著吳醫師教她的生機飲食食譜，直到現在已經五年多了，每年的體檢，子宮都一直很健康。

後來吳醫師根據我的血型及身體狀況，替我設計了一套飲食計畫，也教我利用按摩來改善症狀，此外，還建議我補充一些營養品。想不到在四個月之後，我的排尿狀況已變得很順暢，再去驗血，PSA已經下降到1，不用受切片（穿刺）之苦了！

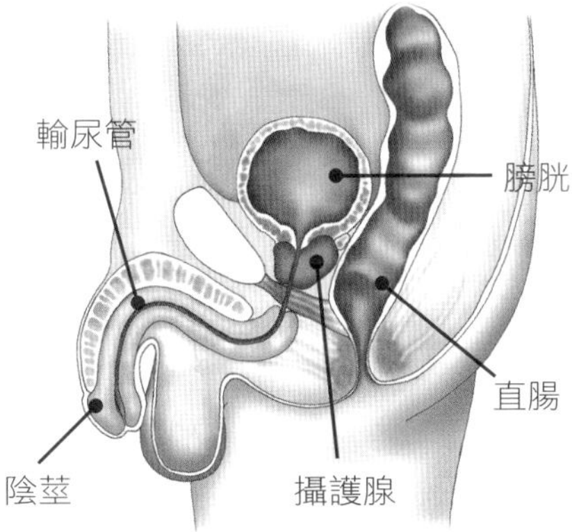

▲攝護腺肥大會造成生理及心理的困擾，及早調整飲食才是改善症狀最佳的對策。

戒掉錯誤的飲食習慣

一般在診治攝護腺肥大的病人時，會抽血驗PSA，但PSA只能知道病人的攝護腺是否肥大，並不能知道有沒有癌。如果高過4的指數，西醫可能會要病人繼續服藥或做切片以確認是否真的有癌。

實際上，醫生在抽血驗PSA的時候，就可一起查驗攝護腺磷酸酶的指數（Prostatic Acid Phosphatase，簡稱PAP）、癌胚胎抗原指數（Cancer Embryonic Antigen，簡稱CEA）、甲胎兒蛋白指數（AFP）及乙型人絨毛膜性腺促激素（Beta Human Chorionic Gonadotropin）。從這幾項指數就可以知道攝護腺的細胞有沒有癌細胞或擴散，如果都在正常的指數範圍內的最低數字（0.5以下），就表示攝護腺只是肥大，沒有癌細胞。如果都超標，就絕對要嚴肅對待是否已經罹患癌症！

當初我希望這位病人先去驗血做以上所有的癌症標記指數，但他說：「我如果不想再驗血，可不可以像我太太那樣用生機飲食來改善小便困難的問題？」

我說：「因為你的PSA值為5，雖然超過標準，但還不算高，可以先靠生機飲食和服用一些天然的營養品，再配合按摩穴道來調養，讓身體有機會自己調整，恢復攝護腺的正常功能。」

我詢問了他的血型和血壓狀況，他是O血型，血壓正常八〇／一二〇。我觀察了他的左腳一會兒後，要他暫時戒掉以下的食物和以前錯誤的烹調。

★不再吃一切用米粉和麥粉製造的食物，如：麵條、麵包、包子、餃子、饅頭、米粉、河粉、蛋糕、糕餅、餅乾，因為這些食物都含有重金屬溴化物，而蛋糕、糕餅、餅乾又含有反式脂肪，會使攝護腺腫大、長瘤。

★不再抽菸：因為菸草含有很多致癌物質。

★不喝含有化學物的汽水，和含有酒精的飲品：汽水的製造原料是化學合成劑，含有過多的糖分，而1杯酒等於3杯糖水，癌細胞是靠糖分來生存擴散的。如果你的攝護腺已經有癌細胞，就會加速癌細胞數量的增加。

★不吃一切煎、炸、炒、烤、燒的食物：食用油經過高溫加熱之後，會產生很多自由基，破壞攝護腺細胞，引起細胞的癌變。

★不吃一切牛奶製品：如：牛奶、奶油、乳酪、煉奶、奶粉、奶油、披薩、冰淇淋、酸奶（優格或優酪乳）、巧克力（含牛奶及糖的巧克力）。這些產品都含有激素和防腐劑，會加速攝護腺的增生腫大（proliferation），增加排尿的困難。

★不吃有打針的動物肉類，及有動物蛋白質的食品：包括雞肉、牛肉、豬肉、羊肉和人工養殖的魚或蝦，因為吃了會加速癌細胞的增生，阻塞尿道排尿的暢通。

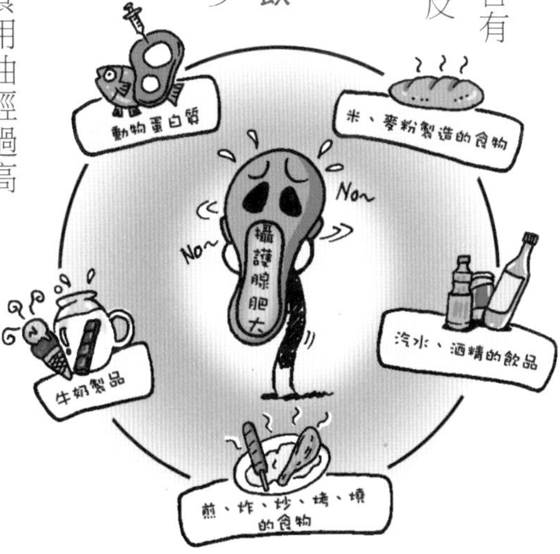

▲錯誤的飲食方式只會加速癌細胞的增生，阻塞尿道排尿的暢通。

此外，我也提醒他，正常的性生活是很重要的，請不要再用自慰的方法來洩慾，因為自慰也會升高PSA的指數。他打斷我的話說：「太神奇了，怎麼你連這個也知道？我只有一個月自慰一至兩次，這樣的行為也會導致攝護腺有問題嗎？」

我說：「同太太圓房，陰陽平衡，有助健康；然而常自慰會腫大、肥大，慢慢會陽亢而乾，最終會陽萎！」

接下來我教他用以下的全生新鮮食材打成蔬果汁：

泌尿道保健蔬果汁

【份量：1天6杯　口感：酸甜】

材料

蔬菜
番茄2個（或10粒小櫻桃番茄）、胡蘿蔔1根、中型甜菜根1個、西洋芹1根、蘆筍3根

水果
藍莓1/2杯（或任何的莓果皆可）、枸杞子3大匙

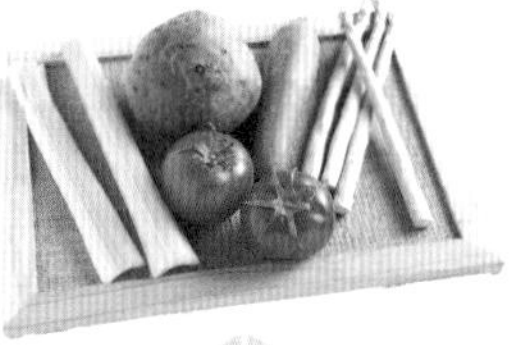

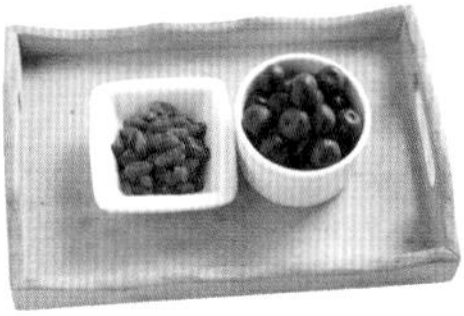

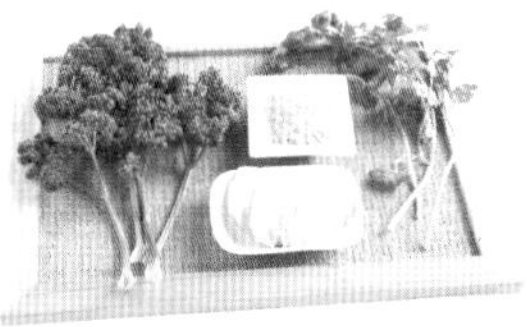

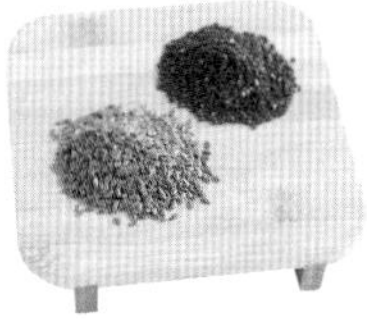

香料
巴西利7小支、香菜3小支、連皮老薑片3~5片、薑黃粉1小匙

種子
亞麻子2小匙、芝麻子（黑或白皆可）4小匙

好水
活性水2杯

營養補充品
卵磷脂2小匙、蜂花粉2小匙

作法

❶所有食材洗淨；番茄、胡蘿蔔切塊；甜菜根去皮切塊；西洋芹切塊；蘆筍切段備用。

❷把活性水倒入三匹馬力以上的蔬果機內，再放入所有的蔬菜、水果、香料及種子，一同攪打二分鐘成汁，再打開蓋，加入卵磷脂、蜂花粉，續打約三十秒，即可飲用。

每天午晚餐生菜沙拉、水煮蔬菜加五穀豆米飯食譜

午餐和晚餐可以先吃一大碟如同蔬果汁食材的全生沙拉後，才再吃水煮熟的任何喜愛的蔬菜和五穀豆米飯。在午餐時也可以在吃完全生沙拉後，再吃三十克（1盎司）蒸熟的任何無汙染的深水魚或罐頭沙丁魚，但一個星期只能吃三次。

五穀豆米飯 DIY

（份量隨宜，除非特別註明）

材料

稍微發芽的任何豆類半杯、糙米、黑米、紫糯米、蒜頭6瓣，老薑切碎、香菜切碎、洋香菜切碎、薑黃粉1小匙

作法

❶將五穀米稍加清洗，加入其他食材、活性水，移入電鍋中煮至開關跳起，即成美味的豆米飯。

❷吃之前，可以加些枸杞子、芝麻粉、亞麻子粉、切細碎的香菜、石榴油或亞麻子油，混合均勻才吃，味道會更好。

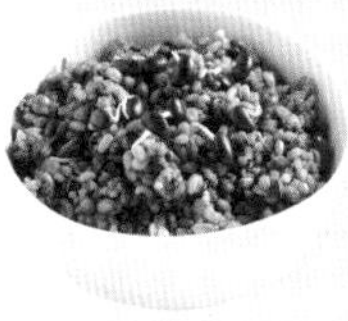

每天三至四次的排便，並在陽光下快走

★每天一定要保持最少三次的大便，能四次更好。如果沒能達到3～4次大便，可去有機食品店購買纖維粉和芝麻粉（黑或白皆可）。作法是將二大匙纖維粉和二大匙的芝麻粉，放入一大杯（三六〇西西）的好水（冷水或微溫水）或杏仁奶中，輕搖勻後立刻喝下，一天2～3次，務必要達到有3～4次大便。

★每天要在強陽光下快步走二十～三十分鐘：快步走是最安全經濟的運動，而陽光可以幫助強化免疫力及修補身體損壞的細

每天勤加按摩足底攝護腺反射區

按摩步驟

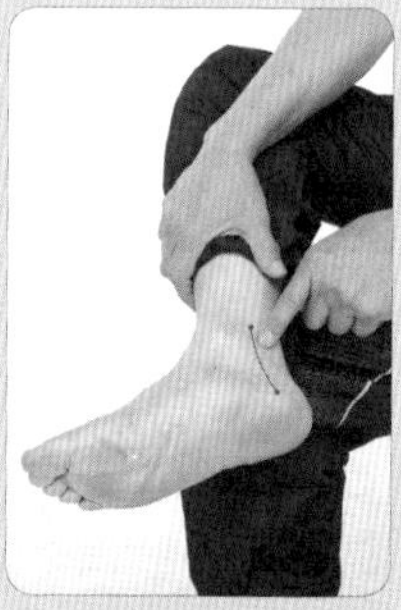

1. 找到攝護腺（前列腺）的反射區（與女性子宮位置相同）。攝護腺是在雙足內側足踝的後面部位。

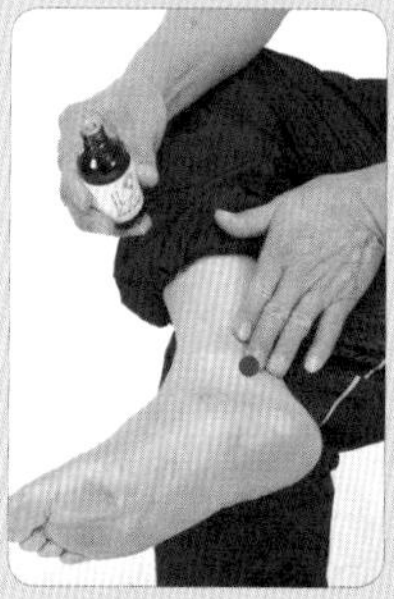

2. 在反射區上均勻塗上優質的按摩油。

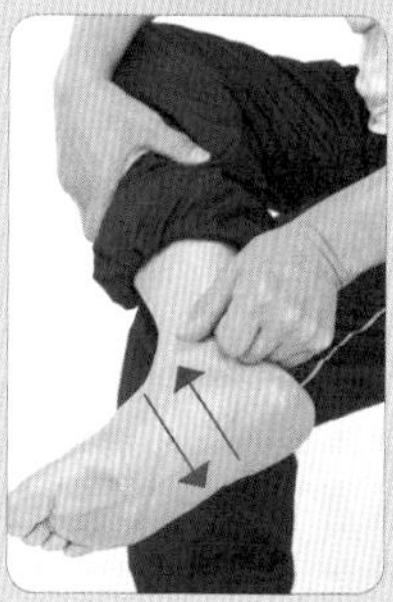

3. 手握拳，用指關節以上下來回的方式，大力按摩，持續30秒至1分鐘。兩腳皆要按，一天2～3次。

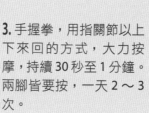

胞，也建議可在溫和的陽光下輕鬆散步半小時。詳情請見「養生療癒運動」一節。

每天建議補充的適量營養品

最後，我建議他補充一些營養品讓攝護腺能得到充足的營養，加快攝護腺恢復正常功能：

★幫助恢復正常的排尿功能，含植物醇成分的營養品。
★幫助抑制發炎，含有亞麻子煉出來的基本油酸成分的營養品。
★幫助平衡消化系統及膀胱的好菌，並剋制壞菌，含有多種好菌的營養品。
★幫助加強免疫系統，含有加強免疫巨噬細胞的營養品。

這位男士還不到四個月就打電話來報喜，同時也問我，是否還要繼續這樣吃？

我開心的回答：「這是你自己的功勞，因為你肯努力的去實行，才能在這麼短的時間有這麼好的成效。你應該繼續這樣連續吃幾個月，最好是能維持至少九個月，九個月之後，再抽血檢驗CEA、AFP、HCG和PSA，如果都是零，就肯定已經完全沒有異變細胞或癌細胞；如果是0.5以上，最好能繼續你現在的食譜直到指數到達0.5以下，最好是0，才是最安全的。此時你才能放鬆的去吃適合O血型的食譜（請參考《不一樣的自然養生法》）！謝謝你的電話，繼續努力加油吧！」

痛風 個案參考（飲食／生活／運動／營養計畫）

【中年男性／O血型】

痛風是腎臟代謝失常所引起的疾病。一般而言，男士罹患痛風的機會比女士高得多。絕不可輕忽痛風，若不改善，有可能是腎衰竭、心臟病及淋巴癌的先兆。

痛風會引起關節炎的發作、血壓的上升，甚至腎衰竭！凡含有高嘌呤（purine）的食物，如：蝦、蟹、貝殼類、雞鴨豬牛及所有動物的內臟，和含高蛋白及高鈣的豆腐都會使腎臟工作過度負荷，無法及時將尿酸排出體外。當尿酸累積在關節，尤其是在大腳趾關節、腳踝及腳跟結成晶體時，就會帶來劇痛。酒精更會加速尿酸的凝結成晶體，引起劇痛，這就是痛風的起因。

只想用藥物來化解尿酸晶體，並沒有真正解決痛風的根源。長期吃藥卻不肯更改飲食內容，最終會引起腎衰竭及淋巴癌！唯有改變食譜，盡快針對痛風的根源處理，也就是修補腎臟功能，方為上策。已經有痛風的人，不管是什麼血型，建議都要立刻轉而吃A血型或AB血型的食譜（可參閱《不一樣的自然養生法》書中的血型食譜）。同時也要知道，因為腎臟每一秒鐘都在做濾血的工作，因此痛風要完全改善可能要一兩年的時間，才可能讓腎臟完全恢復正常的功能。痛風的劇痛雖然可以用藥物或食物在七至十天內感受到有所改善，甚至不覺得痛，但不要誤會是已經全好了！

以下是一位痛風病人的真實案例，供大家作參考。

【個案參考】

我有痛風已經好幾年，吃藥都未能見效。我是一位「懶」病人，生病時習慣用吃藥的方法來快速治病，但痛風這個問題反反覆覆出現，導致我吃藥的習慣也就維持了好幾年。後來我病情加劇，腰也開始痛，這才害怕起來。一位朋友原本像我一樣有痛風的毛病，但最近看到他，他卻說他透過吳醫師的飲食指導，痛風已經很久沒有再出現了！經過他的介紹，我在太太的陪同之下，前去拜訪吳醫師。

見到吳醫師，我立刻跟他說：「我朋友叫我來找您，用食療來改善我的痛風。我朋友說他的痛風十天就好了⋯⋯」

想不到吳醫師打斷我的話，他說：「沒這麼快吧？十天只是減輕痛楚，要完全改善需要一到兩年的時間，你認為你可以做到嗎？」

我急著說：「我不是這個意思，我是說我的朋友只照著您的食譜吃，就在十天內有明顯改善，我也希望這奇蹟發生在我身上，因為實在是太痛苦了，最近腰更痛到無法伸直呢！」

於是吳醫師叫我脫掉左腳的鞋子和襪子，並詢問我的血型和血壓。我說：「我的血型是O型，血壓是八十五／一二五，沒有吃血壓藥。」

他對我說：「你雖然是O血型，但你要照著本書第六十六頁的A血型來吃，因為你的血太酸，不能再吃會使血繼續加酸的食物」。接著，他還教我喝青檸檬汁、吃酸澀櫻桃、喝蔬果汁、吃豆米飯以及補充營養補充品等方法，來改善我的痛風。

照著做十天後，我的疼痛果真大幅改善了，我立刻打電話給吳醫師，跟他說：「如果早一點這麼做，我就不用白白痛苦這麼多年！我有信心我一定會完全好起來的。我會跟我的一個朋友分享，他也有很嚴重的痛風，比我吃藥還長的時間。他一定會很高興來看您，謝謝！」

暫時停止吃一切會使血液變酸的食物

★**禁吃牛奶製品：**牛奶、乳酪、奶油、奶粉、煉奶、鮮奶、披薩、冰淇淋、巧克力（含牛奶成分）的食物，因為這些都是動物性蛋白質，會加劇血液的酸性，使痛風更加難受。

★禁吃肉類、肉湯：牛肉、豬肉、羊肉、雞肉、鴨肉、動物的內臟等等，因為這些高酸性的動物性蛋白質會使腎臟過濾功能衰退，升高血液中的尿酸，帶來劇痛，更是痛風的起因之一。

★禁吃海鮮：蝦、蟹、貝殼類，除了一星期可吃一次魚或海參，因為海鮮有很高的嘌呤，會升高尿酸，也是痛風的起因之一。

★禁吃豆類和豆腐，但可吃稍微發芽的任何豆類，尤其以埃及豆（也稱雞嘴豆或雞豆）、青白色的利馬豆（Lima bean）及黑豆所發芽的豆為佳，因為豆類也屬酸性的食物，一樣會增加酸痛，只有發芽豆、豆芽才是鹼性，才能減輕痛楚。

★禁吃用粉製成的食物：麵、麵包、米粉、河粉、糕餅……等，這些粉製品也是酸性，好轉後最好少吃，一星期一兩次倒沒問題。

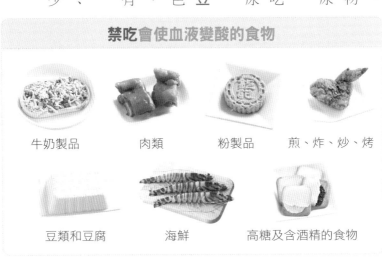

禁吃會使血液變酸的食物

牛奶製品

肉類

粉製品

煎、炸、炒、烤

豆類和豆腐

海鮮

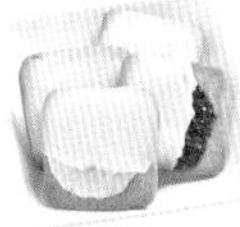
高糖及含酒精的食物

★**禁吃煎、炸、炒、烤的食物：**因為食用油一經過高溫加熱，會產生很多自由基，破壞細胞膜，引起細胞發炎，增加劇痛，甚至癌變。

★**禁喝汽水、奶茶、咖啡奶及菸酒**（含酒精的飲品）**：**因為這些含高糖分、高刺激素及高化學物的飲品會使腎臟的過濾負荷加重，加速腎功能的衰竭。

以上都是會使血液變酸的食物，痛風患者最好暫時完全禁絕，等九個月有好轉改善後，才少量的偷吃一些，但若能戒口，則最好戒掉，等到一年或兩年，腰部不再痛時，腎臟完全好了才可以再少量吃！這樣最安全。

改善痛風，天然且沒有藥物副作用的自然飲食法，可以喝青檸檬汁以及吃紫紅色很酸澀的櫻桃。這兩個方法都有可能很快感受到改善的效果，但這只是將尿酸排出體外和將尿酸晶體溶解，只是治標非治本！要治本就要改善腎臟功能，快則一年內，慢則可能需要兩年，甚至更長的時間，視病人各方面健康的情況而定！

青檸檬汁，連續喝四至七天

用四顆大的青檸檬，先用手掌捏壓軟後，切開一半，將汁捏搾入有四杯活性水的瓶內，混合搖勻後，在一天內喝完，連喝四至七天，並且每天還要喝6～8杯的蒸餾水及活性水，互相交替來喝。

在這七天內，只能吃一切清蒸、水煮或全生的蔬菜，和隔天吃半杯稍微發芽的豆和五穀豆米飯。

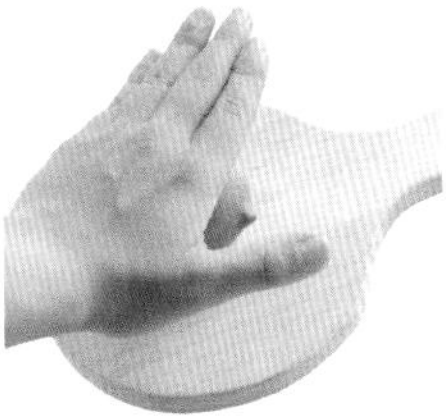

▲用手掌把檸檬用力來回壓軟後，可釋放出更多的檸檬汁。

酸澀櫻桃（tart cherry），每天吃三十至四十粒

每天吃三十至四十粒紫紅色很酸澀的櫻桃，持續吃四至七天，越酸的櫻桃效果越好。此外，天天只能吃蔬菜和少量酸的水果，如：奇異果、青蘋果、百香果。

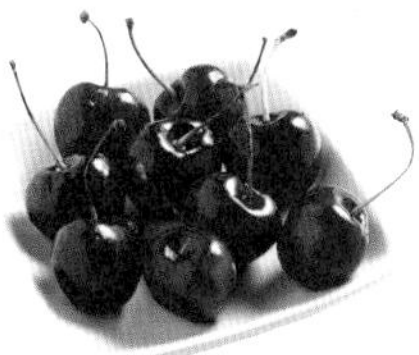

▲櫻桃

要儘快將體內毒素清除乾淨

斷絕了不好的飲食習慣，同時也不再將會汙染血液的食物送進體內後，喝能強腎祛毒的蔬果汁是最佳的選擇。

強腎祛毒蔬果汁

【份量：1天4～5杯　口感：微酸甜】

材料

蔬菜

紅番茄1顆、胡蘿蔔1條、中型甜菜根1個、西洋芹2根、蘆筍3根、防風根（parsnip）切碎1/2杯

水果

青奇異果2個硬的、藍莓1/2杯（或枸杞子3湯匙，或黑醋莓半杯，或有籽的黑葡萄10～15粒）

香料

香菜3小支、巴西利7小支、連皮老薑5～10片、薑黃粉1小匙、小茴香1小匙

種子

亞麻子2小匙、黑芝麻3小匙

好水

活性好水2杯（或1顆青嫩椰子汁）

營養補充品

卵磷脂1大匙、蜂花粉2小匙、綠藻15粒

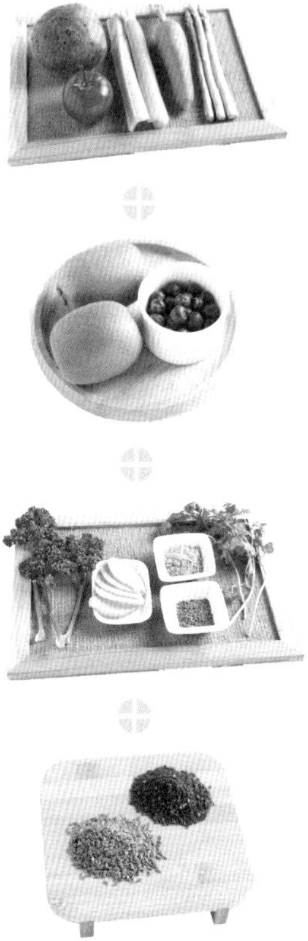

作法

❶ 所有食材洗淨；紅番茄、胡蘿蔔切塊；甜菜根去皮切塊；西洋芹、蘆筍切段；防風根切碎；奇異果去皮切塊備用。

❷ 把活性水倒入三匹馬力以上的蔬果機內，再放入所有的蔬菜、水果、香料、種子及綠藻，一同攪打2分鐘成汁，再打開蓋，加入卵磷脂、蜂花粉，再續打約30秒，就有4～5杯。

吳醫師的健康小叮嚀

★早上2～3杯當早餐，中餐晚餐前1～2小時各喝1杯，一天喝完5杯，不要少於4杯，多喝會更好。

每天午、晚餐吃種類多、顏色豐富的生菜沙拉與五穀豆米飯

中餐和晚餐可以先吃一大碟全生沙拉，之後才吃些燙熟的，或半熟的蔬菜和五穀豆米飯。

中餐和晚餐的生菜沙拉可以用如同蔬果汁一樣的食材（份量隨宜），再加半杯稍微發芽的埃及豆、白色扁豆或黑豆，再加很多的切細海帶或海藻，和加椰子油或黑芝蔴油及少量的生堅果片。記住！每一口食物都要細嚼30～40下再吞下去，這樣才容易消化食物和吸收營養。

除此之外，每天還須搭配良好的生活習慣：

每天喝六至八杯好水、四次排便、快步走加上按摩

★每天還要再慢慢喝6～8杯蒸餾水和活性水（互相交替來喝）**或更多些**。

★每天還要有四次大便。如果沒能達到4次，可到有機食品店買纖維粉和芝蔴粉：將2大匙纖維粉和3大匙的芝蔴粉放入1大杯（三六〇西西）的好水或青椰子汁，一天食用2次或3次，務必保持天天要有4次的大便。

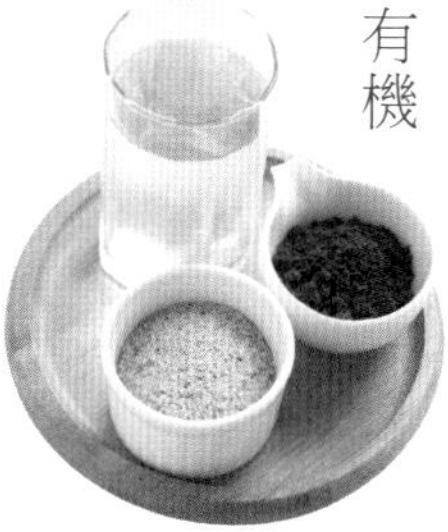

▲纖維粉、芝麻粉搭配青椰子汁中混合飲用，可增加排便的次數，達到清腸排毒的作用。

★每天還要盡量在陽光下快步走二十分鐘，雖然開始時因為痛有點困難，但慢慢就會適應！也建議可在溫和的陽光下輕鬆散步半小時。

★每天要用優質的按摩油塗在痛的地方，輕輕的按摩，慢慢的加重壓力，直到能承受為止，每個痛的地方每次按摩一分鐘，一天2~3次，也按摩相對不痛的地方，塗上按摩油後，以非常大的力道按摩和捏壓，以感覺有痛感為準，按摩一分鐘。之後將按摩油塗於手掌中，將手掌放在腰部腎臟的方位，以順時針方式按摩四十九下，之後以逆時鐘方式按摩四十九下，一天2~3次，任何時間皆可做。

每天建議補充的適量營養品

我也建議他要長期補充一些營養品，至少一至兩年：

★用來增加腎臟能量的生產，活化腎細胞，含有輔酶素（CoQ10）成分的營養品。

★用來修補腎臟的細胞膜，含有亞麻子油酸成分的營養品。

★用來加強腎臟功能和腎上腺荷爾蒙的平衡分泌，含有淫羊草（horny goat weed）和馬加（maca）等成分的營養品。

★要補充益生菌，很多痛風病患因為長期服藥及喝咖啡，腸內的益菌已經被殺死光了。因此每天要適時適量補充腸道益菌。

但若已經由痛風轉變為淋巴癌或腎癌或腎上腺癌腫瘤，除了要將蔬果汁提高為六至七杯、用優質按摩油按摩腎臟和輸尿管的反射區及之前的營養品外，也要再補充以下的目標營養品：

每天按摩腎、輸尿管和膀胱的反射區

按摩步驟

1. 痛風乃是因為尿酸累積過多，因此要經常按摩腎、輸尿管和膀胱的反射區（湧泉穴）。在腎、輸尿管和膀胱的反射區均勻塗上按摩油。

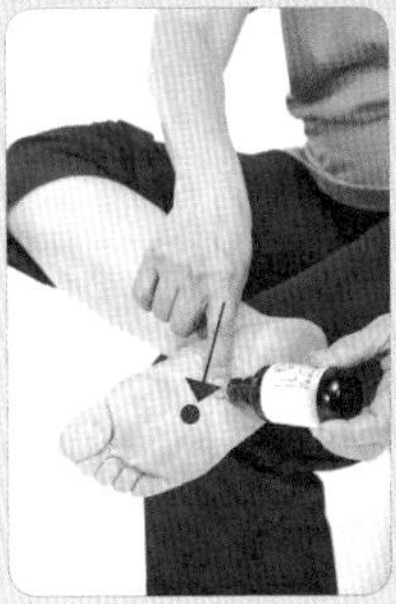

2. 接著用雙手大拇指大力按摩輸尿管、膀胱等反射區（湧泉穴）。痛的地方要多按幾次，讓按摩效果深入。若有失禁問題者，也可以按摩此處。

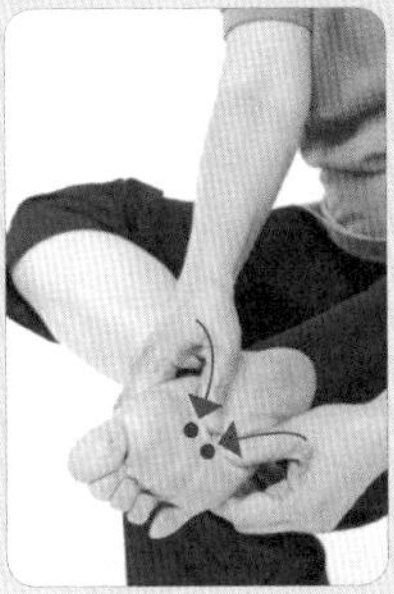

★用來平衡整體荷爾蒙分泌：含有貝母（fritillaria bulb）、蕁蔴（nettle）及香附子（cyperus rhizome）等成分的補充品。

★用來增強免疫系統打擊力的營養品。

★用來幫助免疫系統切斷血管增生的營養品。

★幫助肝臟的解毒功能，含有紅甜菜根、百葉薊、乳薊、蒲公英及幾十種對肝有幫助的營養成分補充品。同時最好也照本書第二四九頁做四天的排膽石，讓肝臟更加容易排毒，減輕腎臟的排毒壓力。

腎臟病患採用生機飲食特別須知——腎臟衰竭的特別蔬果汁

腎臟病患若要試試以上的生機飲食，需特別加用以下一個食療方：

★將7根巴西利及3根香菜切細碎，放入蔬果機，一天用2杯的活性好水打汁，一天用青椰子汁打。打二分鐘後分開2份，一份早上空腹喝，留一份下午空腹喝。喝之前一定要先加一個青檸檬汁才喝。

★也可用優質的按摩油塗在雙腳底的腎臟反射區（湧泉穴）及輸尿管反射區，之後用雙手大姆指指尖上下按摩10~20下，再大力按壓、放鬆、按壓、放鬆持續9次，一天按摩3回。按摩後，要慢慢喝1大杯用溫的活性好水沖泡的花旗蔘或西伯利亞蔘茶。綠茶、黑茶（Black tea）、紅茶、白茶（White tea）及咖啡都不宜喝，並堅持吃A血型不宜吃動物蛋白質的食譜，詳情請參考《不一樣的自然養生法》。

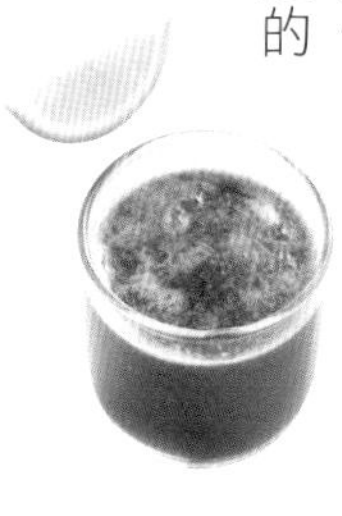

▲巴西利、香菜、青椰子汁及好水攪打成的蔬果汁飲用，提升腎臟機能。

更年期 個案參考（飲食／營養計畫／按摩）

【女性／A血型】

更年期不是病，只是女人一生中必定要經過的一段過渡期，也可以說是一個特別標記，從女孩有月經到能生孩子時期，後來轉變為停經，不再懷孕時期的一個轉捩點標記；如果以生理方面來說，女人從原來高雌激素到低雄激素的內分泌身體轉為低雌激素到高雄激素的內分泌身體的轉捩點標記。

也可以解釋為更年期是賀爾蒙轉變時的差異現象；一個健康正常的女士到達更年期時是應該沒有什麼不適的；但如果更年期來時帶有病症，就不應該急著治療；而是應該立刻實踐生機飲食，將血液中的毒素清除，就可以在短短幾個月內恢復正常健康的身體。

更年期的時間長短不一，並且在這段時間，有些人會有兩三年或五六年的不適，如：出現熱潮紅、晚上睡覺時流汗、心臟時快時慢的異常跳動、情緒大變，有時暴燥或有時沉默寡言，甚至會出現骨骼酸疼、陰道和皮膚乾燥、健忘、疲勞、發胖暴食等等症狀；也有些人已經五六十歲，甚至六七十歲都不知道什麼是更年期，因為她們根本沒有感覺到自己的身體狀態跟年輕時沒有什麼不一樣或不適！我的太太，她雖然已經過了七十三歲，身體就是這樣，即使到了更年期也沒有發生過不舒服的現象！為什麼同樣是女人會有這麼大的差別呢？請看以下的個案分享就能知道原因：

【個案參考】

有一位四十幾歲的女士到我中心來諮詢；她見了我就坐下來說：「我現在的月經很不好，二三個月才來一次，並且每次的量都很少，也很短時間就停；同時，心跳比平時快，臉部感覺有點熱；我的家庭醫生說是更年期來臨，建議我服用賀爾蒙代替藥（hormone replacement therapy 簡稱 HRT）；我知道凡是藥多多少少都有副作用，所以我遲遲不敢服！你認為我這樣做對嗎？」

我說：「你的決定是對的！美國國家健康學院（National Institute of Health 簡稱 NIH）在一九九一年已經做了一個十年（一九九一～二〇〇二）大型的追蹤研究：到底 HRT 是否真的對女士有益？以及是否有任何副作用？結果在一九九四年時就宣佈立刻停止繼續研究，原因是已經很明顯的指出：HRT 會引發高血壓，心臟病及癌症！這項研究報告之後也刊登在美國醫學學會的報紙（JAMA），並提醒所有醫生不要再開 HRT 給更年期的婦女；但還有很多醫生繼續照樣開出賀爾蒙代替藥給病人服用！」

她沒等我講完就搶著說：「真的感謝主！還好我沒有服用賀爾蒙代替藥！但為什麼我這麼年輕，才四十二歲不到就進入了更年期呢？而我的姑媽今年已經六十幾快七十歲和她的女兒，即我的表姐，已經進入四十七歲，每月都還有正常的月經！這又是為什麼呢？」

我回答說：「這個差異是跟妳的飲食有關；妳是不是從小就愛喝牛奶，吃乳製品和愛吃肉類？」

她回答說：「因為我母親生下我的時候，發現奶水不夠，所以從嬰兒開始，媽媽就會餵我喝牛奶，而且長大之後，也天天要我喝牛奶或優酪乳，還說這樣會快長高長大。」

我問：「那妳的姑媽和表姐是不是每天都沒有吃喝牛乳製品和少吃肉類的東西？」

她回答說：「這是真的，她們從來就不吃喝牛乳製品，也很少吃任何肉類，只偶爾會吃些深水魚，大約每週也只吃一兩次吧！而且每餐都以蔬果為主，幾乎是吃素的族群！」

我說：「這就是為什麼妳和她們的差別了；牛乳製品是由母牛吃了添加化學激素的飼料而來，所以這些食物也都含有高量的化學激素，吃了會激發女孩早熟，即在十或十一歲就會有月經；而月經越早來就會越早停經，因為外來的化學激素代替了你自己身體激素分泌的工作，引起內分泌逐漸減少，進而產生衰退或老化，甚至停止分泌！內分泌會使女士年輕、美麗與健康；如果減少，月經量就會減少，甚至停止，提早讓妳進入更年期，也會讓妳的更年期來臨時會出現不適的症狀，如：有熱潮紅、心跳異常等等。

而妳的姑媽、表姐每天不吃喝牛乳製品及肉類，所以她們身體的激素分泌沒受到外來激素的影響，所以少女時的月經可能也要等到十五～十六歲才開始來，這樣也推遲更年期的來臨；更年期越遲來，罹患高血壓、心臟病及癌症的危機就會減少，而且外表看起來也會比較年輕和健康；就算是更年期來臨，這一類的族群也很少會感覺不適，因為還有經期！

「妳要知道甲狀腺和腎上腺是調節管理內分泌的器官；當妳天天都不停的吃喝進身體過多含有外來激素的食物，這些身體不能用的外來化學激素搶著佔據每個細胞賀爾蒙的收容體，尤其是在乳房、卵巢和男士攝護腺的收容體，讓身體能用的腎上腺分泌激素無法進入每個細胞發揮代謝更新的工作而長時間的循環於血液中；這時，甲狀腺會以為腎上腺分泌過多的賀爾蒙，它就會減少分泌會指揮腎上腺工作的甲狀腺素；但每個沒有收到腎上腺激素的細胞又向腎上腺喊著要它的激素來工作！如此的惡性循環，腎上腺會過勞，損壞腎臟的運作功能，引起高血壓、心跳快、頻尿等症狀；而甲狀腺因不斷減少分泌甲狀腺素而引起甲狀腺機能低下和甲狀腺激素上升，造成代謝下降、發胖、沒精力、低情緒、疲勞等症狀，甚至還會有可能引發乳癌、卵巢癌和男士攝護腺癌的危機！」

反過來，如果妳吃肉類或一切動植物的蛋白質或蛋白粉過多，會使腎臟過度負荷而衰竭，不能再分泌賀爾蒙幫助身體每一個細胞做代謝更新的工作，甲狀腺就會大量生產甲狀腺素，並降低甲狀腺激素，引起甲狀腺亢進，帶來心跳太快、性情暴燥，出現焦慮症、睡眠不好等症狀；所以平衡甲狀腺和腎上腺的功能，才是根除更年期時期的不適症！

我還沒說完，她就急著搶問：「好可怕！那我應該怎麼辦？」

暫時停止將毒素送進身體裡

我說：「要減少更年期的不適及降低罹癌的機率，妳一定要做到：

★**停止再吃喝一切凡是餵食含有激素飼料的動物蛋白質：**包括一切蛋類、海鮮、雞、鴨、牛、羊、豬肉類及肉湯！讓身體有機會慢慢將廢物排出體外，減少血液毒素過多，引發心臟病、高血壓和癌症的機會也會降低！」

★停止抽菸、喝酒及一切含糖的化學飲料：因為這些都會使血液缺氧和血管變狹，帶來更年期的高血壓和癌症。

★停止一切精緻粉做的食物：因為都含有高量的溴化合物，帶來甲狀腺機能低下，引起疲倦、憂鬱症和發胖。

當妳停止不應該吃喝的食物後，就要開始將血液中的毒素清除，以及喝能將甲狀腺及腎上腺恢復正常功能的蔬果汁。

更年期清血毒及調理甲狀腺腎上腺的蔬果汁

【份量：1天6杯　口感：微酸甜】

材料

蔬菜
全紅大番茄半顆、胡蘿蔔半根、中型甜菜根半個、西洋芹1根、蘆筍2條、海帶1/4杯、小葉菠菜1手把、發芽扁豆1/6杯

水果
奇異果2個、藍莓1杯、枸杞1/2杯

香料
連皮老薑5~6片、蒜頭1瓣、薑黃粉1/2小匙、迷迭香粉1小匙、丁香粉1/2小匙、香菜5條、洋香菜3條

種子
亞麻籽2小匙、黑芝麻2小匙、火麻籽2小匙（Hemp seeds買有殼的最好，沒殼的也可以）

營養補充品
蜂花粉1小匙、卵磷脂1小匙、銀水1大匙

好水
活性水1杯半

作法

❶ 所有食材洗淨；大番茄、胡蘿蔔切塊；甜菜根去皮，切塊；西洋芹切塊；蘆筍及小葉菠菜切長段。

❷ 將活性水倒入三匹馬力以上的蔬果機內，再放入所有的蔬菜、水果、香料、種子一同攪打成汁，再打開蓋，加入營養補充品，續打約30秒，即可飲用。

吳醫師的健康小叮嚀

★早上喝2杯（每杯240CC），上班前再一杯，剩下的蔬果汁倒入瓶子，外出上班可以慢慢喝，一天喝6杯。最好用吸管吸一大口，細嚼10下才吞下，讓口水津液同蔬果汁混勻，才容易消化和吸收。

★每天6杯，每天在下午六點前要喝完，連續喝直至有更年期的不適症狀，一般調理六個月至九個月就能得到良效，但也有些女士需要更長的時間才見改善，因為是妳在年輕時期，常常吃過多含激素的肉類，所以需要更長的時間來清毒才能調理好身體。

每天午晚餐先吃全生蔬菜沙拉的食材：

可以如同蔬果汁的食材一樣，份量隨宜，再加：任何酸味水果及酪梨一顆和生的堅果，如：巴西堅核果和南瓜子。

吳醫師的健康小叮嚀

★如果是甲狀腺機能低下者：可以加苜蓿芽1大匙、茴香頭1/4杯，更多的昆布或海帶。

★如果是甲狀腺機能亢進者：可以加各種十字花科蔬菜，尤其是綠花椰菜和抱子甘藍，份量隨宜。

★沙拉醬食材：如同蔬果汁的食材，份量各1小匙，再加入中鏈椰子油三十西西、芝麻油十五西西，將全部沙拉醬食材放入容器混勻後，加在蔬菜沙拉上，每一口都要細嚼三十至四十下，可以幫助消化營養吸收。

★午餐吃完沙拉後，可以再吃煮半熟的蔬菜，或蔬菜湯，或水果，或生堅果，也可以每週吃二次的深水魚；晚餐吃完沙拉後，可以再吃水果、生堅果，或五穀豆米飯。

特別要注意的是更年期女士要特別注意自己的身體變化，吃對身體有益的食物：

★**更年期甲狀腺機能低下者：**天天每餐都要吃很多海帶、海藻、珊瑚藻、綠藻、螺旋藻、昆布、深水魚、蒜頭、巴西堅果、南瓜子，同時天天也喝下述能平衡甲狀腺機能低下和甲狀腺機能亢進的堅果奶：

★更年期甲狀腺機能亢進者：天天每餐都要吃很多大黃莖（rhubarb）（註❶）、大豆（非基因改造）、茴香頭、青木瓜、菠菜、綠花椰菜、紫椰菜、甘藍、抱子甘藍，小白菜、白椰菜花、扁豆、杏仁、核桃、松子，同時天天也喝下述能平衡甲狀腺機能低下和甲狀腺機能亢進的堅果奶。

更年期的女士是有時甲狀腺機能亢進，有時甲狀腺機能低下，不是天天甲狀腺機能亢進，有時甲狀腺機能低下，有時甲狀腺機能亢進，有時甲狀腺機能低下，不是天天甲狀腺機能亢進！所以要跟著自己的身體感受亢進！所以要跟著自己的身體感受亢進！所以要跟著自己的身體感受而吃對食材！

更年期如何分辨甲狀腺機能亢進？或甲狀腺機能低下？

❶ 當妳有熱潮，情緒暴燥，心跳快等等，就是甲狀腺機能亢進的現象。
❷ 當妳感覺很疲倦，有點憂鬱、心跳慢等等，就是甲狀腺機能低下的現象。

平衡甲狀腺腎上腺的堅果奶

材料

巴西堅果約20粒、南瓜子6大匙（240cc的杯）、開心果4大匙、葵花子2大匙、黑芝麻6大匙、火麻籽2大匙、蒜頭3小瓣、丁香（或粉）1/2小匙、海鹽1/2小匙、活性水2杯半、銀水醇1茶匙

作法

❶將所有食材放入調理機打成堅果奶。

★早上1杯、下午1杯、晚上1杯。可以天天喝或隔天喝，跟隨妳的需求而定！最後，妳也要用含有天然冬青油、薄荷腦、尤加利油、薰衣草油和鴯　油提煉的依美油來按摩喉嚨的甲狀腺、身體雙側的腎，以及按摩雙足甲狀腺及腎臟、乳房、子宮和卵巢的反射區，每個位置按摩1分鐘，一天按2次或3次。

這位女士依照我的指示做得很徹底，所以九個月後就打電話報喜說：「現在月經很順，睡眠也很好！」

註❶：大黃莖（Rhubarb）：含有極高的草酸（Oxalic acid），吃過多會瀉肚；但是對於有便秘、腸癌以及要減重的女士（男士免用）確是個好消息，因為它能將大腸汙穢的脂肪和致癌的毒素排清。含有極高量的植物雌激素，能減緩女士更年期時的熱潮不適。

part 3 學習不一樣的養生調息運動

配合正確的腹式呼吸法，天天持續溫和有氧運動是健康良藥。每天起床後及睡前至少 15 分鐘，依體能狀況選擇適合自己的養生調息運動，讓身體伸展、動一動，一整天充滿朝氣活力。

〉練習養生調息運動的秘訣

〉起床與睡前運動須知

〉14 式養生調息運動

掃我看影片

我所提倡的「養生調息運動」，又可稱為「返老還童功」，簡單易學，老少咸宜。若每天早上起床時，能配合正確的腹式呼吸，漸進式的讓身體伸展、動一動，就能讓你接下來的一整天充滿活力，思考也會更加集中，對人對事也會處之泰然，減少發脾氣和降低情緒緊張。

因此有空時，就可多重複練習；若時間不多，就視身體健康需求，選擇適合的運動招式。如果要真正達到天天健康、返老還童的功效，最好跟我一樣，每天早上一起床及晚上睡覺前，都能各自花上至少15分鐘的時間練習。但切記：必須持之以恆，每天早晚不間斷的執行，才能達到最好的效果。

練習養生調息運動的秘訣

★不須按照書中示範招式順序進行：可選擇任何適合自己的動作，以循序漸進的方式慢慢練習。

★練習次數及速度量力而為不勉強：每個動作的練習次數，可以順應著當天的體力，自行斟酌增加或減少；進行的速度也可以依據自己的體能，加快或緩慢的自由練習。

★使用健康按摩油可促進吸收效果：運動後，若能用優質的按摩油，如含鴯鶓油、尤加利油、冬青油和薄荷腦油等配方成分的好油，來按摩不適的部位直到按摩油完全被吸收入皮膚內，更有助舒緩不適。

★起床時與睡前是運動最佳的時間：雖然這套養生調息運動可隨時隨地練習，但最好還是早上一起床和晚上睡覺前來練習，強身健體的效果最好。

起床與睡前運動須知

★早上一起床時，先解尿排便後，並喝五〇〇西西溫活性好水，休息15分鐘後再運

動：早上就做這套養生調息運動，目的在於打通因為前一晚睡覺時，長時間固定睡姿以致可能壓著身體的某部位，而引起血液循環受阻的情形。請先解尿排便後，再慢慢一小口一小口的喝五〇〇西西加了少許海鹽的溫活性好水後，等15分鐘後才開始練習。

★**晚上睡覺前一小時，也先喝二四〇西西人蔘茶後，並用按摩油按摩不適部位或關節後再運動：**先慢慢一小口一小口的喝完一杯加了人蔘粉及少許海鹽的溫活性好水，接著使用優質的按摩油先從輕力道至重力道按摩不適的部位或活絡關節部位，直到按摩油完全被皮膚吸收為止，睡前15分鐘後，才開始運動。運動結束後，記得先解尿後才上床睡覺，這樣可消除一整天的疲勞和壓力，有助入眠和安眠，一覺安穩睡到天亮。

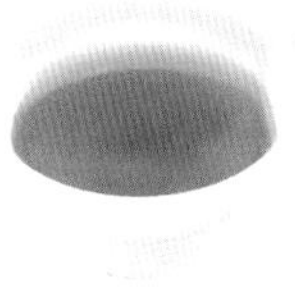

▲人蔘茶

裡不舒服就選擇對症運動功法

- 如果感覺到**腰部痠痛**，便可選用腰部第1式、第2式、第4式及第10式的動作；如果是癌症者經常感覺到容易疲倦，可是又沒較多的體力運動，就可以選用第9式或第12式的動作。
- 如果身體有**筋骨痛**和**神經痛**的問題，可以勤快練習第1式、第2式、第4式、第10式、第11式、第13式的動作，就會逐漸減輕疼痛，改善筋骨的活動功能。
- 如果身體的**血液循環不好**，**血壓高低不穩定**，可以多做第4式、第5式、第6式、第7式、第9式、第10式、第11式的動作，慢慢就會得到改善功效。
- 如果要**防癌或已經罹患癌的病友**，想要調整免疫系統功能，可以只練習第8式、第9式、第12式、第14式的動作來達到目標。

掃我看影片

第1式

輔助器材：瑜珈墊

改善膝蓋、五十肩、脖子硬化和腰痛

練習次數 建議每天重複做此動作最少5次，有時間就多做到12～18次。

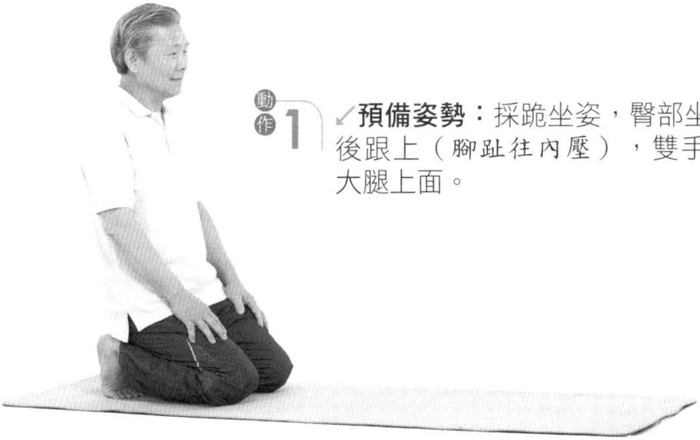

動作1 ↙**預備姿勢：**採跪坐姿，臀部坐於腳後跟上（腳趾往內壓），雙手放在大腿上面。

動作2 ↘上半身及雙手慢慢往前伸展（直至無法延伸），臀部保持不動，額頭幾乎碰到地面。

雙手手掌應保持固定不動（切記不可離開地板或移動位置）。

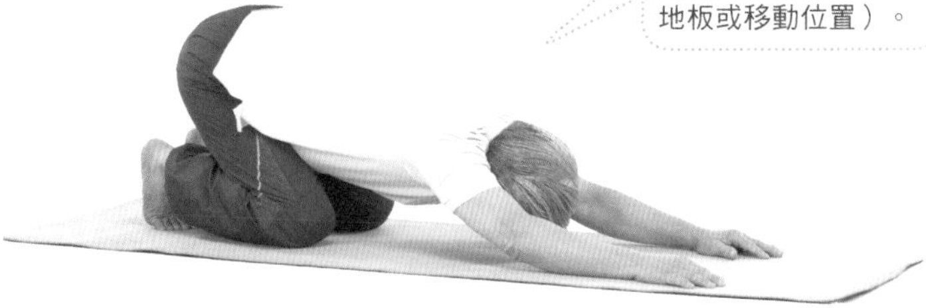

動作3 ↘慢慢吸氣，臀部（離開腳後跟向前往下壓）及上半身往前抬起（直到雙手臂與雙手掌呈90度），然後頭部抬高（臉往上抬高），閉氣停止呼吸3～5秒鐘。

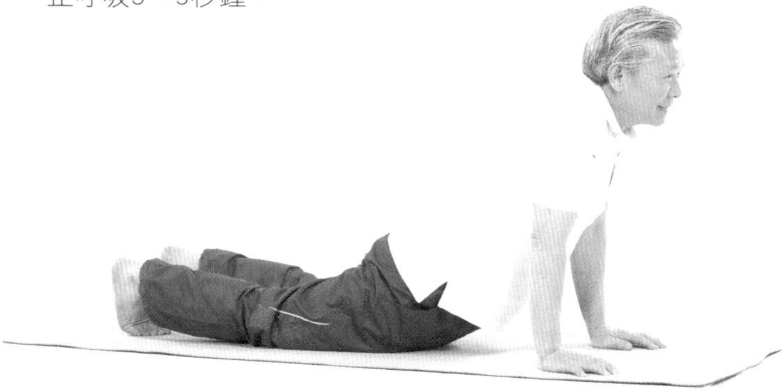

動作4 ↙再慢慢將氣吐出的同一時間（雙手手掌繼續按壓在原地不動），臀部及雙手臂往後推回到動作2的位置。

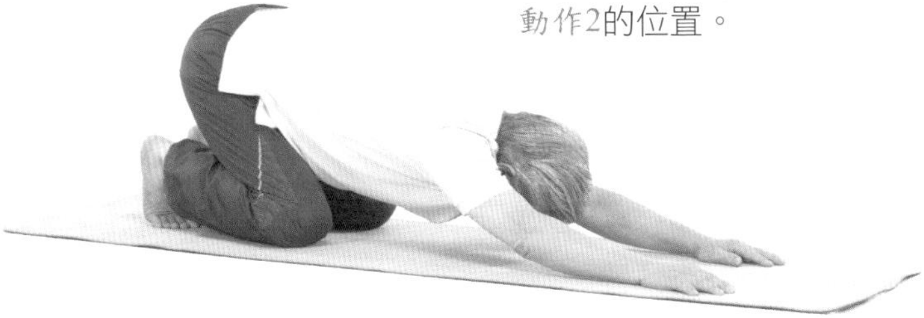

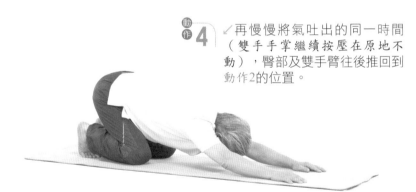

吳醫師養生調息運動說明

- 腳趾往內壓可以刺激到頸椎和頸肩之間的肌肉，紓解頸椎的僵硬，同時也能刺激體內的經脈，有打通奇經八脈的作用。
- 每天練習這招式12～18次，一天2～3回，就會慢慢的改善膝蓋痛和五十肩痛；但如果在練功之前和之後，用優質按摩油慢慢深入的按摩不適部位的肌肉和關節，更有助舒緩不適。

第2式
輔助器材：瑜珈墊

改善背部、五十肩、脖子僵硬

練習次數 每次要練習此動作至少5次，建議可多做到12～18次。

動作1 ↓**預備姿勢：**採跪趴姿，臀部坐於腳後跟上（腳趾往內壓），雙手（手掌貼在地面上）與上半身往前伸展（直至無法延伸），額頭幾乎碰到地面。

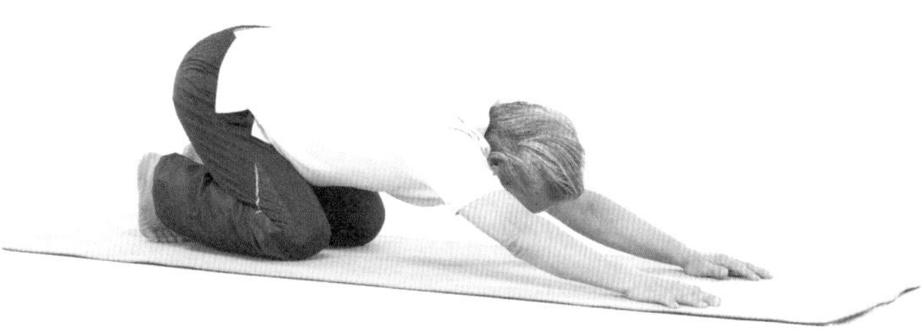

動作2 ↓慢慢吸氣的同一時間，臀部（離開腳後跟向前往下壓）及上半身往前抬起（直到雙手臂與雙手掌呈90度），然後頭部抬高（臉往上抬高），閉氣停止呼吸3～5秒鐘。

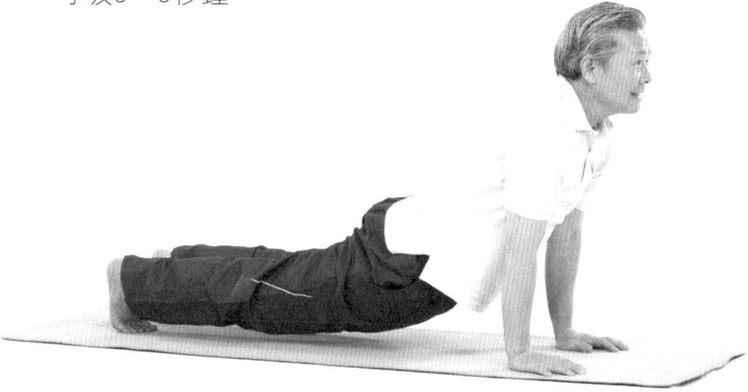

動作3 ↓再慢慢將氣吐出來的同一時間，膝蓋離地（雙手掌繼續按壓原地不動），同時將臀部往上提到最高點（頭部往下壓到最低點），腳後跟用力往下壓（直到雙腳後跟踏在地板上為止）。

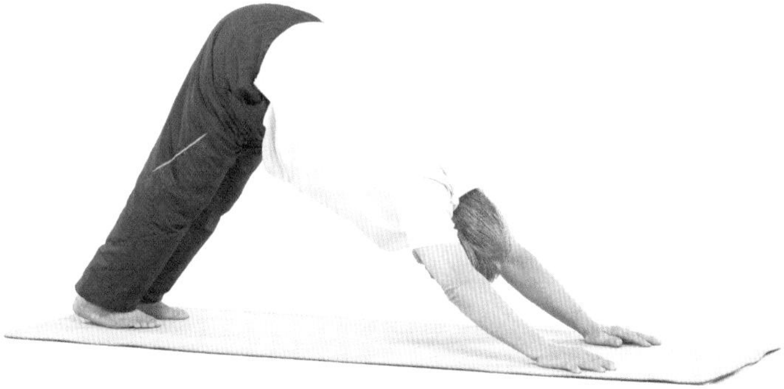

動作4 ↓將臀部慢慢往下及上半身慢慢回復到動作2的同一時間要慢慢的吸氣到最深處時，閉氣3～5秒鐘後，再慢慢吐氣回到動作1停留5秒鐘再繼續練習。

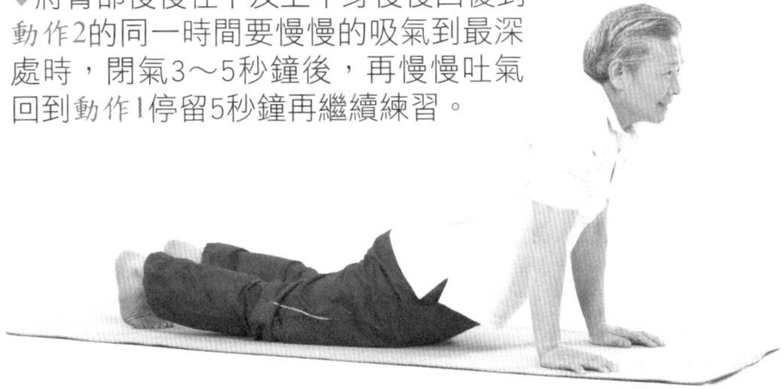

吳醫師養生調息運動說明

- 做第一個動作時，雙手的手掌必須放置在原位不動（不可離開地板）。執行第三個動作時，初學者若無法馬上將腳後跟踩在地面上，可先不勉強，慢慢練習即可。腳後跟能用力踩到地面上時，會拉鬆下方骨椎的壓力，長期每天練習除了可消除背痛，還可預防彎腰駝背。
- 如果有腰痛和背痛的現象，除了進行第1式、第3式及第4式的「改善腰部和背部」運動外，最好也能用優質的按摩油塗在疼痛的部位，由輕力道到重力道按摩和按壓在疼痛處的肌肉和關節約1分鐘，直到所有的按摩油都被皮膚吸收進去為止，一天可以按摩及按壓2～3次及做此動作2～3次。

第 3 式
輔助器材：瑜珈墊

訓練腰力、改善彎腰駝背

練習次數　可依個人的體力訓練，如果剛開始只能做3～5次也沒關係，只要循序漸進增加練習次數，直至每天可以做18次即可。

動作1　↓**預備姿勢**：仰臥，雙手平放於身體兩側。

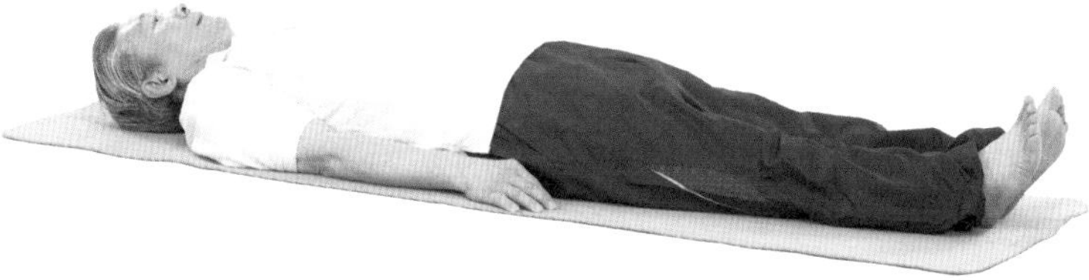

動作2　↓慢慢吸氣的同一時間，頭部及雙腿（離地）也同一時間往上抬起來。

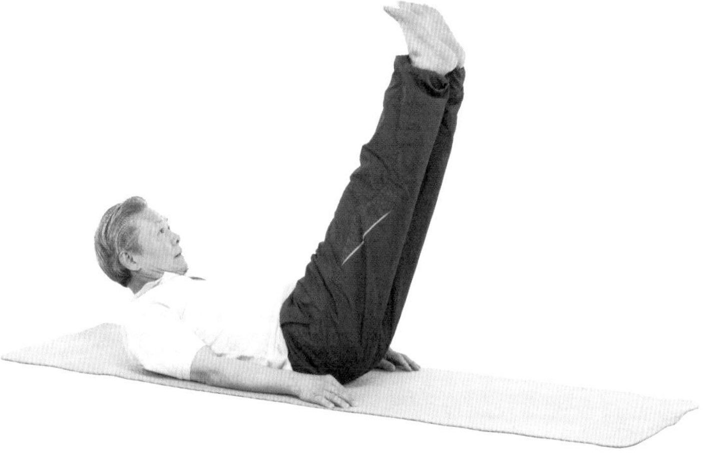

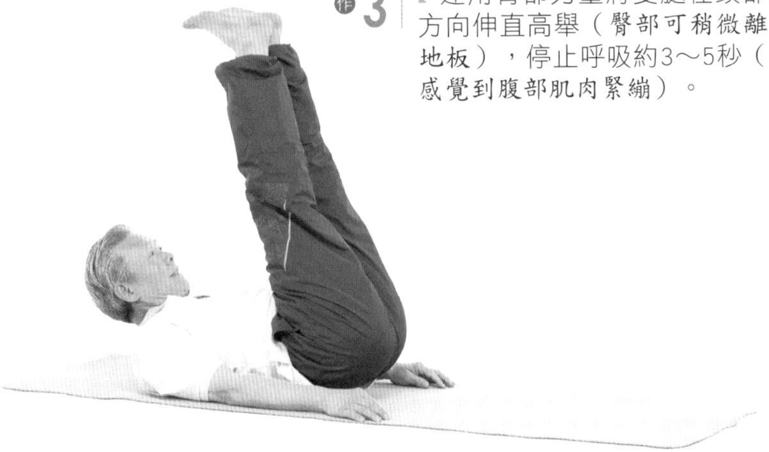

動作3 ↙運用臀部力量將雙腿往頭部的方向伸直高舉（臀部可稍微離開地板），停止呼吸約3～5秒（會感覺到腹部肌肉緊繃）。

動作4 ↓慢慢吐氣的同一時間，再慢慢將頭部及雙腳放下來，回復到動作1，停留約5秒，再繼續練習。

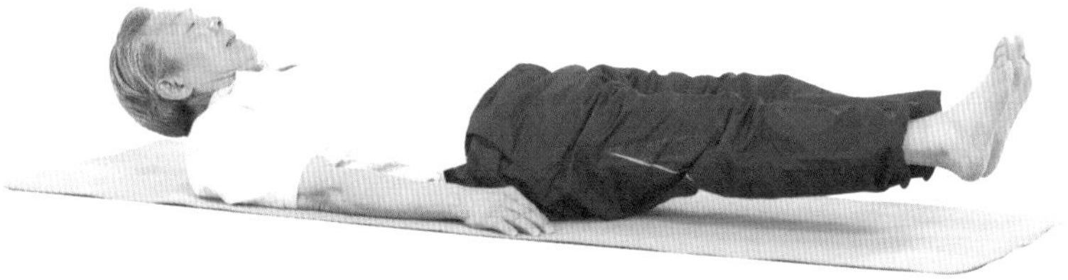

吳醫師養生調息運動說明

- 腰部疼痛代表腎臟有問題，而腎臟是氣之本，精力的源頭；腎臟又是身體的電極、電流的源頭，所以強化腎臟功能，就會精力百倍，增加電流的流通就會增強身體的磁場能量，活化細胞的充電。
- 為什麼年紀愈大，走起路愈會彎腰駝背呢？主要是腰部沒有力量，所以每天持之以恆練習，挺直背部訓練腰力，就可以改善或預防彎腰駝背的現象。

第4式
輔助器材：瑜珈墊

促進代謝功能、強健筋骨

練習次數

這個動作的練習次數，可依個人的體力而為不要太勉強，剛開始只能做3～5次也沒關係，只要慢慢練習，循序漸進增加次數直至每天可以做5～12次。

動作1 ↘**預備姿勢：**採坐姿，雙腿伸直，雙手盡量做到可以摸到腳趾。

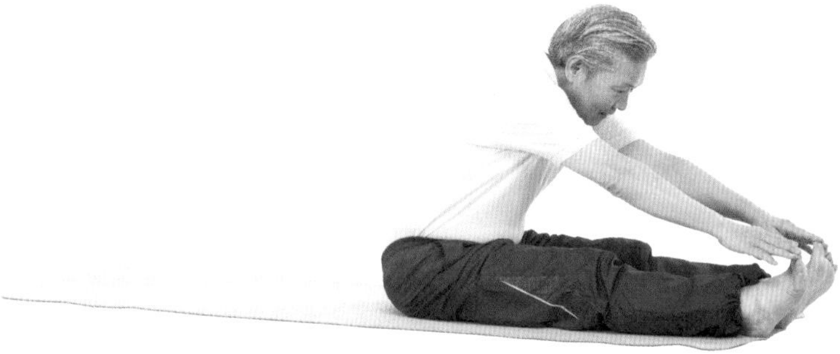

動作2 ↘慢慢吸氣的同一時間，上半身往後仰（雙手慢慢往上抬起來）。

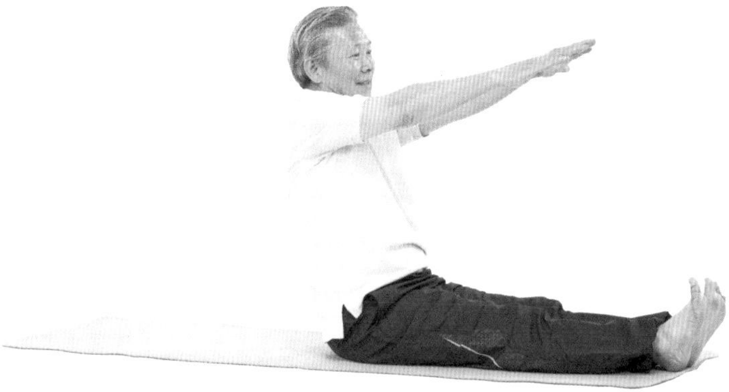

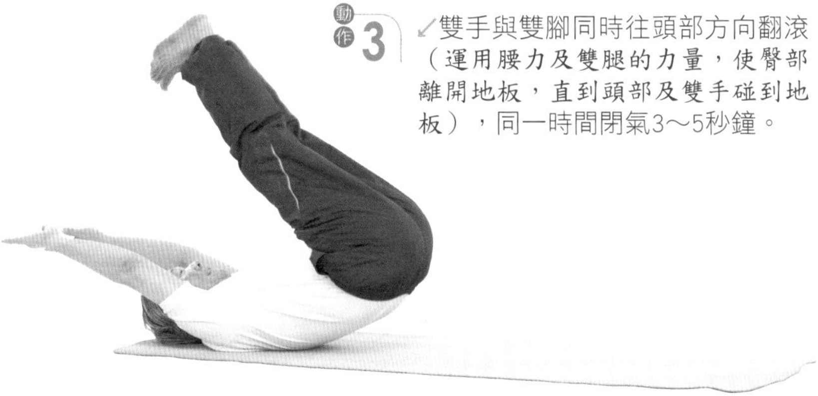

動作3 ↙雙手與雙腳同時往頭部方向翻滾（運用腰力及雙腿的力量，使臀部離開地板，直到頭部及雙手碰到地板），同一時間閉氣3～5秒鐘。

動作4 ↓當身體往頭部方向順勢帶離地板時，雙手要打直（手背可以碰觸到地板，雙腳盡量往頭部方向往下壓），再慢慢吐氣，回復到動作1，停留約3～5秒，再繼續練習。

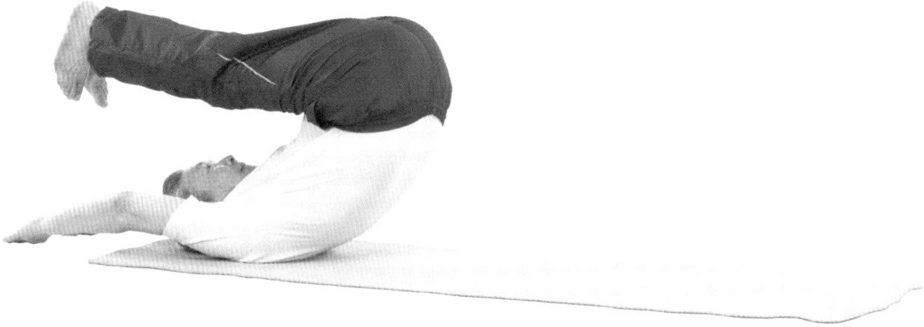

吳醫師養生調息運動說明

- 做這個運動要記得閉氣3～5秒，讓身體細胞有時間釋放出二氧化碳及吸收新鮮的活氧，那麼血液很快就可以由黑轉成紅色（因為血液黑色代表身體缺氧，而紅色清澈不混濁，則代表身體充滿活氧有能量），整個身體的新陳代謝也會變得較好。
- 如果腰部較僵硬的人雙手無法摸到腳拇趾，也沒關係，持之以恆慢慢地訓練這個動作，自然也可以練到像我這樣筋骨很柔軟又靈活。
- 這個動作主要是來回運用雙腳及雙手的力量，讓自己的身體可自由的前後擺動，就好像變成不倒翁一樣腰力十足，才能恢復腎臟功能，增加磁場的能量，筋骨也會慢慢強健起來。

第5式
輔助器材：瑜珈墊

刺激尾龍骨活動、有益調節免疫力

練習次數：每次重複此動作約9～36次（練習次數愈多愈好，但不用太勉強）。

動作1 ↘**預備姿勢：**採盤坐姿，雙手分別平放於膝蓋上面。

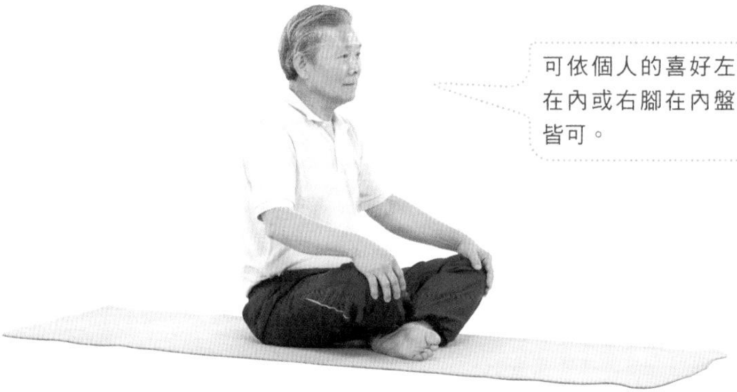

可依個人的喜好左腳在內或右腳在內盤坐皆可。

動作2 ↘將腰部挺直，左手平放在肚臍的位置。

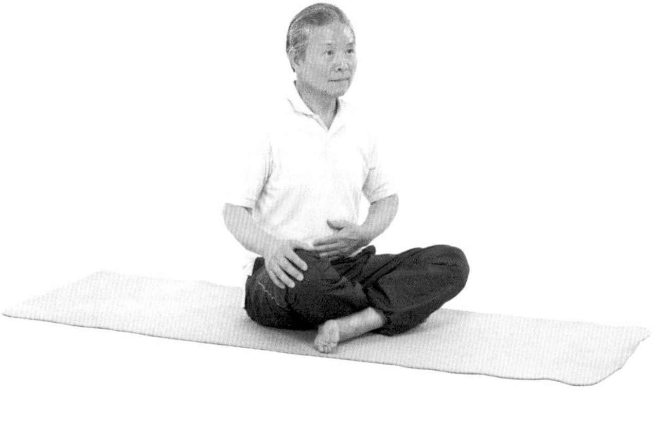

動作3 ↘再把右手平放在左手的手背上，先練習正確的呼吸法。

正確的呼吸法：吸氣到丹田（吸氣時要快，讓肚子鼓起來，感覺到腹部丹田處充滿空氣），再閉氣約3～5秒，然後慢慢地吐氣（給細胞有時間吸收氧氣）。

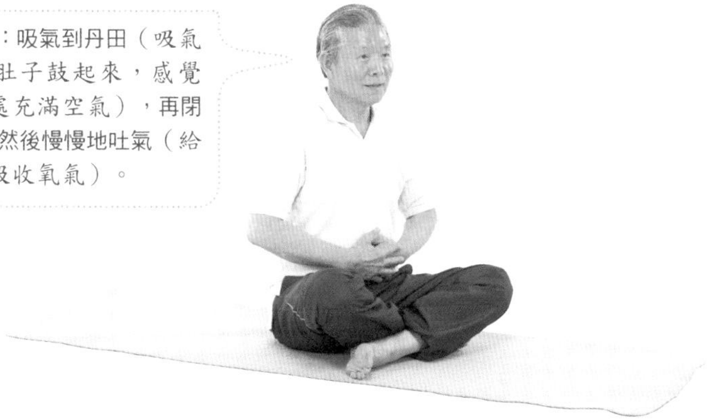

動作4 ↘準備開始左右搖動尾龍骨，一邊搖動，一邊吸氣、閉氣、吐氣（搖動期間動作不能停止）

動作做對了，丹田就會發出熱氣，隨血液流通全身，做完之後臉色也會變得較紅潤。

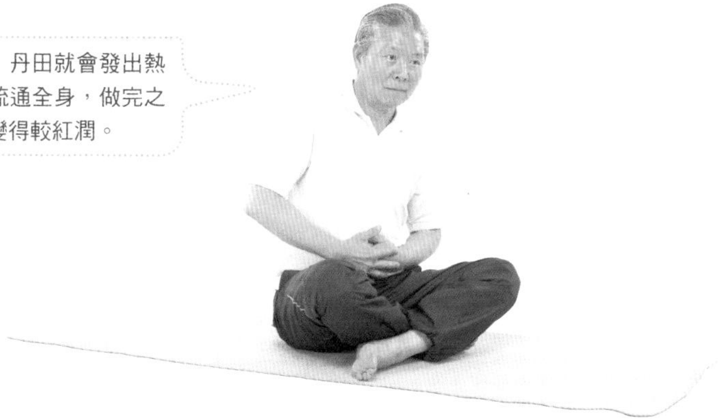

吳醫師養生調息運動說明

- 當你的臀部往左右搖擺時是搖動尾龍骨，而不是臀部。如果尾龍骨較短者，可以再往後坐，總之做這個動作要碰到尾龍骨才會有成效。
- 這個動作主要是刺激我們人體的尾龍骨活動（它的主要功能是生產免疫系統的白血球、淋巴球及紅血球），因為有時我們經常久坐，就會堵塞了這個造血的系統，造成白血球生產量不平衡，白血球過多帶來貧血，而白血球太少，免疫力就會下降，易感冒發燒，容易得血癌，所以這個動作及第6式都是維護人體健康非常重要的環節，我鼓勵大家應該要經常練習。

第 6 式

輔助器材：瑜珈墊

刺激尾龍骨活動、有益造血功能

練習次數 每次重複此動作約9～36次。

動作1 ↘**預備姿勢：**採盤坐姿，雙手分別平放於膝蓋上面。

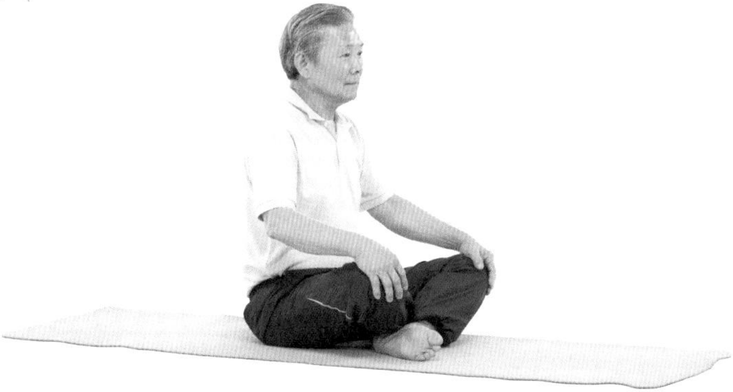

動作2 ↘準備以繞半圓圈方式搖動尾龍骨，頭部也是隨著左右轉動，並配合正確的呼吸法。

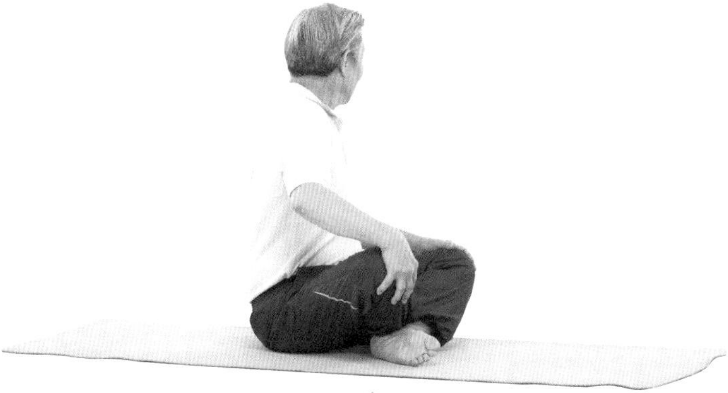

正確的呼吸法：吸氣到丹田（吸氣時要快，讓肚子鼓起來，感覺到腹部丹田處充滿空氣），再閉氣約3～5秒，然後慢慢地吐氣（給細胞有時間吸收氧氣）。

動作3 ↘搖動尾龍骨的同時，並配合一邊深呼吸，感覺腹部充滿氧氣後，閉氣約3～5秒，再慢慢吐氣（**搖動期間動作不能停止**）。

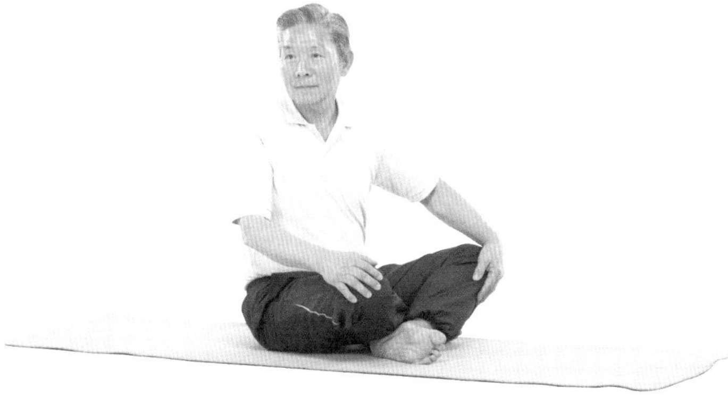

動作4 ↘動作要緩不要太急，且雙手放在膝部輕鬆擺動。

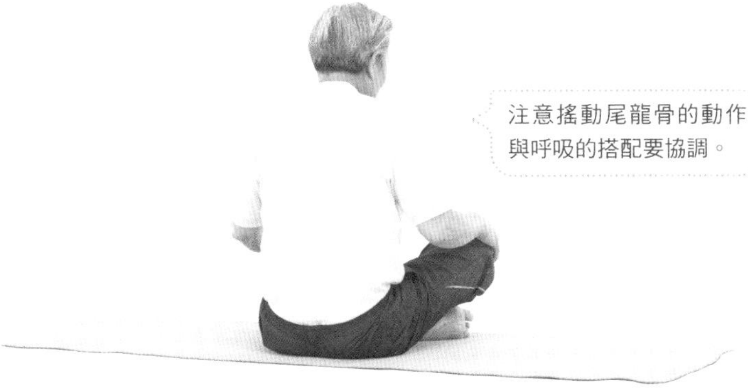

注意搖動尾龍骨的動作與呼吸的搭配要協調。

吳醫師養生調息運動說明

- 這個動作及第5式、第7式的動作要一起練習，才會有打通尾龍骨的造血效果，讓白血球、淋巴球及紅血球的生產量超於正常。
- 尾龍骨左右擺動可刺激骨髓的造血及脊椎液體的波動，增加神經信息的傳遞，是有助於帕金森氏症及多發性肌肉硬化症的復健運動。
- 如果再加上優質的按摩油按摩（一天按摩2～3次）脊椎及脊椎的反射區，並每天實踐自然生機飲食會更有成效。

脊椎的反射區

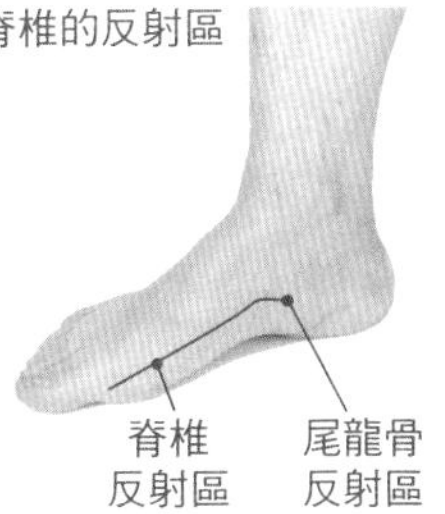

第7式
輔助器材：瑜珈墊

加強神經訊息的傳遞、調節免疫系統功能

練習次數　每次重複此動作約9～36次。

動作1　↘**預備姿勢**：採盤坐姿，雙手平放於膝蓋上面。

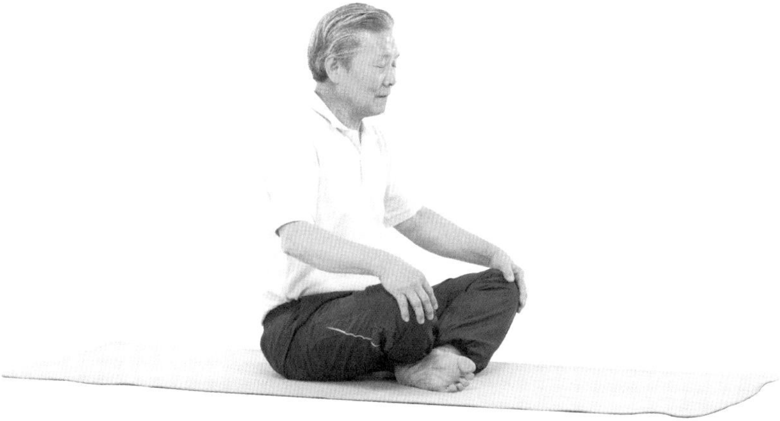

動作2　↘準備以前後方式搖動尾龍骨，頭部也是隨著上下搖動，並配合正確的呼吸法。

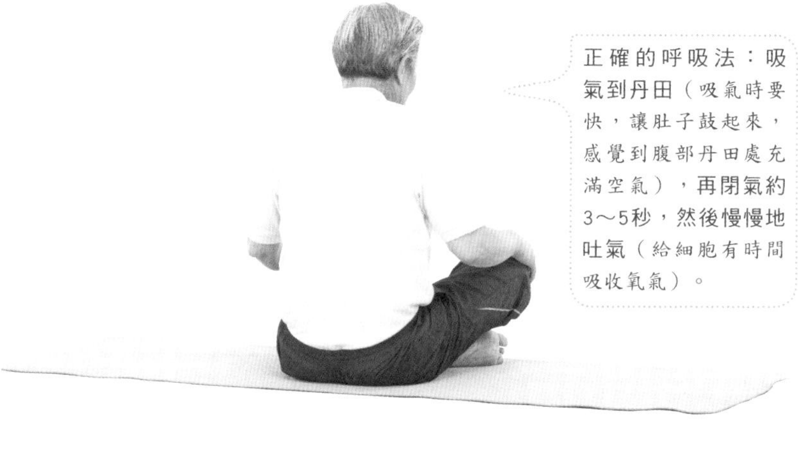

正確的呼吸法：吸氣到丹田（吸氣時要快，讓肚子鼓起來，感覺到腹部丹田處充滿空氣），再閉氣約3～5秒，然後慢慢地吐氣（給細胞有時間吸收氧氣）。

動作3 ↘尾龍骨一邊以前後方式搖動，並配合頭部上下搖動，一邊深呼吸，感覺腹部充滿氧氣後，閉氣約3～5秒，再慢慢吐氣（搖動期間動作不能停止）。

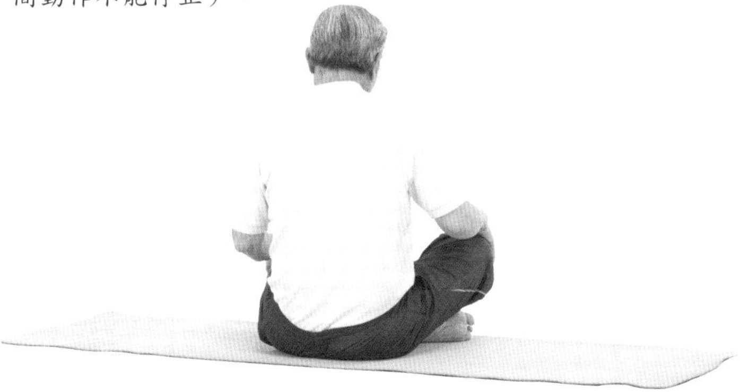

動作4 ↘動作要緩，不要太急，注意前後搖動尾龍骨的動作與呼吸的搭配要協調，且雙手放在膝部輕鬆前後擺動。

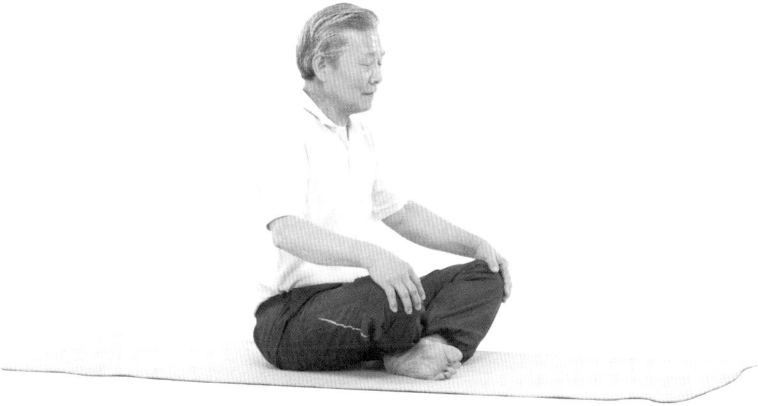

吳醫師養生調息運動說明

- 這個動作跟第5式和第6式動作的功效相同，所以必須三個招式一起練習，才能徹底打通尾龍骨造血的機制，讓它能恢復正常的生產白血球，淋巴球和紅血球的數量！
- 第5式、第6式及第7式都是注重整個龍尾骨的功效，讓骨髓的造血保持正常，也是強化免疫系統的功能及強化神經傳遞信訊的功能，所以要一次做完三個招式，才會收到最佳的效果。

第8式
輔助器材：瑜珈墊

幫助平衡荷爾蒙的分泌、增加性慾的活力

練習次數 每天重複此動作至少12～18次。

動作1 ↘**預備姿勢**：採盤坐姿，雙手分別放在腳踝處。

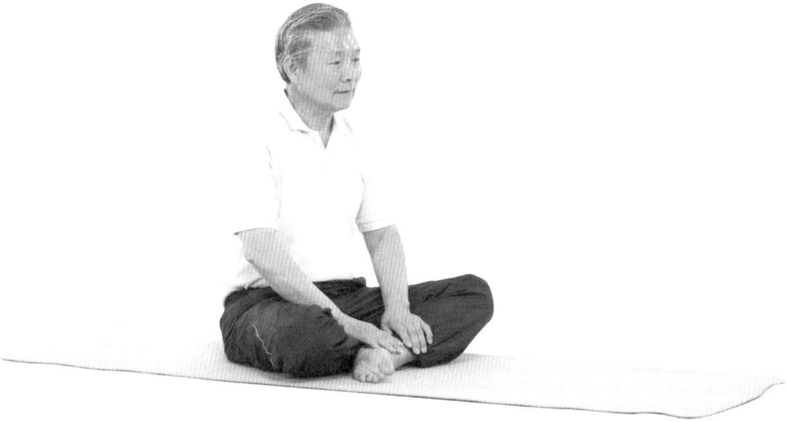

動作2 ↘先慢慢地吸氣至最深處時，閉氣3～5秒鐘後，慢慢吐氣的同一時間，也一面將上半身慢慢往前向下傾，直到不能再向下為止。

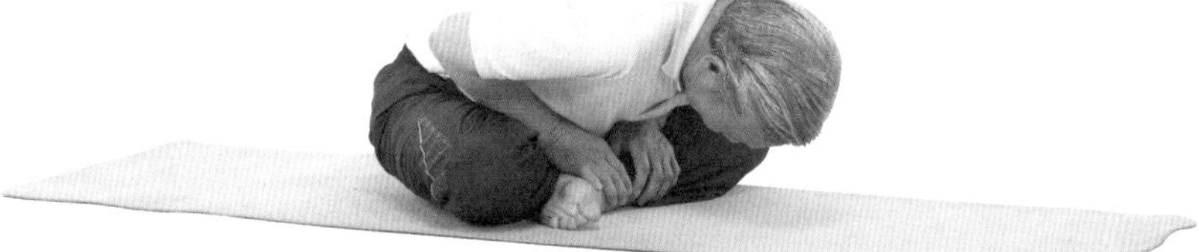

動作3 ↘接著慢慢吸氣到最深的同一時間，也一面將上半身慢慢地抬起來（腰部挺直，向後仰），閉氣3～5秒鐘後，慢慢吐氣回到動作1的姿勢。

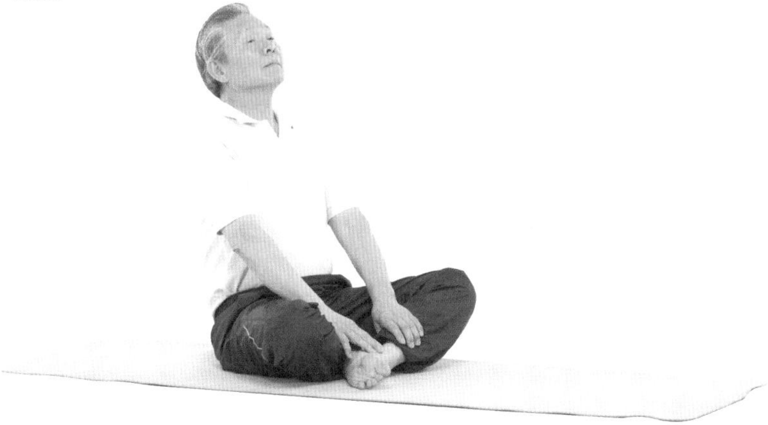

動作4 ↘再繼續重複練習。

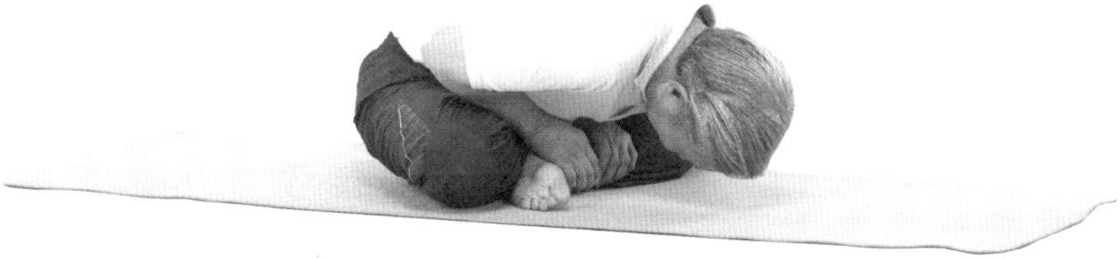

吳醫師養生調息運動說明

- 記得做養生調息運動的每個動作時，心靈要淨空，盡量全身放輕鬆。
- 吐氣上身往前向下壓時，要盡量往下壓到不能再往下壓為止，及吸氣上身往上向後仰時，也要盡量往後推直到不能再往後為止，這樣才會有效的拉動會陰及衝脈分泌荷爾蒙，達到刺激會陰，打通衝脈的作用。

第 9 式
輔助器材：瑜珈墊

加強血液循環及調整氣血

練習次數 每天重複此動作36～100次（愈多愈好）。

動作1 ↓**預備姿勢：**仰臥，雙手平放於身體兩側，並閉起眼睛。

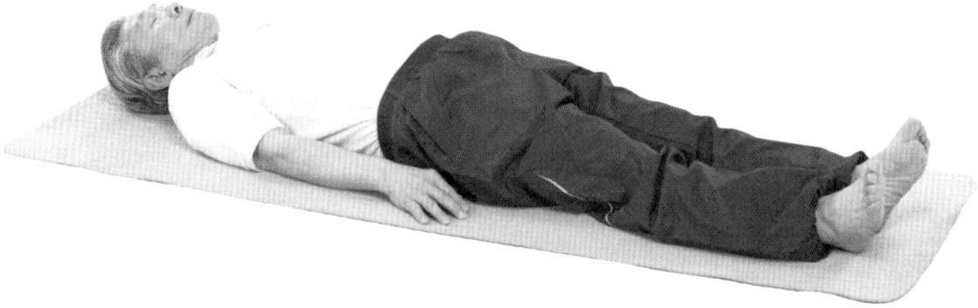

動作2 ↓這個動作主要是擺動三個部位：一是左右擺動臀部（尾龍骨），二是左右擺動足部、三是左右擺動頭部。

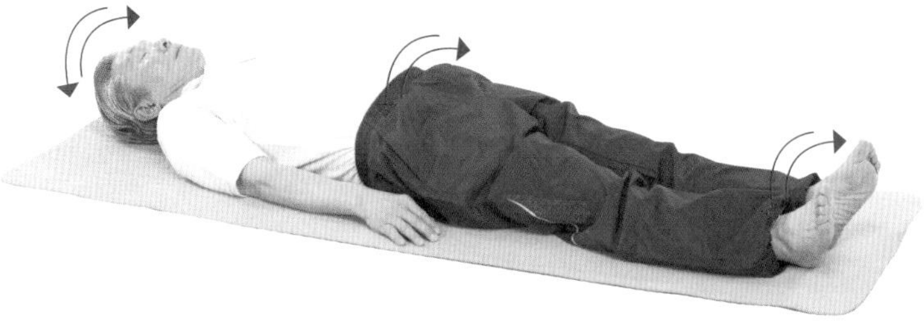

動作3 ↓可視個人的情況先慢動作練習，再逐漸加快速度。

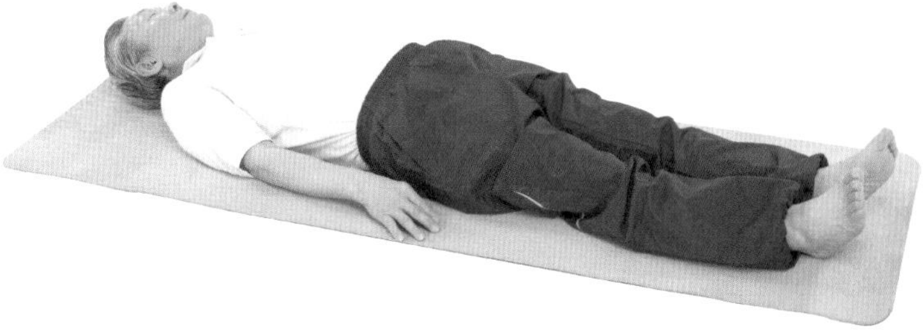

動作4 ↓完成動作時，繼續閉起雙眼，維持仰臥姿，並配合正確的呼吸法。

正確的呼吸法：吸氣到丹田（吸氣時要快，讓肚子鼓起來，感覺到腹部丹田處充滿空氣），再閉氣約5秒，然後慢慢地吐氣（給細胞有時間吸收氧氣）。

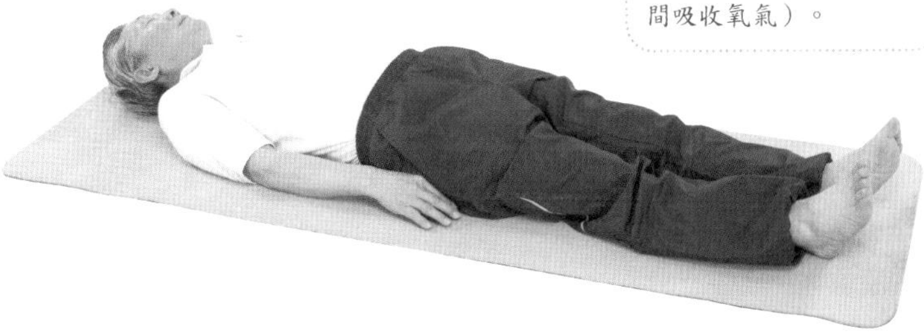

吳醫師養生調息運動說明

- 開始做呼吸時，要吸氧氣到丹田，然後閉氣約3～5秒鐘，再由丹田將廢氣吐出（感應身體有如螞蟻在走動，讓身體每個細胞都在活動，加快新陳代謝）。
- 腰部經常疼痛的人，若做不了幾下，也不要勉強，慢慢的循序漸進訓練腰力，身體就會愈來愈健康。
- 常有便秘的人，勤練此式也會讓排便恢復正常，尤其有助減肥、淨化細胞、激發淋巴液的流動，有一定的強身效果。

第10式

輔助器材：瑜珈墊

防止關節僵硬、促進血液循環

練習次數 每次開始可以做9次，慢慢增加到18次，有時間就多練習。

動作1 ↓**預備姿勢**：仰臥，雙手平放於身體兩側。

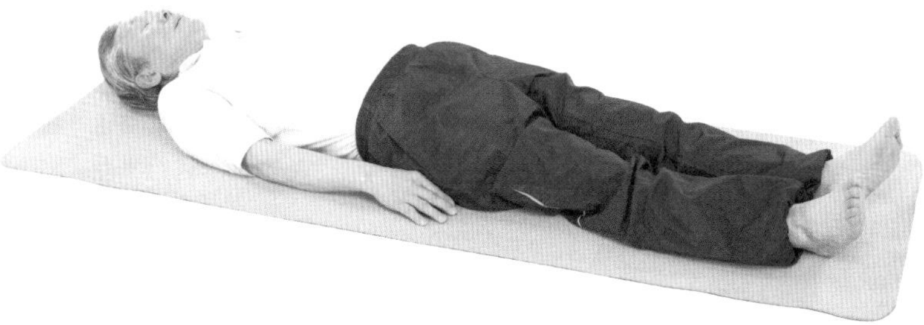

動作2 ↓頭部朝天仰，雙手用力握拳的同一時間（4隻手指用力的包住大拇指），也將所有的腳趾用力盡量往下壓扣緊（足背也盡量往下壓）。

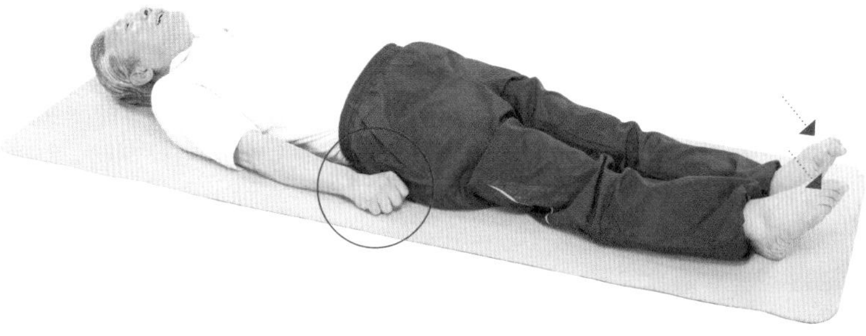

動作3 ↓雙手的五指用力往後張開伸直（手背用力往後伸展），腳趾全部用力往上向後伸直，足背也用力往上向後伸展。

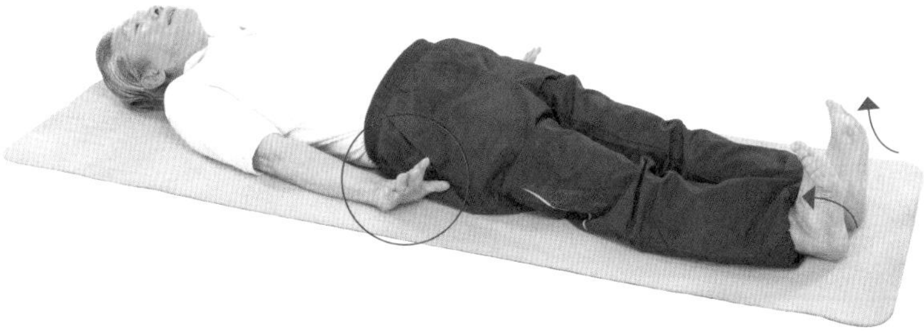

動作4 ↓接著全身放鬆，休息3～5秒，再繼續練習。

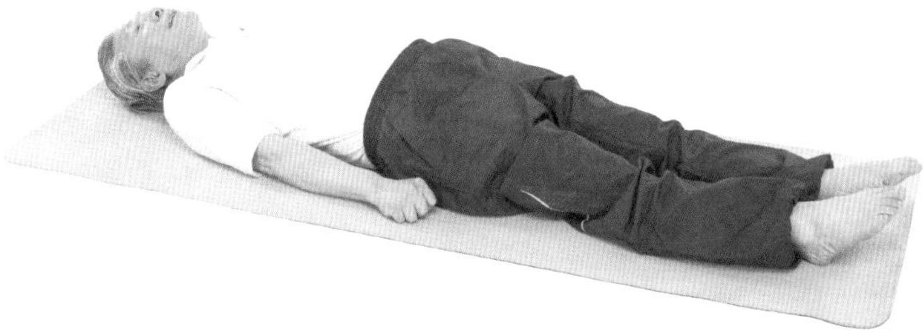

吳醫師養生調息運動說明

- 這動作如果配合第9式一起練習，可以有效的加長健康的壽命。
- 剛開始練習時，如有抽筋的現象，可先用優質的按摩油大力深度按摩雙足、小腿、後股及所有腳趾之後才開始運動，就可避免抽筋的疼痛。
- 這個動作可以促進末稍血液循環，對於久坐、缺乏運動、手腳冰冷或打鍵盤習慣內彎腕關節的人均有改善作用。
- 手指及腳趾用力張開伸展，無論是往前或往後用力施壓的角度，都可視個人的體能狀況量力而為。
- 經常舒展運動手及腳的末端關節，除了可通經活絡、防止關節僵硬，還能促進全身血液循環，防止腳趾的變形彎畸。

第11式
輔助器材：瑜珈墊

緩慢膝蓋的退化、平衡高血壓和低血壓

練習次數 每次開始可以來回各做9圈，慢慢增加到18圈，有時間就多練習。

動作1 ↓**預備姿勢：**仰臥，雙手平放於身體兩側。

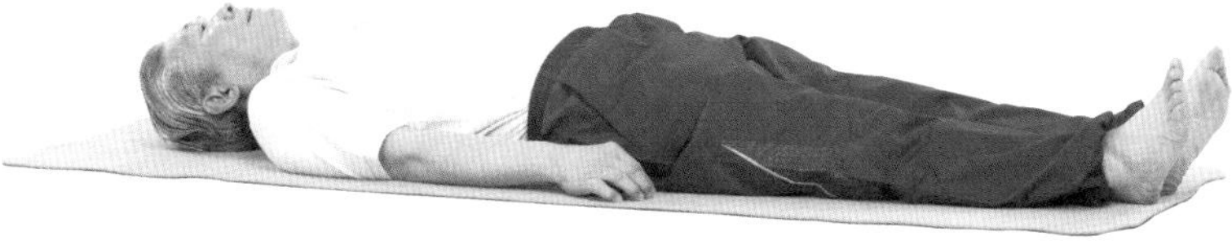

動作2 ↓抬起雙腳，如預備踩腳踏車的姿勢。

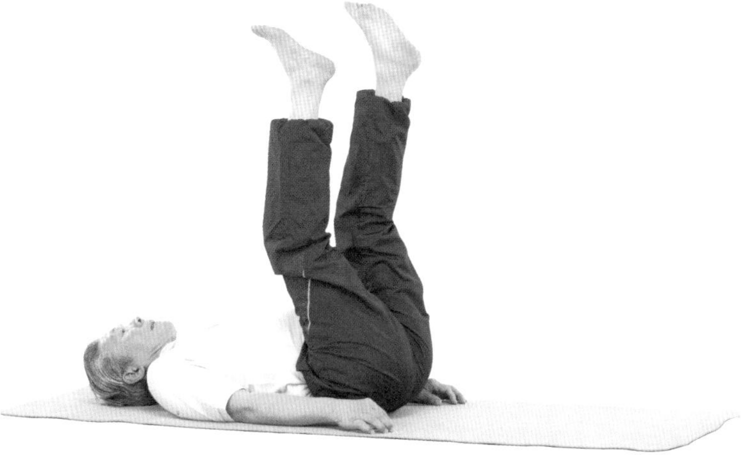

動作3 ↓雙腳先由上方慢慢往向下踩（以畫圓圈的方式，如踩腳踏車模式進行）。

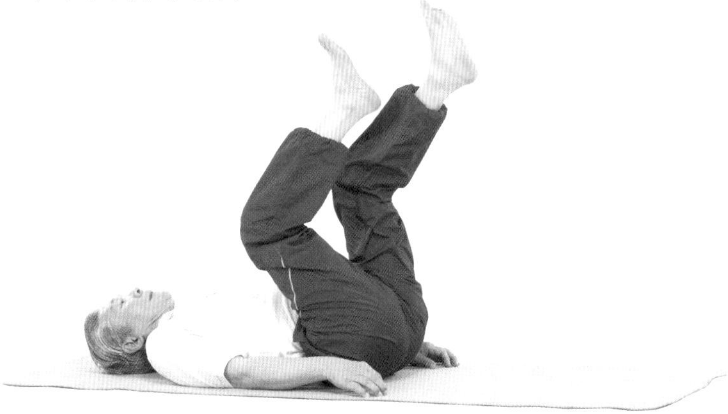

動作4 ↓雙腳再由下方慢慢往上踩（以畫圓圈的方式，如踩腳踏車模式進行）。

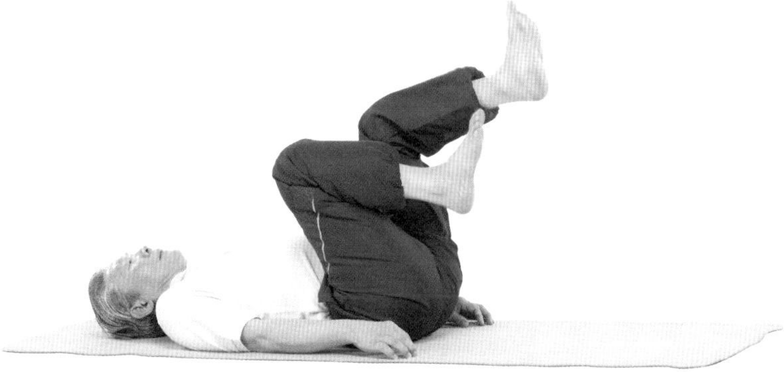

吳醫師養生調息運動說明

- 如果這動作和第9式一起練習，可有助平衡高血壓和低血壓，是安全又沒有副作用的好方法。
- 練習這個動作之前，也可以先用優質的按摩油塗在膝蓋皮膚的表層，稍微施點力氣按摩，直到按摩油全部被膝蓋的皮膚吸收後，再開始練習。

第12式

輔助器材：瑜珈墊

有助增強體力、提振精神

練習次數 每次重複左右擺動18～36次（愈多愈好）。

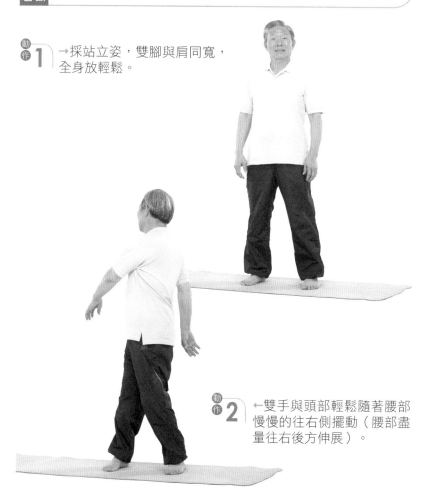

動作1 →採站立姿，雙腳與肩同寬，全身放輕鬆。

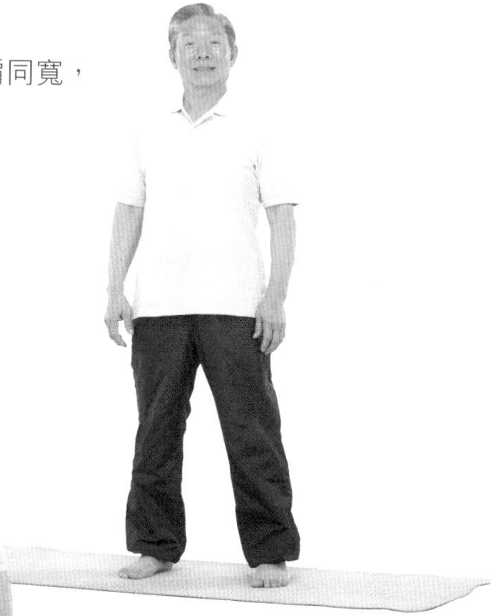

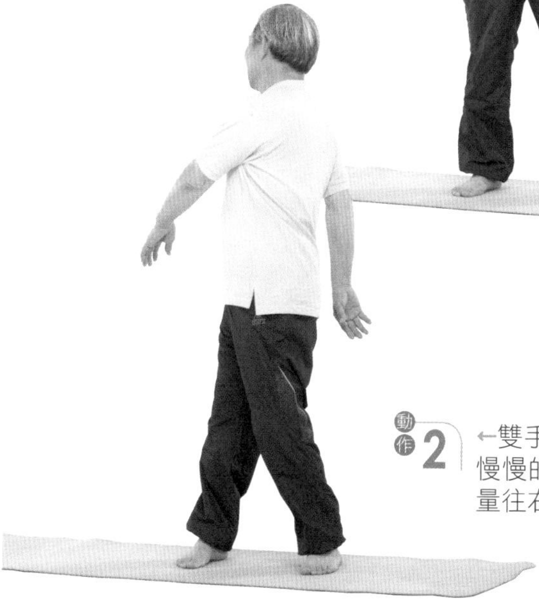

動作2 ←雙手與頭部輕鬆隨著腰部慢慢的往右側擺動（腰部盡量往右後方伸展）。

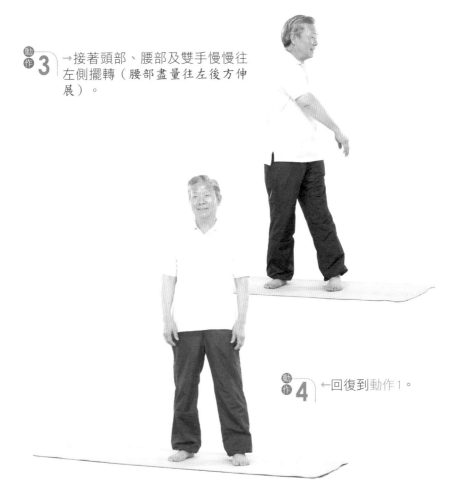

動作3 →接著頭部、腰部及雙手慢慢往左側擺轉（腰部盡量往左後方伸展）。

動作4 ←回復到動作1。

吳醫師養生調息運動說明

- 這是暖身的基本動作，剛開始先做小幅度擺動，再視自己的體力狀況慢慢加大擺動幅度（切記擺動時，雙腳不要移動位置）。
- 如果剛開始練習時，腰部若無法旋轉到很大的幅度，也沒有關係，只要持之以恆慢慢練習，整個身體的柔軟度會變得愈來愈好。
- 當覺得身體非常疲勞的時候，可以輕鬆的閉著眼睛練習此動作，那麼就會有充電，增加能量和氣力的效果，因為腎臟是氣之本及電流的源泉，因此只要腎臟恢復正常功能，就能提升身體磁場的能量，達到氣血雙收的效果。

第13式

輔助器材：瑜珈墊

舒緩腰痛、背痛、改善五十肩僵硬

練習次數 每天重複練習18～36次。

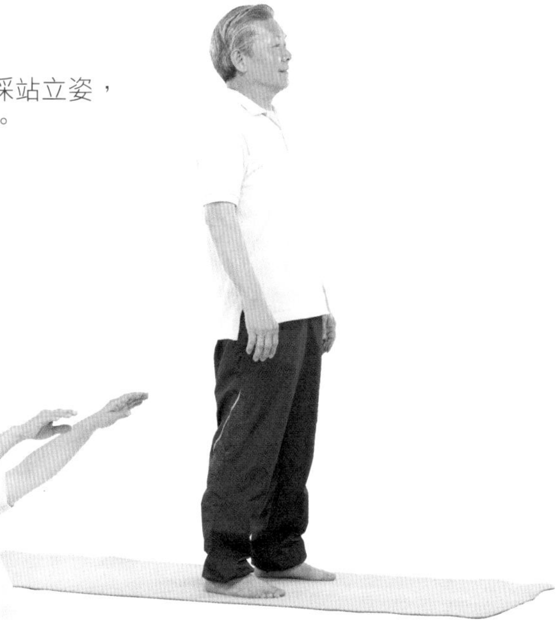

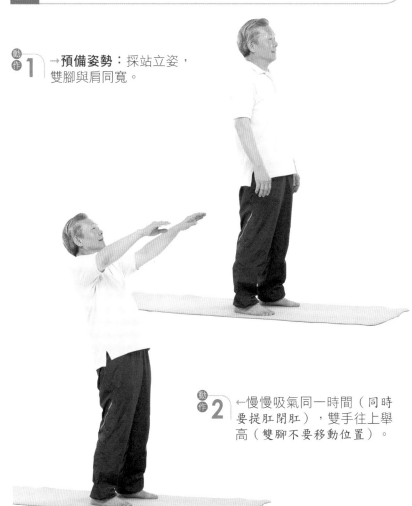

動作1 →**預備姿勢：**採站立姿，雙腳與肩同寬。

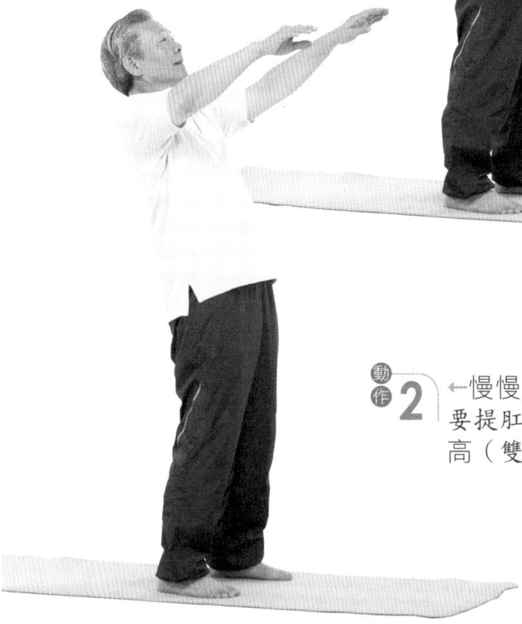

動作2 ←慢慢吸氣同一時間（同時要提肛閉肛），雙手往上舉高（雙腳不要移動位置）。

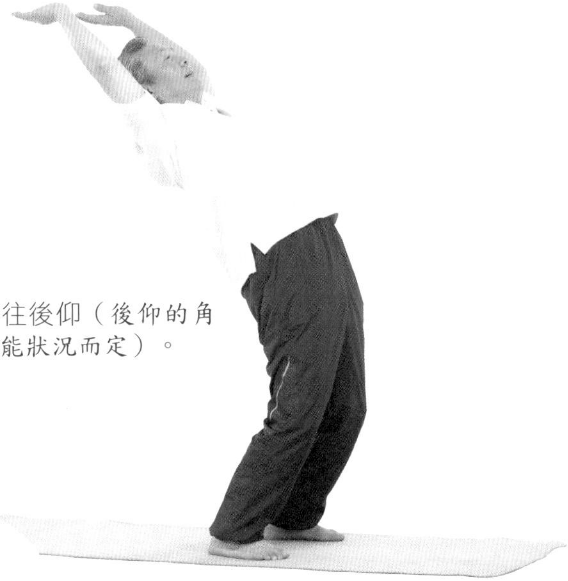

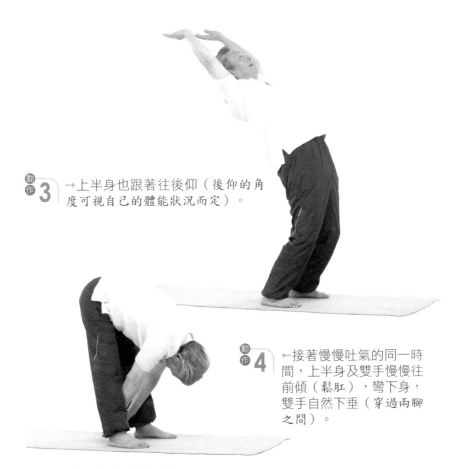

動作3 →上半身也跟著往後仰（後仰的角度可視自己的體能狀況而定）。

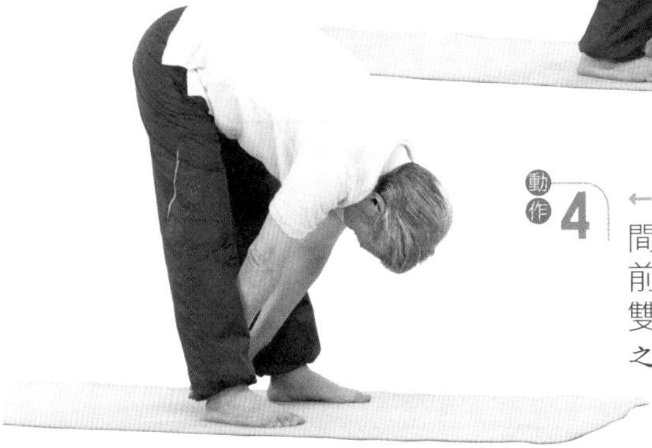

動作4 ←接著慢慢吐氣的同一時間，上半身及雙手慢慢往前傾（鬆肛），彎下身，雙手自然下垂（穿過兩腳之間）。

吳醫師養生調息運動說明

- 做這個動作身體往後仰的時候，速度要愈慢愈好，以預防太快往後仰會跌倒或扭傷腰部。剛開始練習時，視自己的體力及身體狀況慢慢做，不要勉強一次到位。
- 這個動作可以打通身體的奇經八脈，舒緩五十肩的僵硬，改善背痛及腰痛，甚至有可能將下墜的五臟回復原位，而駝背的人也有可能會逐漸改善。
- 最好能用優質的按摩油大力按摩雙肩的關節、肌肉及雙肩的反射區（如右圖）效果更好。

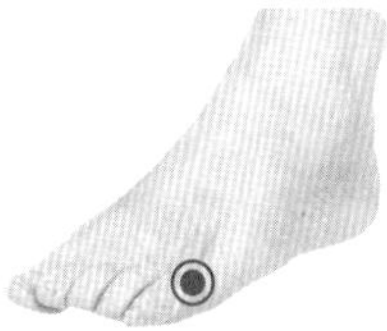

五十肩的反射區

第14式

輔助器材：瑜珈墊

調節免疫系統、增加淋巴液系統的循環

練習次數 每次重複此動作約9～36下，若能逐漸慢慢提升到60下以上，對身體更好。

動作1 →**預備姿勢：**採站立姿，雙腳與肩同寬。

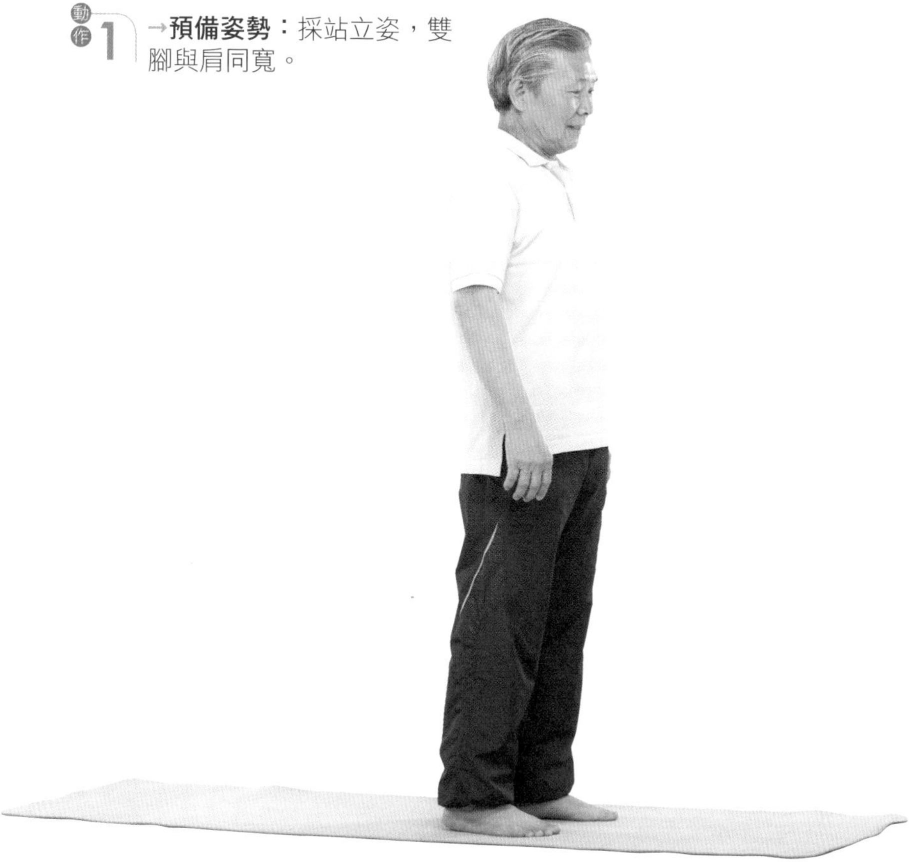

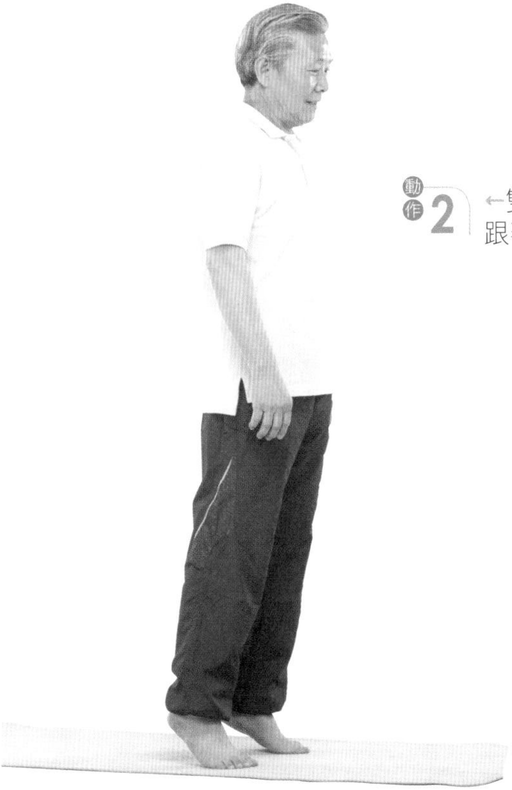

動作2 ←雙腳離地，全身也放輕鬆，跟著往上跳動。

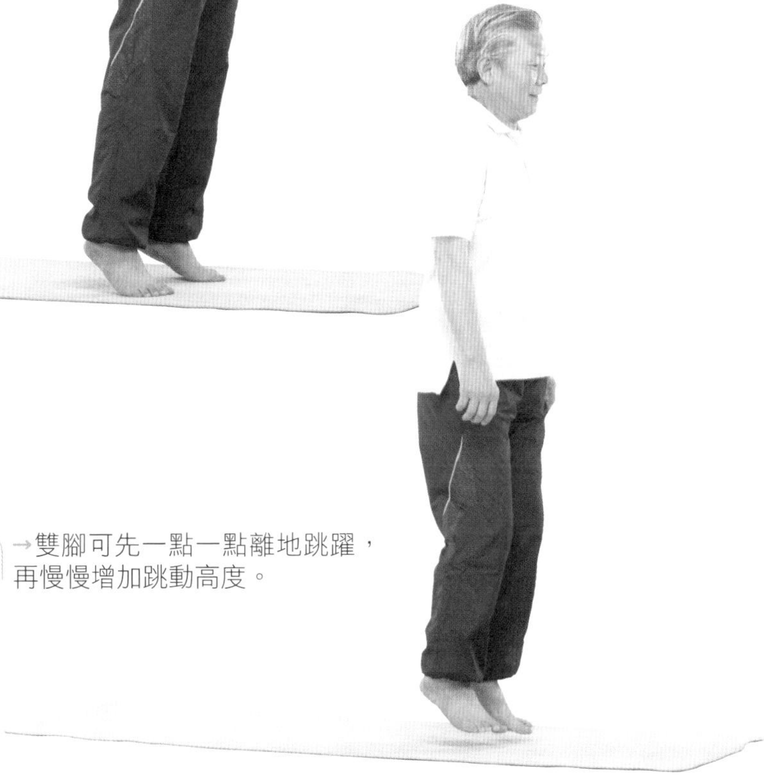

動作3 →雙腳可先一點一點離地跳躍，再慢慢增加跳動高度。

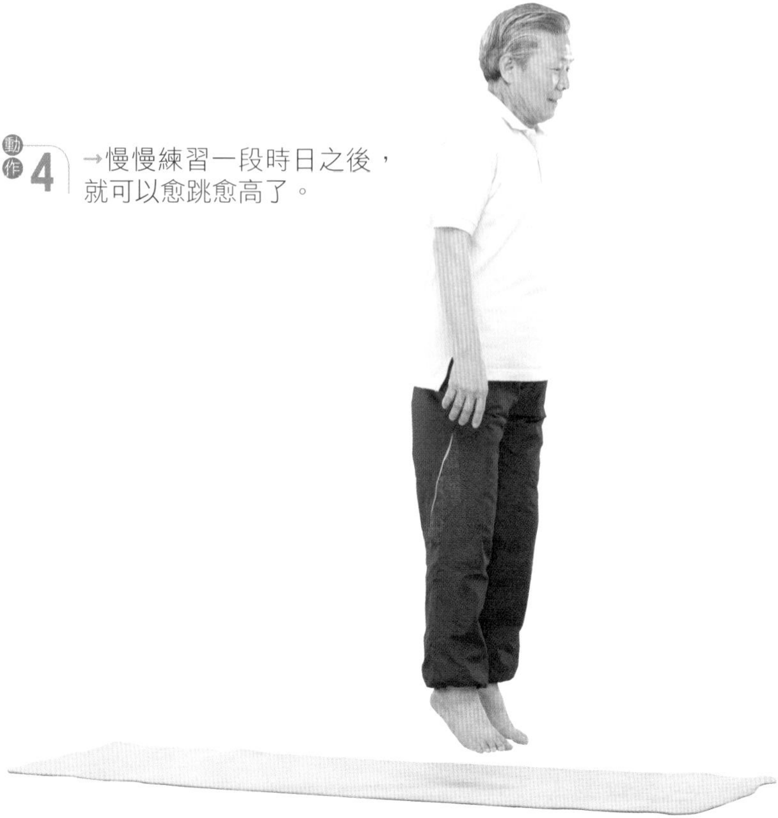

動作 4 →慢慢練習一段時日之後，就可以愈跳愈高了。

吳醫師養生調息運動說明

這個動作看似簡單，其實不容易做，一般人能夠做到36下，已經要掌聲鼓勵了，所以剛開始練習的人不要太急，以循序漸進的方式進行即可，但要每次做到60下以上，才能開始激發起淋巴液的波動！因為淋巴液系統有很多淋巴結保護著（淋巴結即是免疫軍隊的軍營，淋巴液裡的軍種都要先受到軍營哨站的檢查才能通過）。

人體的淋巴液是無論你做任何的動作都不會干擾它緩慢的運行，因為它的體積太細小及每一小節又有淋巴結保護，所以不受到地心吸引力的影響，無法像血液快速的運行，也因此一旦淋巴液不通（淋巴液主要的功能是帶動人體的免疫系統的循環）就容易罹患癌症，所以利用這個動作，可以把淋巴液拉上拉下（讓地心吸引力增加二倍），順暢打通淋巴液的流動力，加快淋巴細胞的移動及增強免疫系統的軍隊（促進血液循環的流暢），改善雙腿肌肉的彈性及防止抽筋。

part 4 分享不一樣的對症改善按摩

溫和簡單的對症腳底與全身按摩法，都是有益健康的保健方法。有助改善頭暈頭痛、耳鳴、肩頸腰酸背痛、運動後肌肉酸痛等，並舒緩緊張情緒、減輕疲勞、幫助入睡、提神醒腦、恢復元氣。

〉對症改善按摩 11 招

〉養生保健按摩——神奇腳部按摩法

對症改善按摩須知

如果你每天總是感覺很疲勞，又不能得到充分的休息時，那麼建議你花幾分鐘的時間，執行本單元所提供的溫和又容易的按摩法來舒緩疲勞和緊張的情緒，也有助於讓身體排毒，改善常見的慢性病症，也可防止癌變。

首先請隨身準備一小瓶優質按摩油（尤其含有鴯鶓油、尤加利油、冬青油及薄荷腦油等配方成分的按摩油更好），以備不時之須。但市面上有很多便宜的劣質按摩油，也有價格比較貴的優質按摩油，請務必選對健康有利的按摩油。

坊間按摩養生中心林立，如果感到疲累無神只要花點錢請人幫忙按摩，就會立即恢復元氣，我肯定腳底按摩和全身按摩都是很好的保健方法，若時間與經濟許可，每星期可進行一至二次的按摩保健。若不想花錢請人幫忙按摩，拜託家人協助或者自己動手按摩，更是多多益善。

然而希望大家不要為了享受短暫的舒緩效果卻疏忽會危及健康的問題，尤其若是花大錢卻遇到不肖按摩師沒為你的健康著想，而使用品質不佳的按摩油幫你按摩的話，更要特別小心！因為有些劣質按摩油有可能含有或多或少的致癌成分；當然若是有良心的按摩師反而會用優質溫和且對健康有幫助的按摩油，因此按摩必須注意這一點，以免舒壓不成，反倒將致癌的成分送進身體危及健康。

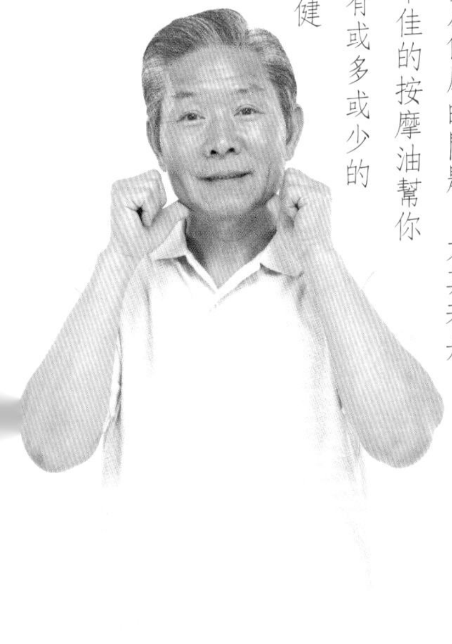

選擇優質的按摩油

按摩時，應選擇一瓶包含：鴯鶓油（Emu Oil）、尤加利油（Eucalyptus oil）、冬青油（Methyl Salicylate）和薄荷腦油（Menthol）等特殊配方的優質按摩油。

★**鴯鶓油：**是取自澳洲鴯鶓鳥，其油脂具有滲透力極強的中鏈三基甘油酸，可藉由按摩的方式將中鏈的三基甘油酸，由皮膚外層慢慢滲透至最內層的皮膚組織，達到防止皮膚最上層的水分蒸發，而改善皮膚皺紋、保持皮膚的彈性及滋潤。

★**尤加利油：**是唯一含有三個氧分子的油（O_3），它能將多餘的一個氧分子轉讓給自由基，而將這自由基中和與消滅。

★**冬青油和薄荷腦油：**是依據中醫的陰陽冷熱的理論，來達到皮膚細胞的自然收縮和放鬆，舒緩緊張的情緒，減輕頭暈腦脹的不適；也具有刺激神經、加速血液循環，紓解肌肉關節的疼痛。只需將按摩油塗於疼痛的關節及肌肉，並大力深度的按摩一至兩分鐘，一天2～3次，對於有風濕症、腰痠背痛、頭暈、頭痛和運動後的肌肉痠痛，都有一定的輔助功效。

★就因為鴯鶓油和尤加利油的相輔相成作用，注重健康的婦女可在沐浴後，使用優質的按摩油按摩乳房，達到促進乳房的血液循環及排毒。

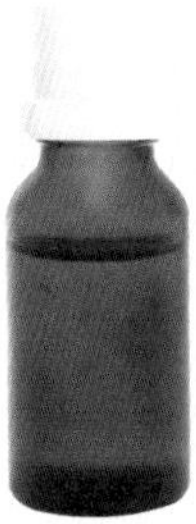

第1招

平衡荷爾蒙、緩解頭痛

按摩次數 每次最少重複9次以上（任何時間都可以隨時做）。

動作1 →將優質的按摩油（或任何一種天然、無毒的按摩油），擦在雙手食指的指尖。

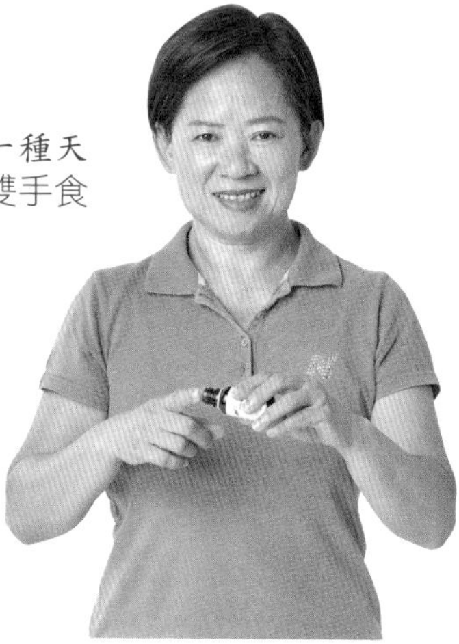

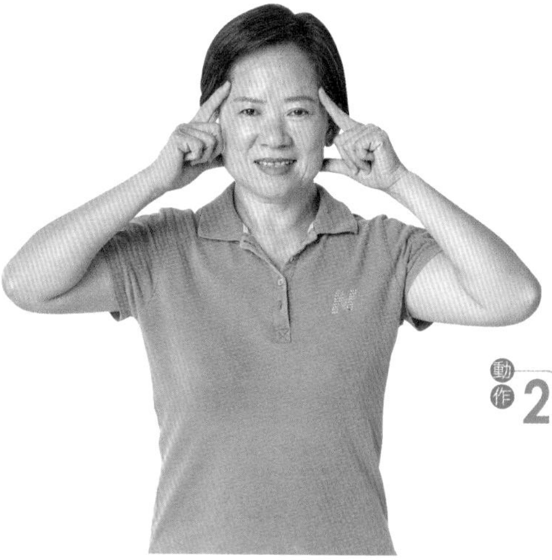

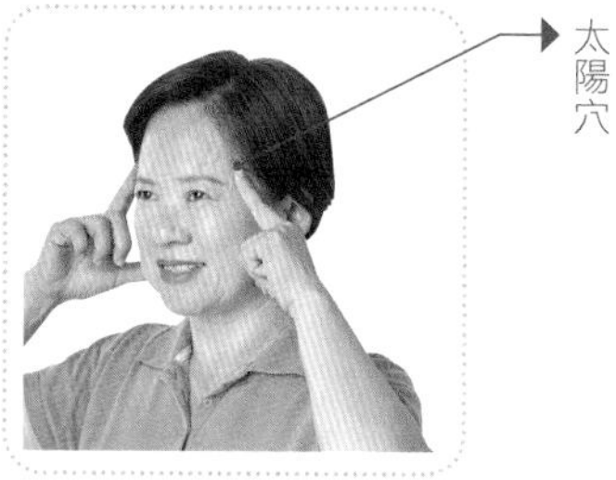

動作2 ←雙手大拇指按在下巴骨頭上，再利用食指指尖用適度的力量，以畫圓圈的方式用力按摩太陽穴。

第2招

改善耳鳴不適、舒緩緊張情緒

按摩次數　每次至少重複9次以上（任何時間都可以隨時做）。

動作1　→用雙手的食指指尖適度的壓力按壓聽宮穴（耳屏與下顎關節之間，張口時呈凹陷處）。

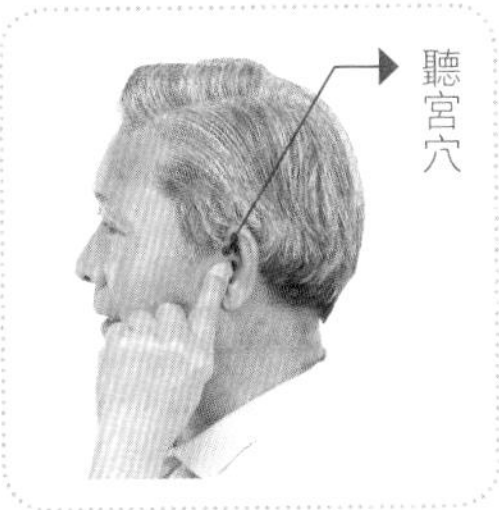

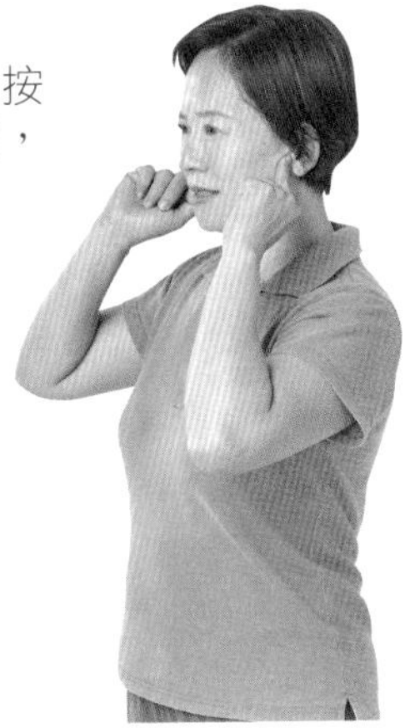

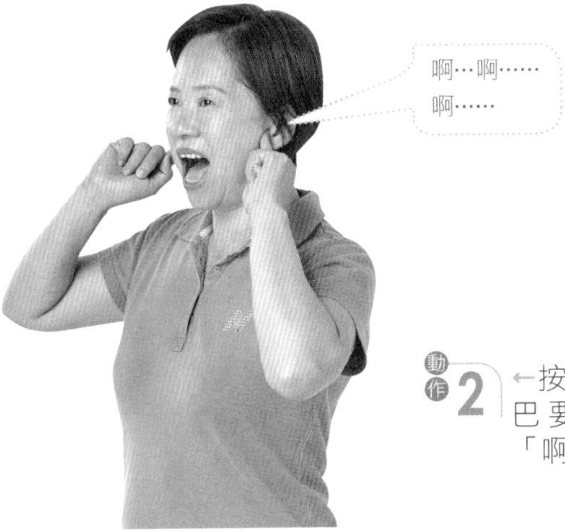

動作2　←按壓聽宮穴的同時，嘴巴要張開，大聲一直喊「啊…啊…啊…」。

第3招

提升睡眠品質、平衡情緒

按摩次數 每次最少重複9次以上（任何時間都可以隨時做）。

動作1 →先將中指及食指打開，比成「V」式的手勢。

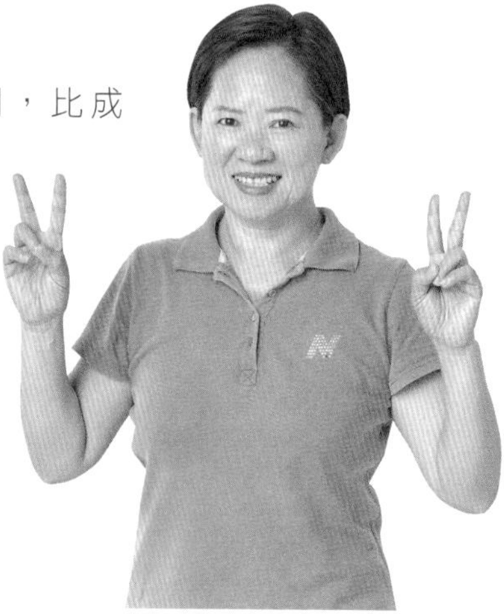

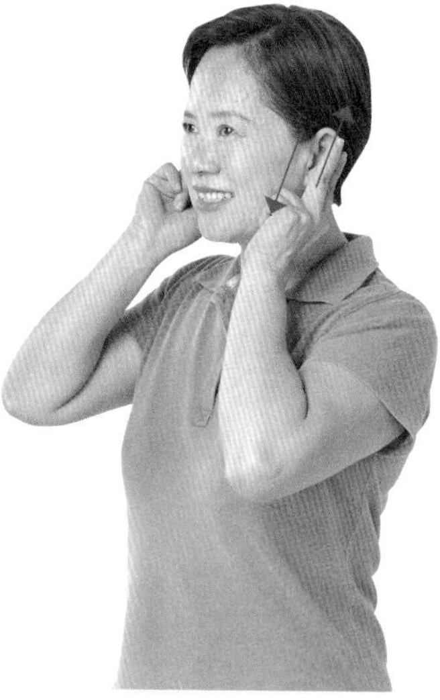

動作2 ←夾著耳朵往上往下，來回搓揉耳朵兩側。

第4招

提升活力、調節免疫力、長壽養生

按摩次數　每次最少重複9次以上（任何時間都可以隨時做）。

動作1　→用雙手的大拇指及食指捏住耳垂。

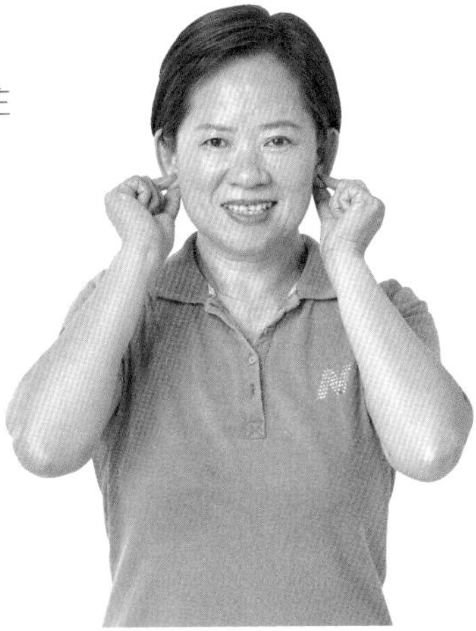

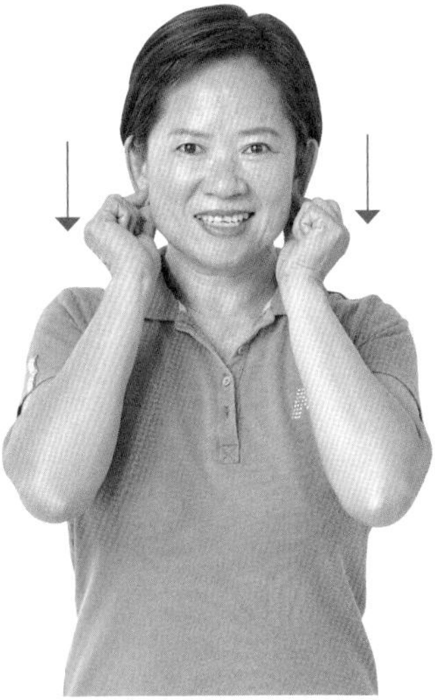

動作2　←接著用力往下拉，放鬆，再往下拉。

第5招

改善疲勞、提神醒腦、明亮眼睛

按摩次數　每次最少重複9次以上（任何時間都可以隨時做）。

動作1　→將雙手的食指、中指、無名指伸直。

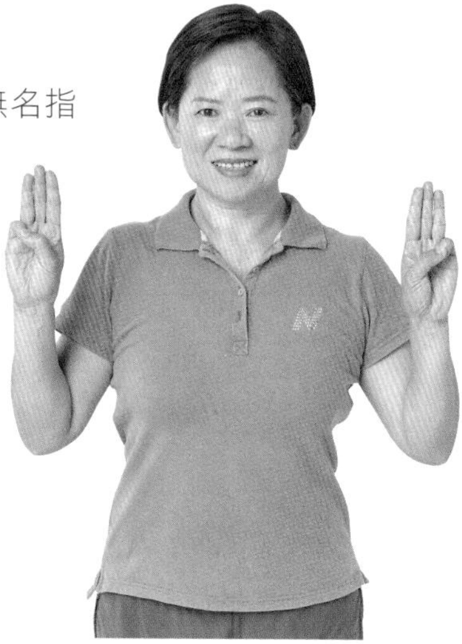

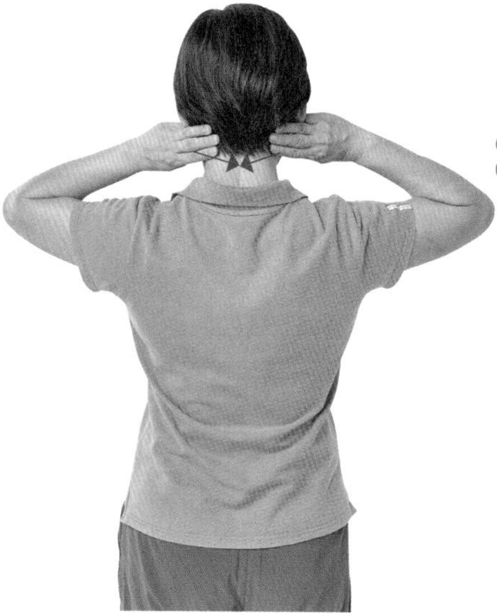

動作2　←放在後頸部，用力向後推9次以上，之後停在風池穴，多按摩數次。

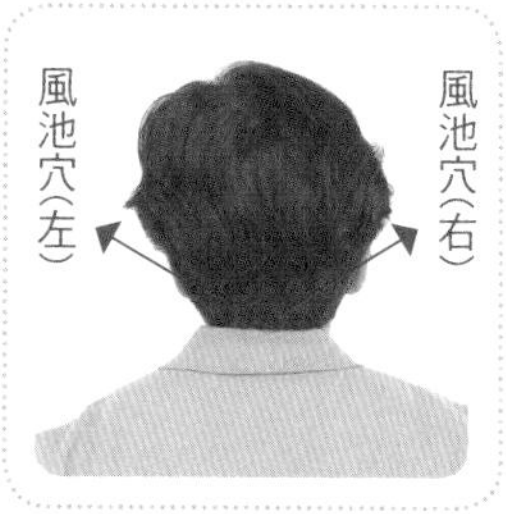

第6招

幫助入睡、提升記憶力

按摩次數 每次至少重複10次以上（任何時間都可以隨時做）。

動作1 →將雙手的手指伸直，有彈性的輕拍後頸部的小腦處（拍打次數：可拍十次或數十次皆可）。

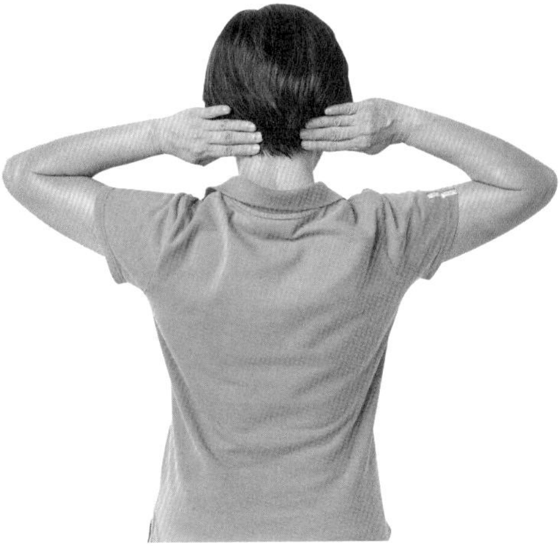

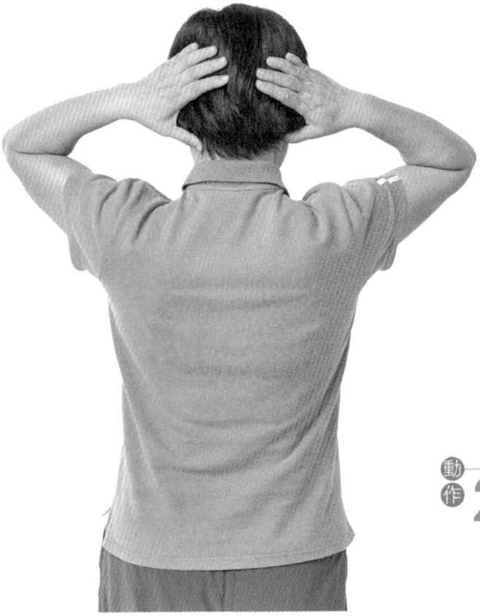

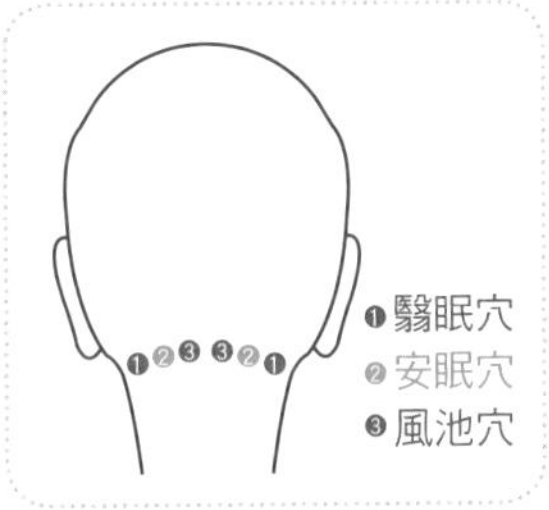

動作2 ←然後雙手扶住頭部，用雙手的四指前後推壓及用大拇指按摩翳眠穴，安眠穴和風池穴（如上圖）。

第7招

輔助材料：按摩油

改善肩膀痠痛、舒鬆淋巴結、預防五十肩

按摩次數　每次最少重複9次以上（任何時間都可以隨時做）。

動作1　→將優質的按摩油（或任何一種天然、無毒的按摩油），擦在左手的食指、中指與無名指的指尖。

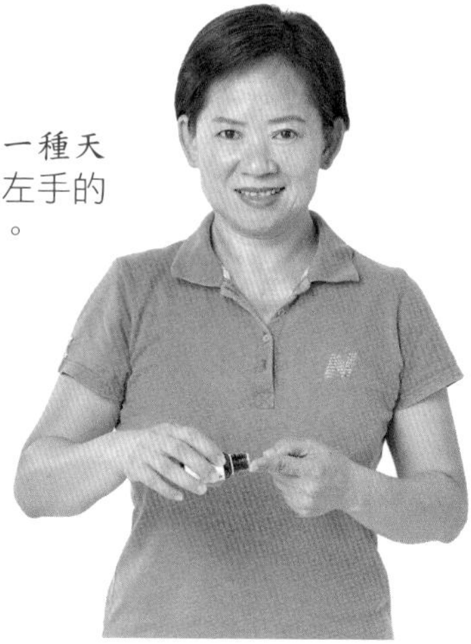

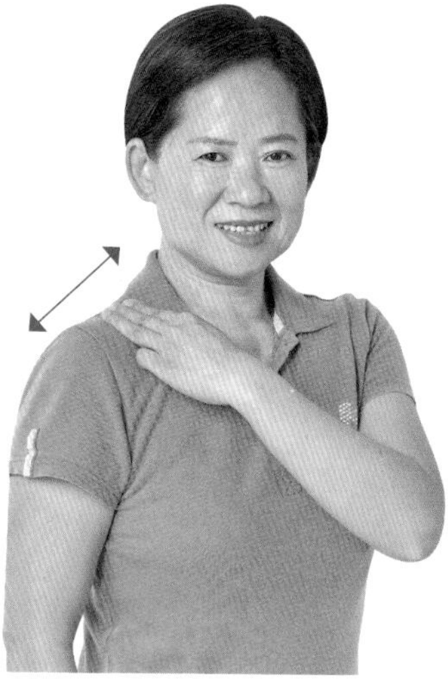

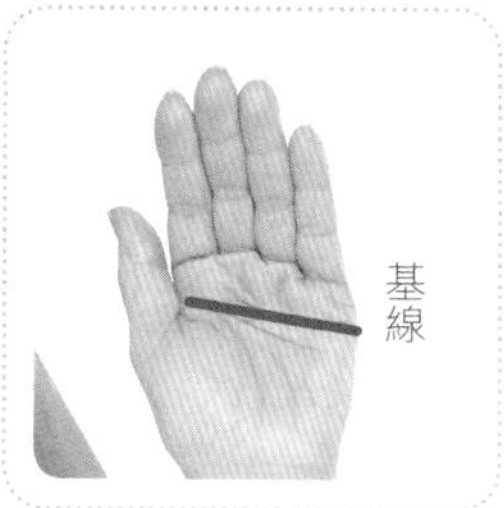

動作2　←以左手手掌中間的掌紋為基線（如上圖紅線位置），按壓在右側肩膀上。

動作3 →將左手放在右肩上後，用力有節奏地叩擊肩井穴（第7頸椎至肩頭之中點）增加效力。

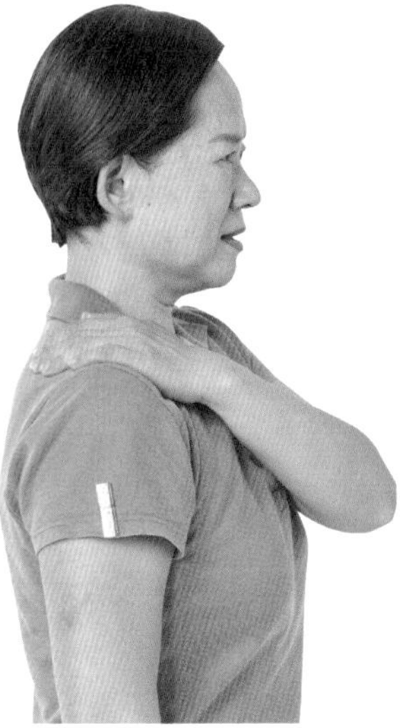

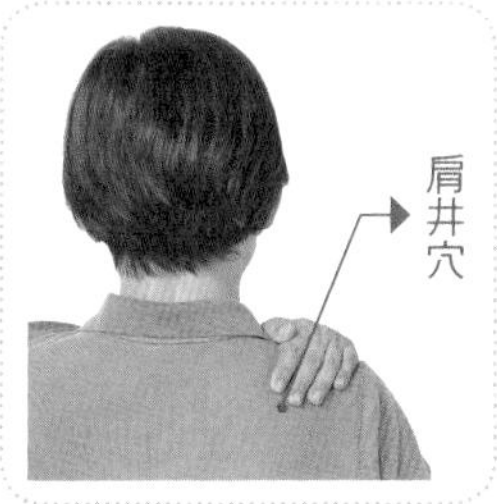

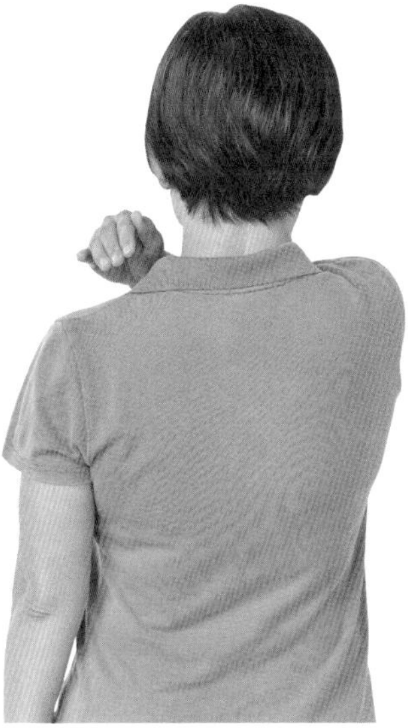

動作4 ←接著以右手用力有節奏地叩擊左肩，中指按在肩井穴增加效力。

第8招

預防及改善 五十肩不適

按摩次數 每日重複此動作各9回。

動作1 →採站立姿（全身放鬆），雙手自然垂直，雙肩以畫圈方式（往後），感覺肩胛肌肉往後拉動，重複9次。

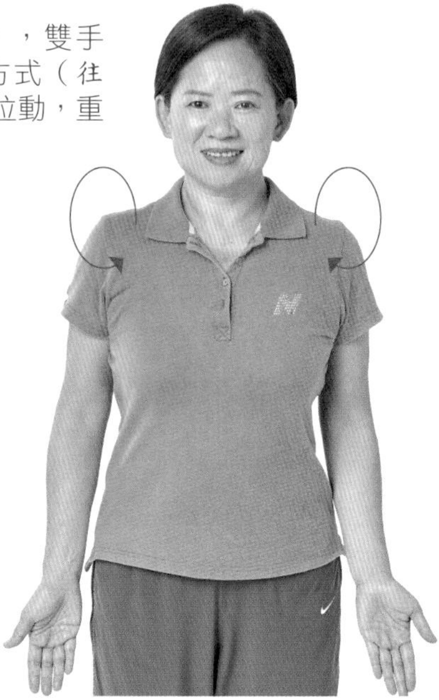

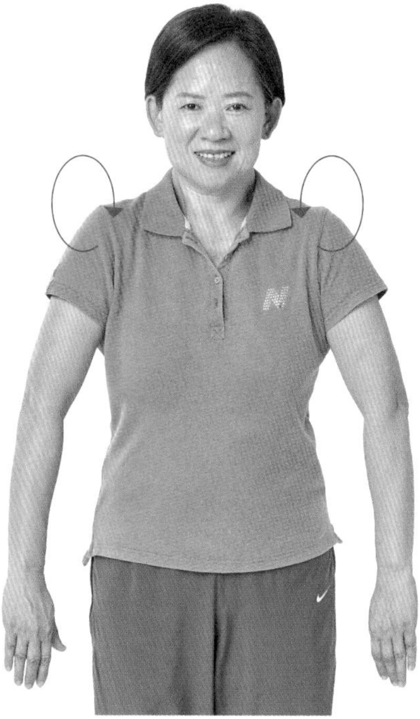

動作2 ←然後再以畫圈方式（往前），感覺肩胛肌肉往前拉動，重複9次。

第9招

增加肺氧氣活量、幫助排出廢氣

按摩次數 每日重複此動作左右兩側各9次以上（任何時間都可以隨時做）。

動作1 →將右手掌拱起，利用手掌中心的力量（空掌心）。

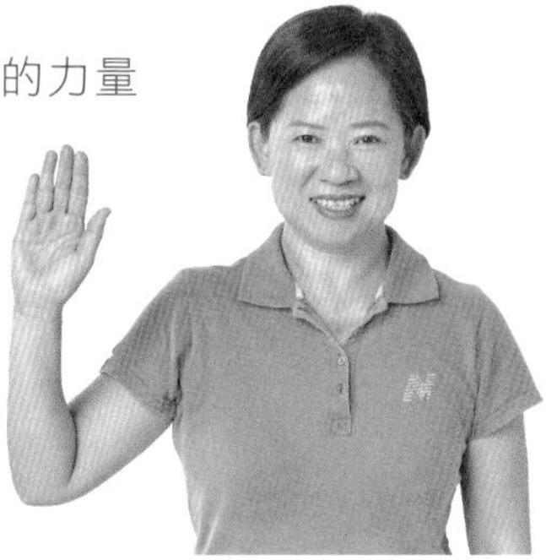

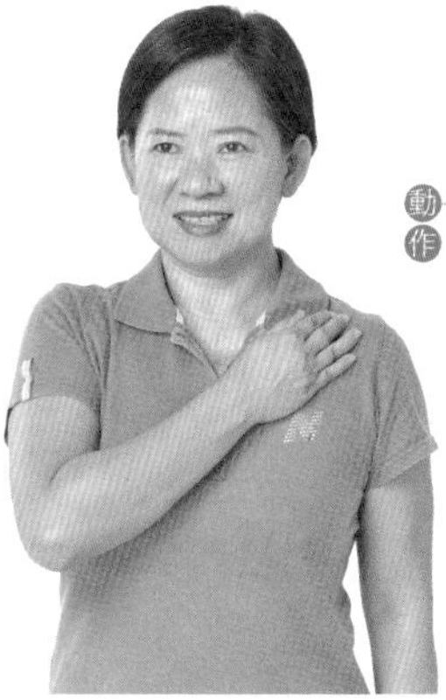

動作2 ←拍打左胸上側的中府穴（位於鎖骨外端下部。當舉起手臂時深陷的部位向下2～3釐米處）。

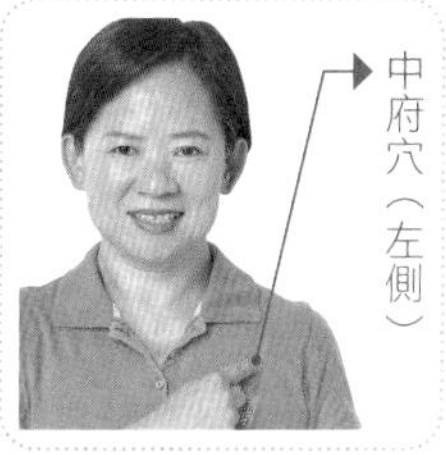

動作3 →然後再換邊做（用左手掌拍打右胸上側的中府穴），約9回。

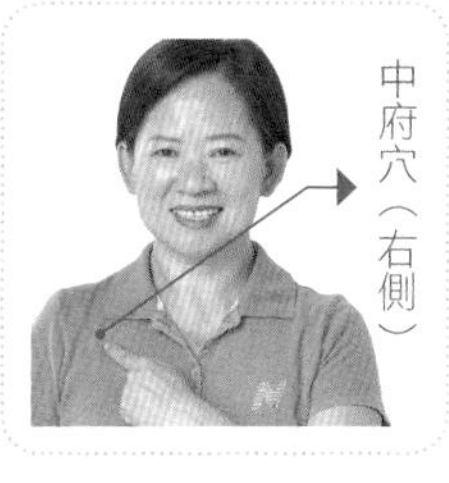

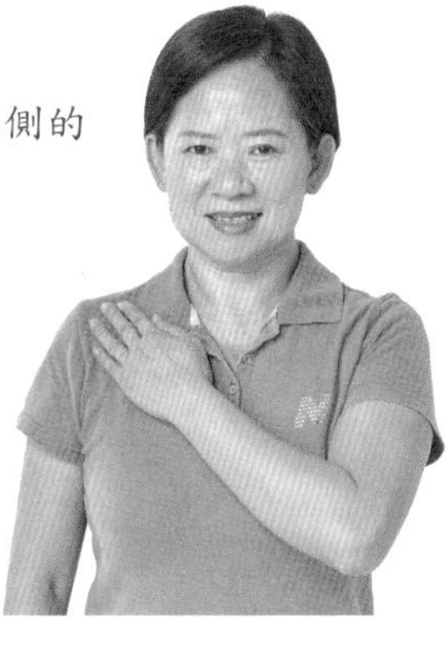

第10招
輔助材料：按摩油

改善腰痛及背痛不適

按摩次數 每日重複此動作9次以上（任何時間都可以隨時做）。

動作1 →將優質的按摩油（或任何一種天然、無毒的按摩油），擦在雙手的四隻手指（除了大拇指）。

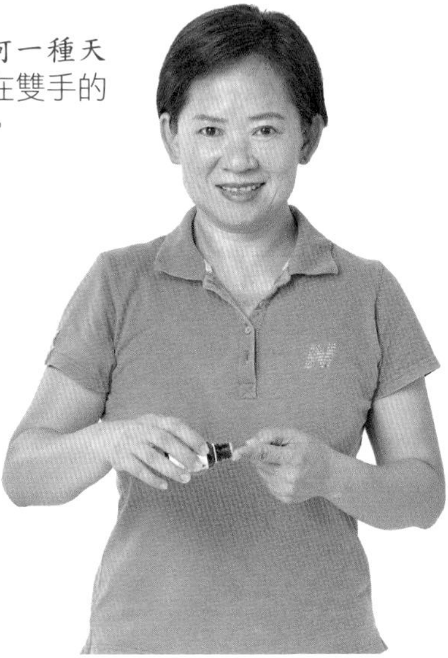

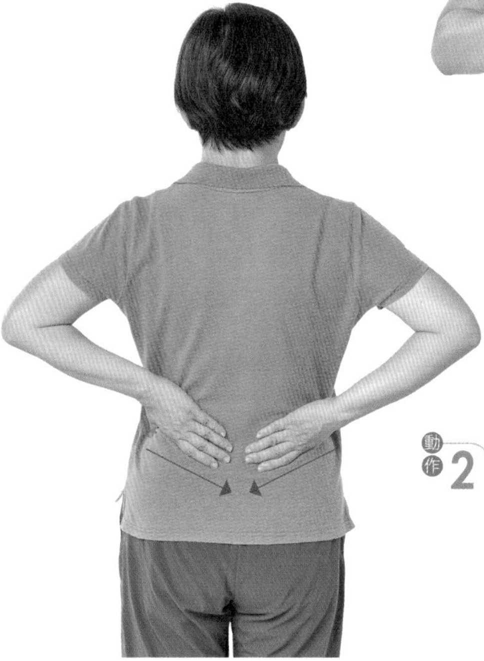

動作2 ←利用雙手的四指，按摩腰部，並往左右兩側推動，重複9回，再輕輕拍打腰部舒緩放鬆。

第11招

改善背痛不適

按摩次數 每日重複此動作9次以上（任何時間都可以隨時做）。

動作1 →雙手握拳，利用手背的手指關節按摩整個下背部。

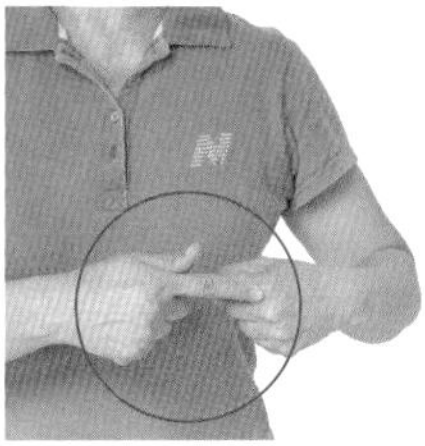

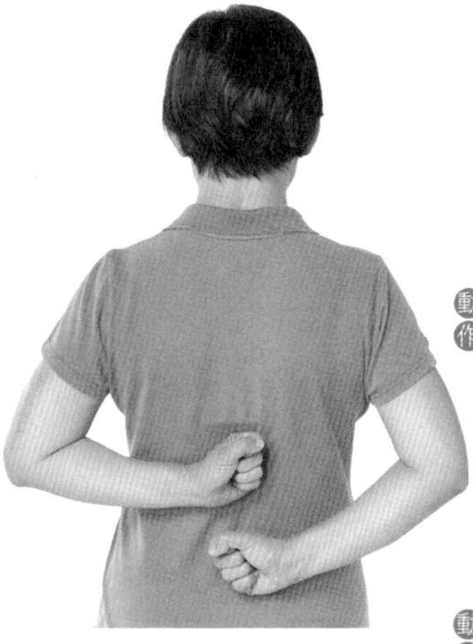

動作2 ←將雙手（一上一下）擺在後背。

動作3 →雙手以左右來回搓揉，慢慢往下移動。

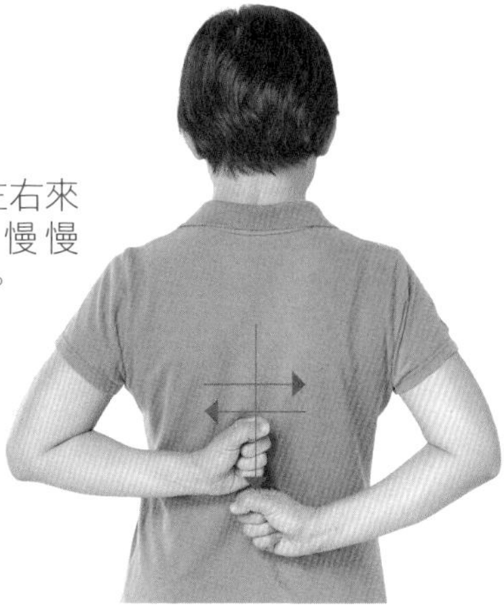

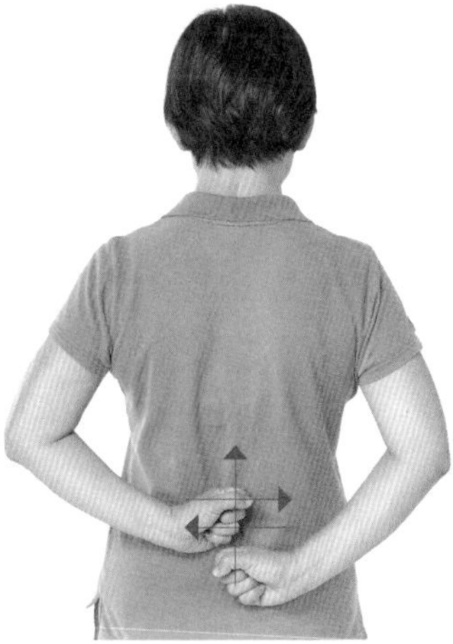

動作4 ←再慢慢往上移動，左右來回搓揉。

消除疲勞及水腫、調節免疫系統

按摩次數 每次最少重複9次以上（任何時間都可以隨時做）。

動作1 →採坐姿，將右腳放在左膝上面，然後左手握住全部的右腳趾，右手握住右腳踝。

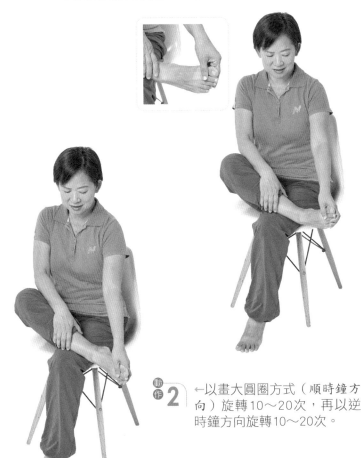

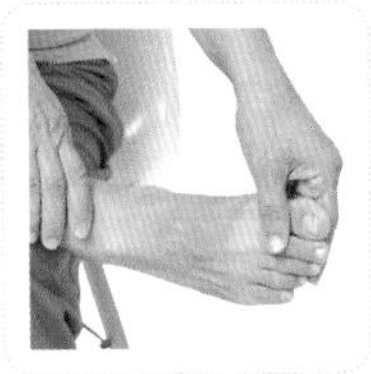

動作2 ←以畫大圓圈方式（順時鐘方向）旋轉10～20次，再以逆時鐘方向旋轉10～20次。

動作3 →接著左手握住全部的右腳趾（**右手握住右腳踝**）以上、下方式擺動整隻腳10～20次。

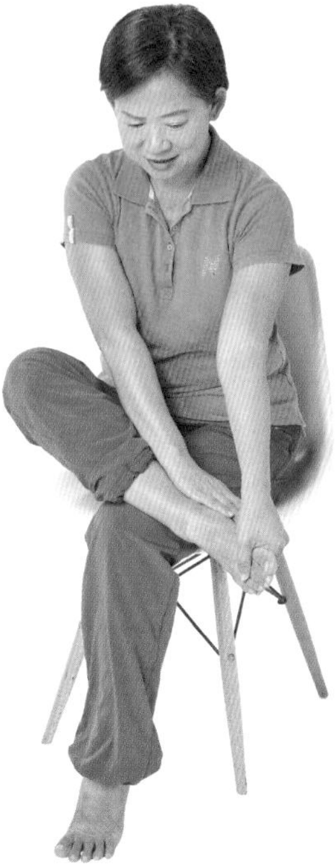

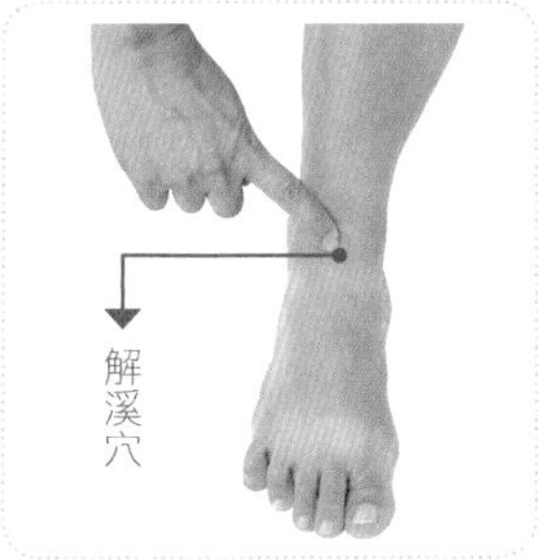

動作4 ↑大力按下放鬆9次，之後以順時鐘圓圈的方式按壓9次（**在足部前面的的解溪穴**），消除腳部的水腫。

動作5 →接著用雙手的大拇指用力按壓腳底（**以二平行線方式**）由上往下按壓10～20次。

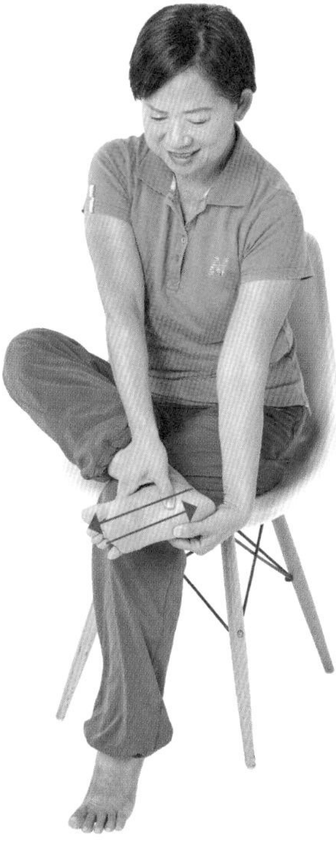

動作6 →將右腳放下來，用雙手手掌由下而上拍打腿部的左右側10～20次，再換腳做（重複做1～6個動作）。

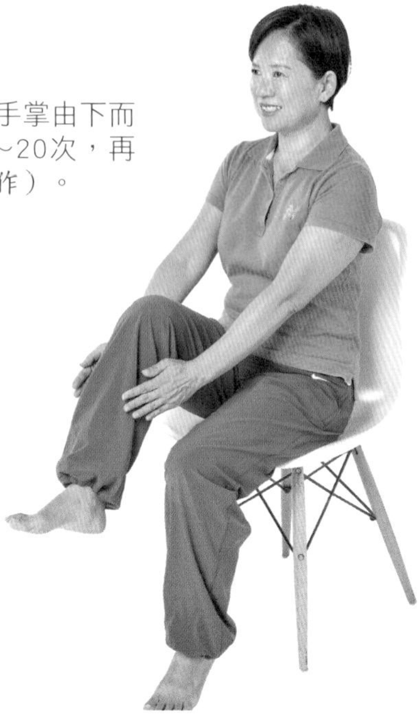

吳醫師的小叮嚀

- 如果腳踝有水腫，可先塗上優質的按摩油，慢慢先由輕力道到重力道按摩及按壓水腫部位約1分鐘，之後按照上述的第2及3個動作，以畫大圓圈的動作，再加上第4個按壓動作，一天可做2～3次，保持血液和淋巴液的疏通流暢。
- 做完了腳部按摩法之後，請慢慢的一小口一小口喝下一大杯檸檬蔘茶，但不要加任何的糖及蜂蜜調味。

檸檬蔘茶

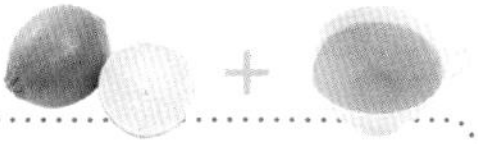

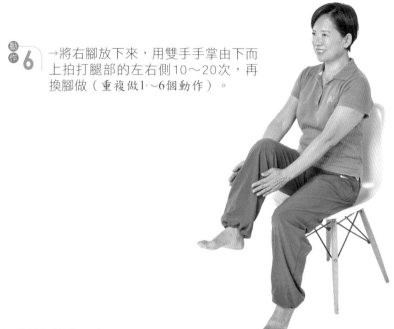

材料：青檸檬1大顆、人蔘根粉2小匙、溫的好水300～450CC

作法： 1.將青檸檬用手先捏壓至軟後，切對半擠汁。

2.將檸檬汁倒入一個大杯子中，再放入人蔘根粉，倒入溫的好水拌勻即可飲用。

飲用方法： 一小口一小口慢慢的喝下去。

※人蔘根粉即是使用人蔘根研磨成的粉。如果血壓正常或偏低，請改用吉林蔘或韓國蔘，而血壓偏高請用西洋蔘。

特別收錄

【致　謝】感謝支持、肯定與鼓勵我的所有人
【附錄一】打蔬果汁的食材處理與喝好水和活性水的秘訣
【附錄二】食品添加物以及塑化劑的自然解毒代謝法
【附錄三】檢驗血液常見的癌標記參考
【附錄四】用正統抽血篩檢以下的標記指數－
可在五至十五年前預知癌細胞的存在與起因
【附錄五】足部穴位彩色圖解參考

致謝

感謝支持、肯定與鼓勵我的所有人

因為想幫助更多人得到健康，我在二〇〇八年出版了《不一樣的自然養生法》一書；沒想到大家在實踐的過程中出現了更多的疑問，為了因應讀者如潮水般的提問，隨即又出版了《不一樣的自然養生法：實踐一〇〇問》以解決讀者對書籍內容的困惑。

原本以為這兩本書可以讓更多人遠離病痛，我也可以安心退休，但想不到造訪我的保健自療中心的人不但沒有減少，還增加更多重症病患，例如已經開過刀的心臟病人、坐輪椅的風濕病人、行動不便的糖尿病人、長期服藥的脂肪肝病人、患有老人痴呆症（失智症）和巴金森氏症的病人，最多的則是被主流醫學宣告放棄的癌症病人。這些人在看了這兩本書之後照著做，病情稍微有了改善，讓他們重新燃起希望。正是他們讓我生了惻隱之心，動了再寫這第三本書的念頭。在此要先跟這些病人說聲：「謝謝你們的提醒，讓我知道還有很多人需要幫助！」

接著要感謝的對象特別重要，因為他們給了我在寫書過程中最需要的動力：

首先要感謝上帝給我的指示，並賜我聰明智慧、勇氣與毅力來完成第三本書！

我也要深深感謝我太太吳馮潤鈺博士，她表面上看起來的嘮叨，實則是不折不扣、不間斷的鼓勵，給我精神上的勇氣和支持，尤其是她說：「只有再寫一本書才能讓病人照顧好自己的健康，讓他們不用再來中心找你諮詢，你才能真正無掛慮的退休！」讓我下了決心寫這本書！

此外，我要感謝于美人姐妹的力挺，還有琉璃光養生世界的創辦人雷久南博士。在我受到最親的人及少數盲從附和者的胡亂詆毀，情緒跌入谷底，她苦口婆心的勸我：「你不是為了這些人的誹謗而活，而是為了完成神送你來到這世界上所負的醫治使命而活。請將你所有寶貴的知識都寫下來替世人拔苦，並留下福蔭給後代吧！」

然後就是要感謝替我寫序的黃明鎮牧師、徐立平牧師、鄭宏志醫生、何飛鵬社長、李妙珍護理長、以及在幕後協助我們的陳國珍、Daisy Chow 及 Evelyn Wong 等姐妹，感謝您們的信任與勉勵，讓更多人有信心的去做對自己健康有益的事！

最後要感謝的人，當然是城邦集團原水文化出版社的同仁，包括總編輯林小鈴姐妹、潘玉女和陳玉春小姐，她們付出了很多時間及耐心協助這本書的整編和修潤；我也要感謝邱大山經理和何飛鵬社長，他們對我專業的信任與肯定，使我能順利出書，達成幫助大家改善健康的心願。

在這裡由衷的向上述這些人士、各位幕後英雄及所有讀者說聲：「謝謝你們！沒有你們的協力、鼓勵、支持和忠告，這本書就永遠無法上市！」

附錄一　打蔬果汁的食材處理與喝好水和活性水的秘訣

【打蔬果汁秘訣】：強馬力蔬果機的食材放入最佳順序

★打蔬果汁時，蔬菜和水果都要**先切細、切小塊**；

★**質地軟**的蔬果放在蔬果機的杯子底部；

★**質地硬**的蔬果則放在上層。

★再加2杯好水或活性水就可打成汁。

★**卵磷脂和蜂花粉**則在所有食材攪打成汁後再加入，用低速攪打10至30秒即可；

★**纖維粉**則是在喝蔬果汁之前，放入豆漿、杏仁奶或燕麥奶混勻後，立刻喝下有減胖的作用。

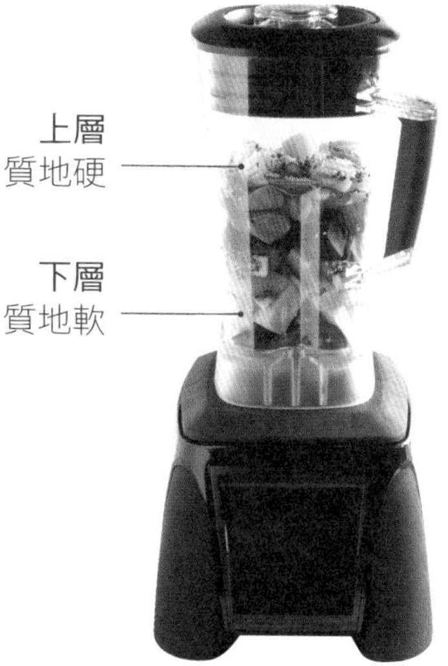

【打蔬果汁常用食材的處理秘訣】

食材	處理方式
紅色甜菜根	只需切除不乾淨或破損的表皮
胡蘿蔔	不去皮，切塊
白蘿蔔	可不去皮，切塊
生玉米	削下玉米粒
地瓜	不去皮，切塊
西洋芹	不去皮，切塊
蘆筍	切段
番茄	去蒂，切塊
苦瓜	保留少量籽，切塊
大黃瓜	留皮及籽，切塊
小黃瓜	不去皮，切塊
花椰菜	不去莖，切塊
紫高麗菜	切小塊
紅色包心菜	切塊狀
嫩菠菜葉	切段
甜菜葉	切段
香菜（芫荽）	切段
洋香菜（巴西利）	切段
枸杞	沖洗乾淨
發芽豆類	沖洗乾淨

食材	處理方式
梨子	連皮，切塊
鳳梨	去皮，不去心，切塊
檸檬	洗淨後，削去綠色表皮，保留白色的纖維和果肉部分，切成塊狀，不用去籽。
酪梨	去皮，不去籽，切塊
木瓜	洗淨，留皮、留少量的籽，切塊
奇異果	去皮，切塊
火龍果	去皮，切半
蘋果	不去皮，不去心，切塊
麝香紅葡萄	不去皮，也不去籽
葡萄柚	削去外皮，保留白色纖維和果肉的部分，籽也要保留
石榴	籽及白色的部分
小番茄	要用全紅的，不要帶綠色

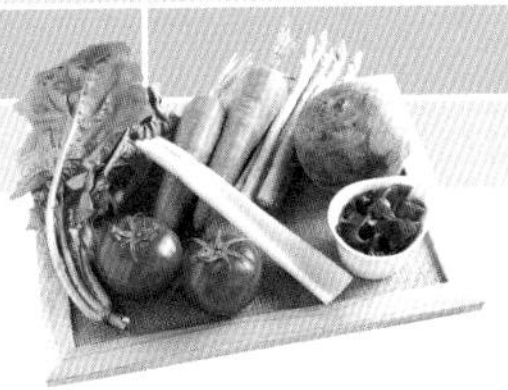

【喝好水和活性水的秘訣】認識含活性礦物質的活性水

所謂的活性水，是從植物中提煉出來的有機活性礦物質濃液，經由蒸餾水或RO逆滲透水、或鹼性水或電解水或任何乾淨的水，經稀釋後所得到的活性礦物質水，簡稱「活性水」。通常讀者所購買到的產品，是一種濃縮液。

建議飲用活性水的比例如下：將十西西的濃液加入一千西西的好水或將一安士（即三十西西）濃液加入一加侖（即三八四〇西西）的好水，搖勻後，就會有十六杯（每杯二百四十西西）的活性礦物質水，簡稱活性水。這混合好的活性水可以用來加入蔬果機預備蔬果汁，也可以當著每天的飲用水，也可以用來煮湯煮飯泡茶用。

我常常強調喝好水的重要性，因為我們的身體百分之七十二強是水分，所以天天都要供應好水給身體來幫助每個細胞的排毒代謝。

好水包括蒸餾水、半逆透水、電解水、金字塔水、中質子水、鹼性水、電子水、頻率水等，都能淨化身體的細胞，平衡身體的酸鹼性。

但這些好水的根源還是由自來水而來，還是含有病原體的頻率，只有百分之百的蒸餾水，農夫山水、崑崙水、天池水才是徹底擺脫污染的病原體頻率。這些好水的礦物質都是由自來水或山泉水的岩石礦物質而來，雖然已經過電解成負離子，但每個負離子的分子都是幾十倍大過蔬果和細胞內的活性礦物質，我們的細胞仍無法吸收及代謝，反而會阻塞細胞和細胞間之空隙滯慢營養的供應。

所以好水可以淨化身體的細胞和加速細胞的排毒代謝及平衡身體的酸鹼性，惟一的缺點就是不能彌補蔬果裡面和細胞裡面活性礦物質的不足，即是說：好水能淨化身體的每一個細胞，但不能補充身體內每一個細胞所欠缺的活性礦物質，也就是說：不能活化及年輕化身體的每一個細胞！

因為所有蔬果中都有人體亟需的有機活性礦物質，但因土壤的長期耕種，使得蔬果中的活性礦物質不足，因此雖然我們吃了有機的蔬果，還是同樣的不能供應足夠的活性礦物質給身體的每一個細胞。

而所謂「有機活性礦物質」，就是蔬果中礦物質分子的大小，是相當於細胞內的礦物質大小，所以蔬果中的礦物質能自由無阻的進出細胞的細胞膜，加速吸收細胞所需的礦物質，並排出細胞中毒物及年輕化細胞。因此科學家將蔬果的活性礦物質提煉出來濃縮成濃縮液體，來補充蔬果本身的不足。

如果沒有活性水，仍可藉由每天喝上六杯以上或更多的蔬果汁，和每餐大量食用全生的生菜沙拉，希望能彌補和解決活性礦物質不足的問題。

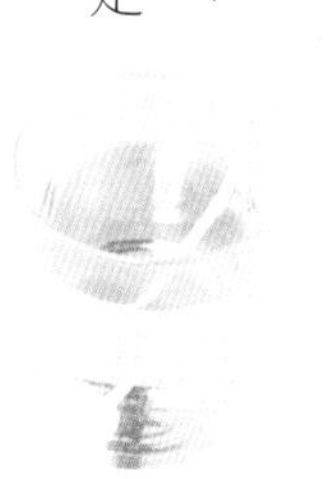

附錄二 檢驗血液常見的癌標記參考

項　目	相關疾病參考
癌標記	
CEA 癌胚抗原 **Carcinoembryonic Antigen**	體內有癌細胞活躍，包括直腸癌、乳癌、肝癌、肺癌、胰臟癌及體內任何地方有癌變
AFP 甲型胎兒蛋白 **Alpha Fetoprotein**	肝癌、睪丸癌、乳癌、肺癌及體內任何地方有癌變
HCG 人絨毛膜促性腺激素 **Human Chorionic Gonadotropin**	睪丸癌、攝護腺癌、卵巢癌、肺癌、子宮癌及體內有癌變
CRP 丙類反應蛋白 **C-Reactive Protein**	細胞發炎、心臟病、關節炎、癌症
TSH 甲狀腺促激素 **Thyroid Stimulating Hormone**	甲狀腺功能、免疫功能、體毒的高低
LDH 乳酸脫氫 **Lactate Dehydrogenase**	肝功能異常、體內有惡性癌細胞
ALP 鹼性磷酸 **Alkaline Phosphatase**	肝功能異常、骨髓有異常、骨癌、血液呈現過度酸性
肝臟	
AST (S-GOT) 谷草轉氨 Aspartate Aminotransferase	肝功能
ALT (S-GPT) 谷丙轉氨 Alanine Aminotransferase	肝功能
GGT 丙麩轉氨 Gamma Glutamyl Transferase	酒精性肝炎、藥物性肝炎、肝臟中毒的輕重
HBsAg B 型肝炎病毒表面抗原 HBV Surface Antigen	體內有 B 型肝炎病毒

項　　目	相關疾病參考
肺及性生殖器官	
CA15.3 癌抗原 15.3 Cancer Antigen 15.3	乳癌、肺癌、腸胃癌
CA125 癌抗原 125 Cancer Antigen 125	卵巢癌、子宮癌、肺癌
HE4 人附睪分泌蛋白 4 Human Epididymal Protein 4	卵巢癌、子宮癌、攝護腺癌（前列腺癌）、睪丸癌或任何生殖器官的癌變
SCC 鱗狀細胞癌 Squamous Cell Carcinoma	子宮頸癌、食道癌、腦癌、頸癌
（男）PSA 攝護腺特異抗原 Prostatic Specific Antigen	攝護腺癌、攝護腺肥大
腸胃	
CA19.9 癌抗原 19.9 Cancer Antigen 19.9	消化系統癌，如胰臟癌、膽囊癌、大腸癌、肝／胃／肺癌
CA72.4 癌抗原 72.4 Cancer Antigen 72.4	消化系統癌、胰臟癌、胃癌、腸癌
CA50 癌抗原 50 Cancer Antigen 50	胃癌
呼吸器官	
NSE 神經元特異烯醇 Neuron Specific Enolase	肺癌
Cyfra21.1 細胞角質蛋白 Cytokeratin Fragments 21.1	肺癌、膀胱癌、頭頸癌、乳腺癌
EB-Ig A EB 病毒 IgA 抗原 EBVirus IgA	鼻竇癌、鼻咽癌

附錄三　食品添加物以及塑化劑的自然解毒代謝法

神造萬物後，就造了人類始祖亞當，並吩咐亞當要吃祂所創造的、在大自然中的一切蔬菜水果五穀雜糧；亞當順服神的吩咐，無病痛的活了超過九百三十歲！由此可以得知，神的食物是多麼的神奇，不但可以醫好一切的病痛，又可延年益壽。

反觀現在的我們，沉迷於人工製造出來、色香味俱全的假食品（artifact）和速食，卻不肯多吃大自然生長出來的真正食物（foods），才會導致諸多病痛纏身，甚至死亡！大家一定要知道，為了要使這些假食品在貨架上停留較長的時間，讓它們不腐臭、顏色又好看，以吸引大眾掏錢購買，廠商會添加許多合法和不合法的化學物質，如：防腐劑、調味劑、調色劑、香料劑，甚至激素等等，然而這些都是會危害身體健康的添加物。

我們就拿飲品中的一種添加物，稱為「起雲劑」來作例子。它是一種無害大眾健康的合法添加物，是由棕櫚油、阿拉伯膠、葵花油等天然油組成的混合物，常被用於非天然果汁（即化學果精）、運動飲品、果醬、糖

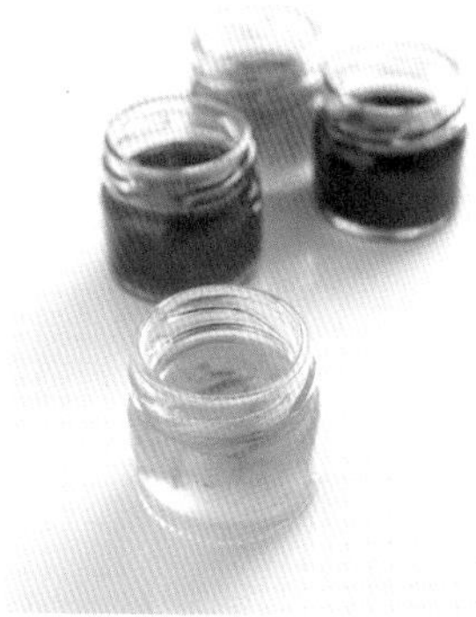

漿、果凍等飲品及食品中，來幫助飲品成乳狀，阻止水和油的分離及沉澱；但起雲劑的穩定性不高，短短幾個月就會由無色變為淺黃色，也由無味變為有輕微的油臭味！這是廠商不想發生的事情，因為會影響產品的銷路，只好千方百計想辦法來保持品質不變，甚至還希望能降低成本，也因而才有不肖廠商黑心非法的將塑化劑鄰苯甲酸脂（DEHP）及鄰苯二甲酸二脂（DIBP）加入飲品和食品裡，以達到目的。

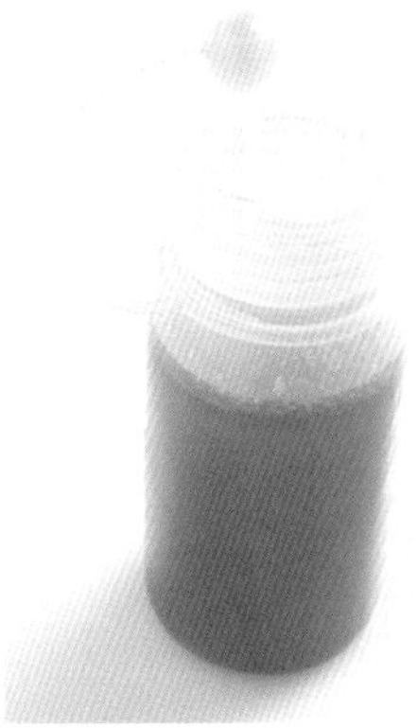

這兩種塑化劑都是有毒的塑工業軟化劑，原本是用來滲入塑膠製品來製造坐墊、沙發扶手、含氯的保鮮膜、速食盒、塑膠瓶、泡麵和即食米粉的容器、盛裝油的瓶子、兒童塑膠玩具、指甲油及香水等日常用品，也就是說，它們老早就已經充斥在我們的生活空間，並不只是被非法的直接加入食物中，還會由使用的泡麵或便當的包裝盒，或用保鮮膜包裹的食物間接進入人體，尤其是將經過煎炸炒等高熱的食物，熱的湯麵及熱的豆漿裝入塑膠袋後拿回家吃喝，更加容易使塑膠用品的塑化劑溶入食物，危害大家的健康。

塑化劑會導致男性嬰孩的性別紊亂、兒童內分泌不平衡及生殖系統的發育不全、成年人的生育能力下降、肝臟及腎臟損傷，還可能導致癌細胞的快速成長而演變成肝癌、腎癌和膀胱癌！它們的毒性大過於添加入奶粉的三聚氰胺！

塑化劑並沒有經過有關部門的許可成為食品的添加物，而是廠商為了產品的美味、美觀及銷路，不顧大眾的健康，隨意將它加入政府許可的起雲劑內，供應給製造保健食品、果汁、果醬、果漿、麵包、蛋糕的廠商！尤有甚者，甚至還添加在抗胃酸劑及胃藥！

大家要知道，一切化學添加物及一切非天然人工複製的藥物吃進身體內後，一部分由糞便及尿液排出體外；另一部分進入肝臟，但因為沒有相關的酶素來分化，因而無法代謝。長期攝取這類含有化學添加物的食品，化學毒素會慢慢累積在肝臟，帶來肝臟的負荷壓力，最終可能引發肝硬化及肝癌的危機，不可不慎！

如果以前常飲食這一類的人工製造食品，但現在想將以前飲食進體內的毒素排出，是有方法的：

❶**可以參考本書第二四九頁**，用正磷酸做四天的排膽石，讓膽囊疏通流暢，肝臟有機會將不能代謝的廢物送入膽囊，製造成有用的膽汁流入十二指腸，幫助分化脂肪後，流入大腸隨糞便排出體外。

❷**可以參考本書第九十八頁**的清血毒蔬果汁來喝：一天喝6杯

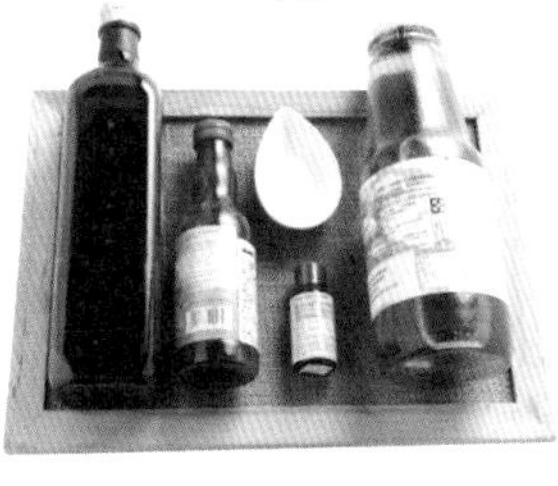

的清血毒蔬果汁，另一天喝6杯淨化肝臟血液的蔬果汁（第二四三頁），如此交替的喝4到8個月，就可減少為每天喝4杯來保健。

❸天天喝六杯活性水來淨化及保護肝臟和腎臟免被破壞受傷。

❹天天在強陽光下快步走二十至三十分鐘，讓毒素由汗腺流出。

❺天天保持有四次大便，讓毒素由大腸排出。

自然解毒代謝法

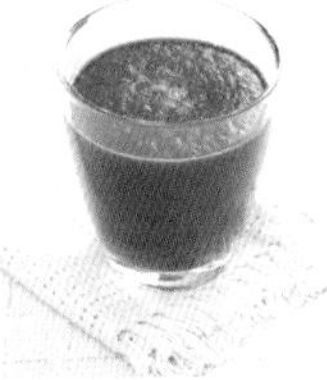

強化肝臟功能蔬果汁

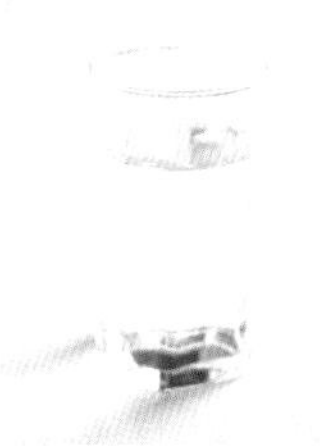

6 杯好水

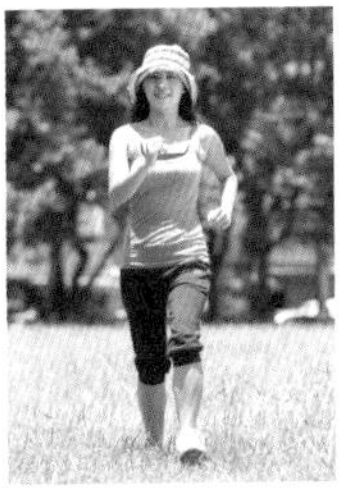

快走

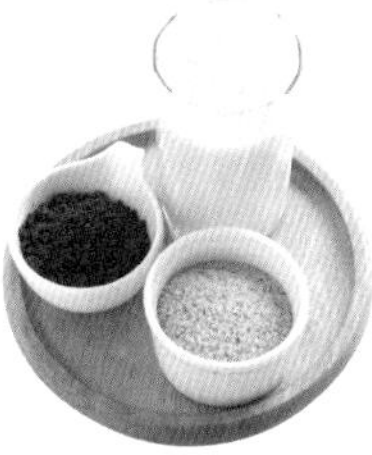

纖維粉

❻也可以抽血檢驗身體裡的毒素是否已經造成癌細胞的活躍，如下圖：

千萬不要小看這些抽血報告。如果這些標記指數都已超出自然療法的範圍，就要立刻實施生機飲食六至九個月，將體內致癌的毒素排出；這樣就可預防毒素的累積成腫瘤及癌瘤！也可由抽血，在五年到十五年前預知癌細胞的存在。因為如果癌細胞不活躍或不存在，所有的標記指數都應該是0.5以下才對（當然最好是零）！千萬不要等到有了腫瘤才來臨時抱佛腳，到了那時候，就要花費大量的金錢，及遭受莫大的心理壓力了！

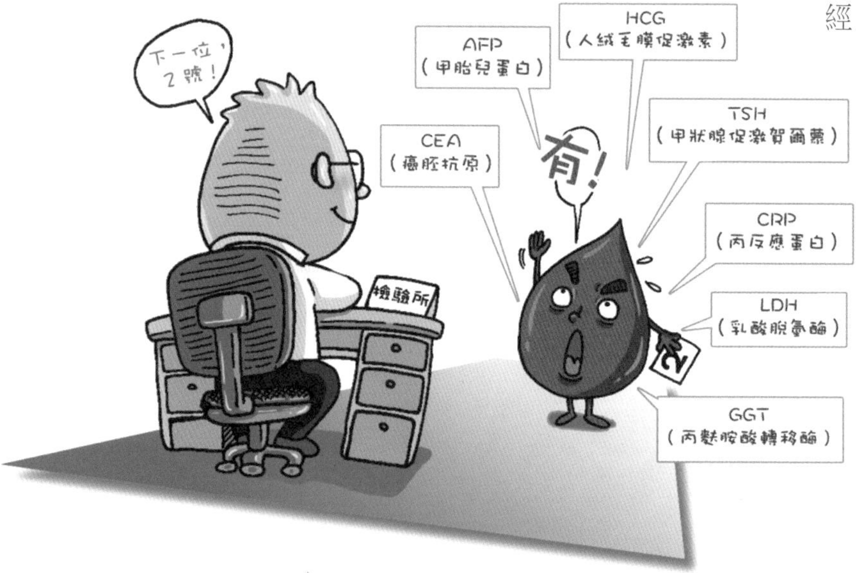
下一位，2號！
HCG
（人絨毛膜促激素）
AFP
（甲胎兒蛋白）
TSH
（甲狀腺促激賀爾蒙）
CEA
（癌胚抗原）
有！
CRP
（丙反應蛋白）
檢驗所
LDH
（乳酸脫氫酶）
GGT
（丙麩胺酸轉移酶）

附錄四
用正統的抽血篩檢以下的標記指數——可在五至十五年前預知癌細胞的存在及起因

第一組－預知癌的存在：CEA、AFP、HCG

第二組－預知癌的起因：TSH、CRP、LDH、GGT、ALP

	檢查項目	檢查結果	西醫與自然療法正常標準值參考
預知癌的存在	CEA（癌胚抗原）	預知全身任何地方是否已經有癌細胞。	西醫的正常參考範圍為 0~5，但自然療法的正常範圍為 0~0.5，最高不能超過 0.5。
	AFP（甲胎兒蛋白）	預知全身任何地方是否已經有癌細胞。	西醫的正常參考範圍是 0~6.6，自然療法的正常範圍是 0~0.5，最高不能超過 0.5。
	HCG（人絨毛膜促激素）	身體一有癌細胞就會出現。	西醫的正常參考範圍是 <5，自然療法的正常範圍是陰性，最高是零。
預知癌的起因	TSH（甲狀腺促激荷爾蒙）	預知免疫系統功能的高低。	西醫的正常範圍是 0.4~4.9；自然療法的正常範圍是 1.2~1.8。
	CRP（丙反應蛋白）	預知細胞是否有發炎。	西醫的正常值是 <5；自然療法是 <0，最高是零。
	LDH（乳酸脫氫）	預知癌細胞是否已經惡化。	西醫的正常範圍是 120~235；自然療法是 110~120。
	GGT（丙麩胺酸轉移）	預知肝臟毒素高低。	西醫的正常範圍是 9-36；自然療法是 3-7。
	ALP（鹼性磷酸）	預知血液的酸度。	西醫的正常範圍 40～150，而自然療法是 30～40。

SOLE REFLEXOLOGY

足底反射區圖

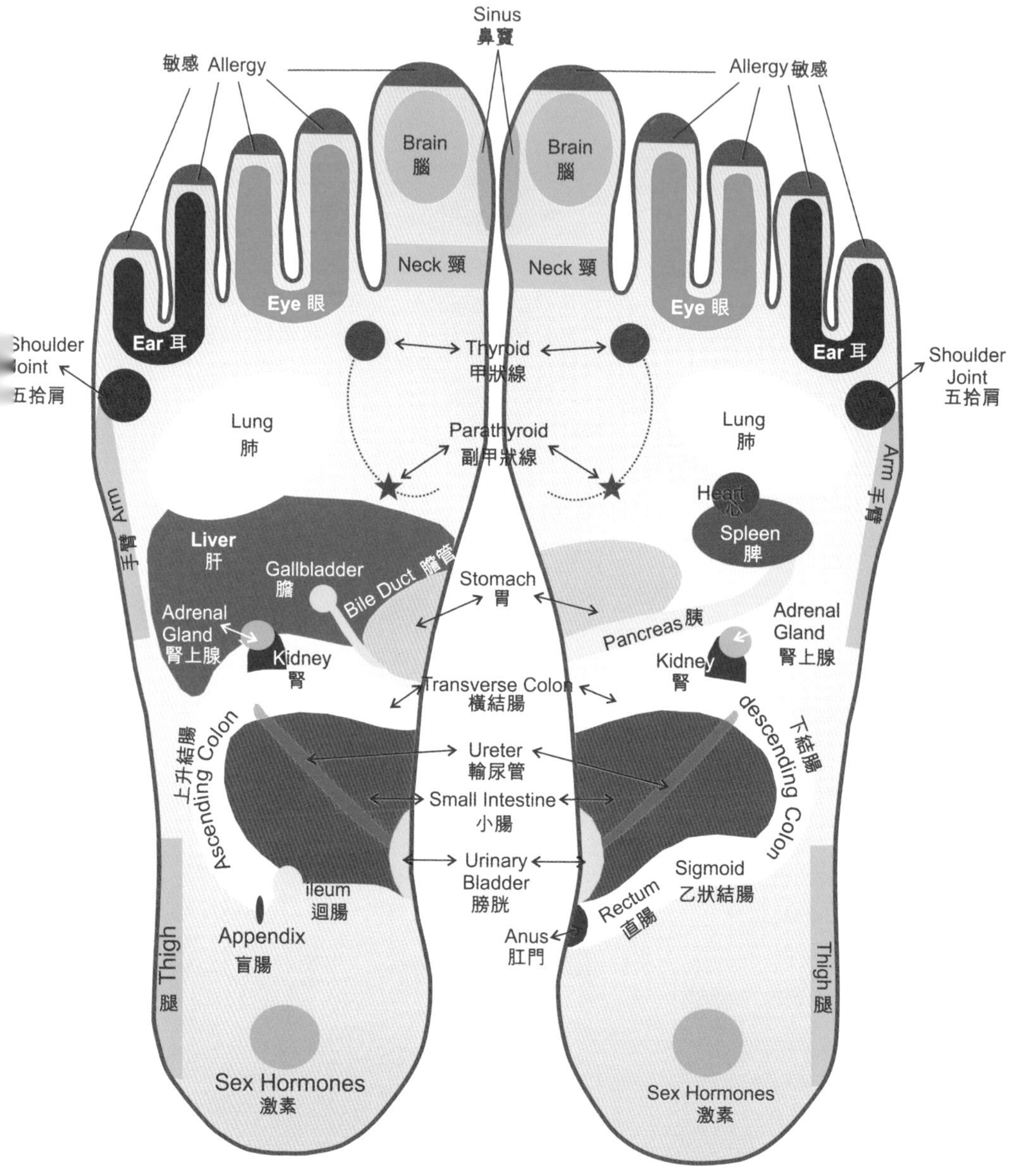

Right Sole
右足底

Left Sole
左足底

UPPER RIGHT FOOT REFLEXOLOTY

足背反射區圖

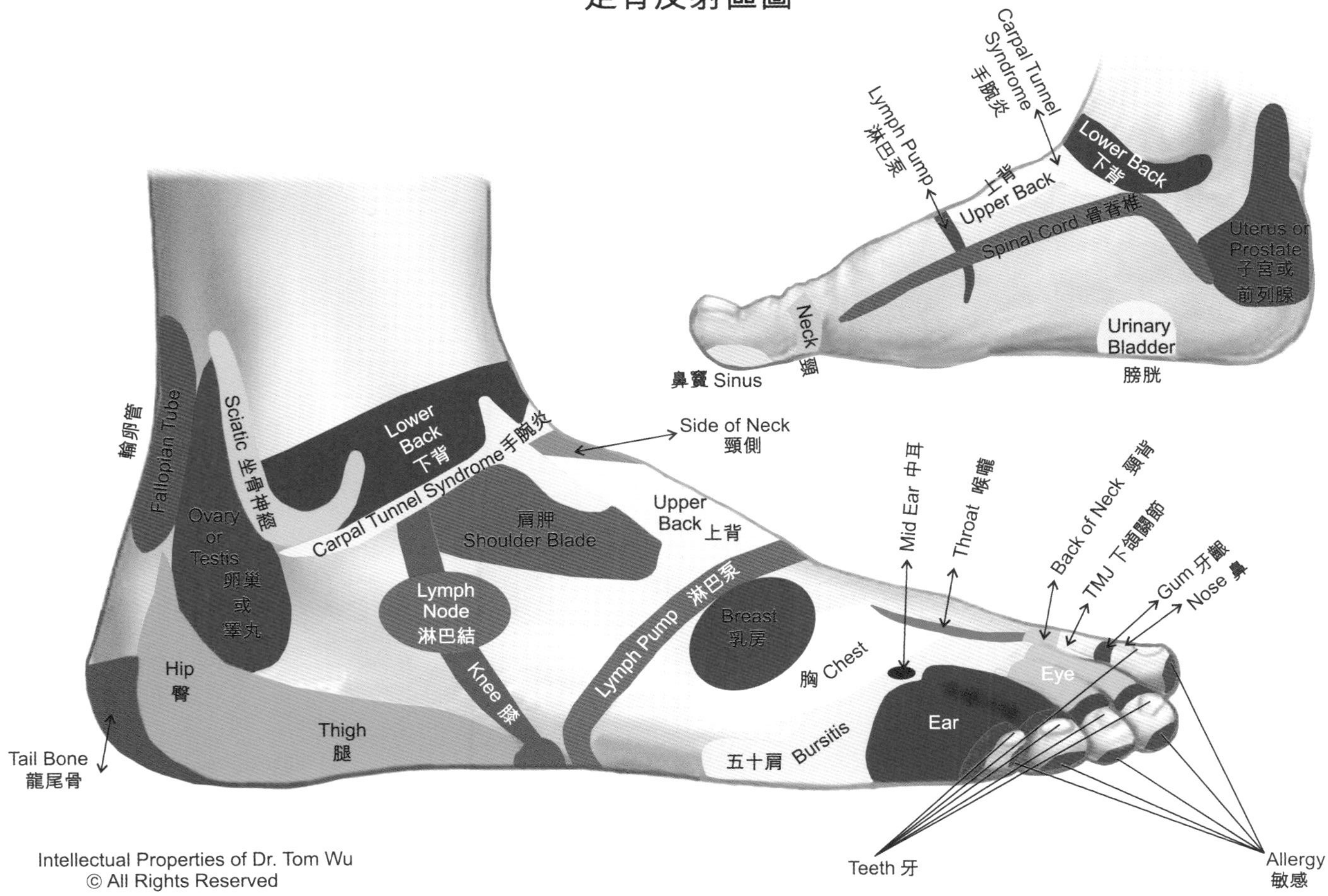

Carpal Tunnel Syndrome 手腕炎
Lymph Pump 淋巴泵
Lower Back 下背
上背 Upper Back
Spinal Cord 骨脊椎
Uterus or Prostate 子宮或前列腺
Neck 頸
鼻竇 Sinus
Urinary Bladder
膀胱
輸卵管
Fallopian Tube
Sciatic 坐骨神經
Lower Back 下背
Carpal Tunnel Syndrome 手腕炎
Side of Neck 頸側
Ovary or Testis 卵巢或睾丸
肩胛 Shoulder Blade
Upper Back 上背
Mid Ear 中耳
Throat 喉嚨
Back of Neck 頸背
TMJ 下頜關節
Gum 牙齦
Nose 鼻
Lymph Node 淋巴結
Lymph Pump 淋巴泵
Breast 乳房
胸 Chest
Eye
Hip 臀
Knee 膝
Ear
Thigh 腿
五十肩 Bursitis
Tail Bone 龍尾骨
Teeth 牙
Allergy 敏感

悅讀健康系列 HD3062Y

Dr.Tom Wu

不一樣的對症調理飲食&養生調息運動

【暢銷修訂版】

作　　者／吳永志
選 書 人／林小鈴
文字整理／簡敏育、王曉雲
主　　編／潘玉女、陳玉春
行銷經理／王維君
業務經理／羅越華
總 編 輯／林小鈴
發 行 人／何飛鵬
出　　版／原水文化
台北市民生東路二段141號8樓
電話：（02）2500-7008　傳真：（02）2502-7676
E-mail：H2O@cite.com.tw
發　　行／英屬蓋曼群島商家庭傳媒股份有限公司城邦分公司
台北市中山區民生東路二段141號2樓
書虫客服服務專線：02-25007718；25007719
24小時傳真專線：02-25001990；25001991
服務時間：週一至週五9:30～12:00；13:30～17:00
讀者服務信箱E-mail：service@readingclub.com.tw
劃撥帳號／19863813；戶名：書虫股份有限公司
香港發行／城邦（香港）出版集團有限公司
香港灣仔駱克道193號東超商業中心1樓
電話：852-25086231　傳真：852-25789337
電郵：hkcite@biznetvigator.com
馬新發行／城邦（馬新）出版集團
41, Jalan Radin Anum, Bandar Baru Sri Petaling,
57000 Kuala Lumpur, Malaysia.
電話：603-905-78822　傳真：603- 905-76622
電郵：cite@cite.com.my

美術設計／鄭念慈、Jamie、張曉珍
內頁繪圖／盧宏烈
運動示範／李秀媛
攝　　影／子宇影像工作室・徐榕志
製版印刷／科億資訊科技有限公司
初版一刷／2011年9月1日
初版84刷／2017年9月13日
二版一刷／2018年9月06日
三版一刷／2022年7月19日
定價／550元
ISBN：978-626-96220-3-0（平裝）
ISBN：978-626-96220-4-7（EPUB）

城邦讀書花園 www.cite.com.tw

吳永志不一樣的對症調理飲食與調息運動【暢銷修訂版】/吳永志著. -- 三版. -- 臺北市：原水文化出版：英屬蓋曼群島商家庭傳媒股份有限公司城邦分公司發行, 2022.07
面；　公分. -- (悅讀健康系列)
ISBN 978-626-96220-3-0(平裝)

1.CST: 健康法 2.CST: 養生 3.CST: 生機飲食

411.1　　111010226

請沿虛線剪下後對摺裝訂寄回，謝謝！

廣告回信
北區郵政管理局登記證
北台字第10158號
免貼郵票

城邦出版集團 **原水文化事業部 收**

104 台北市民生東路二段141號8樓

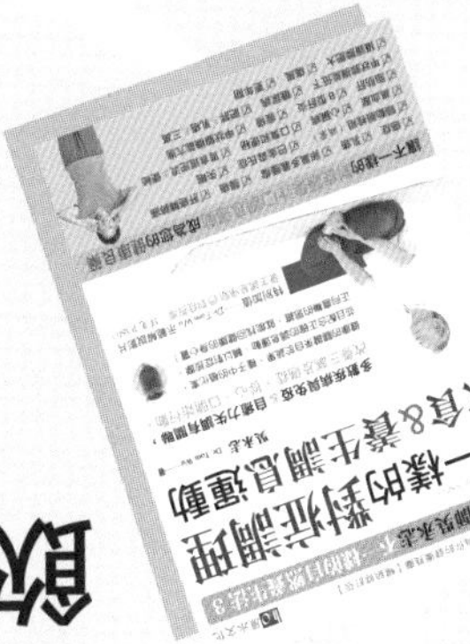

不一樣的對症調理 飲食&養生調息運動

Dr.Tom Wu

HD3062Y

讀者回函　HD3062Y

親愛的讀者你好：

為了讓我們更了解你們對本書的想法，請務必幫忙填寫以下的意見表，好讓我們能針對各位的意見及問題，做出有效的回應。

填好意見表之後，你可以剪下或是影印下來，寄到台北市民生東路二段141號8樓，或是傳真到02-2502-7676。若有任何建議，也可上原水部落格http://citeh2o.pixnet.net留言。

本社對您的基本資料將予以保密，敬請放心填寫。

姓名：＿＿＿＿＿＿＿＿　性別：☐女　☐男

電話：＿＿＿＿＿＿＿＿　傳真：＿＿＿＿＿＿＿＿

E-mail：＿＿＿＿＿＿＿＿

聯絡地址：＿＿＿＿＿＿＿＿

請沿虛線剪下後對摺裝訂寄回，謝謝！

服務單位：

年齡： ☐18歲以下　☐18~25歲　☐26~30歲　☐31~35歲　☐36~40歲　☐41~45歲　☐46~50歲　☐51歲以上

學歷： ☐國小　☐國中　☐高中職　☐大專/大學　☐碩士　☐博士

職業： ☐學生　☐軍公教　☐製造業　☐營造業　☐服務業　☐金融貿易　☐資訊業　☐自由業　☐其他＿＿＿＿

個人年收入： ☐24萬以下　☐25~30萬　☐31~36萬　☐37~42萬　☐43~48萬　☐49~54萬　☐55~60萬　☐61~84萬　☐85~100萬　☐100萬以上

購書地點： ☐便利商店　☐書店　☐其他＿＿＿＿

購書資訊來源： ☐逛書店／便利商店　☐報章雜誌／書籍介紹　☐親友介紹　☐透過網際網路　☐其他＿＿＿＿

其他希望得知的資訊：（可複選）
☐男性健康　☐女性健康　☐兒童健康　☐成人慢性病　☐家庭醫藥　☐傳統醫學　☐有益身心的運動　☐有益身心的食物　☐美體、美髮、美膚　☐情緒壓力紓解　☐其他＿＿＿＿

你對本書的整體意見：

DR. TOM WU'S DIFFERENT APPROACH IN NATURAL HEALING

Conquer Cancer and Other Diseases with Simple Foods

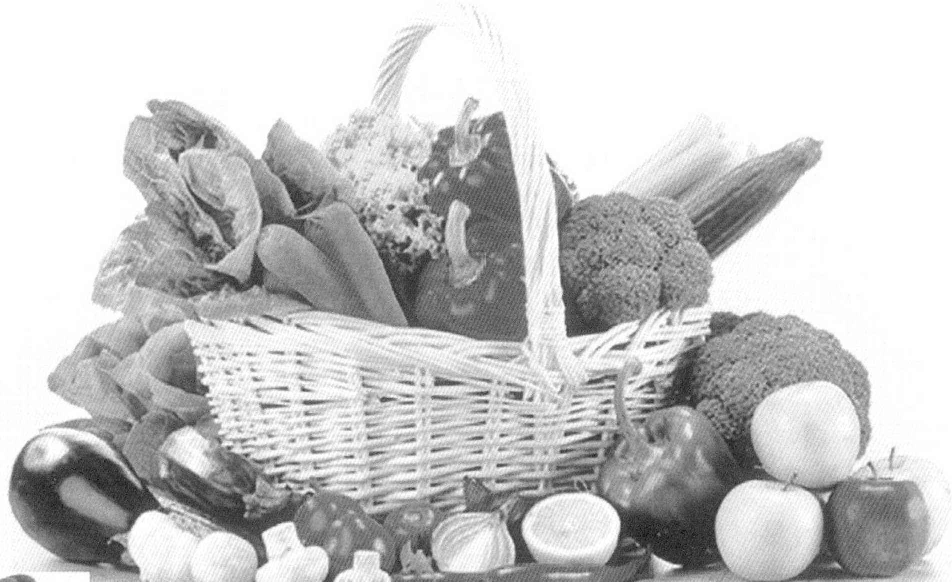

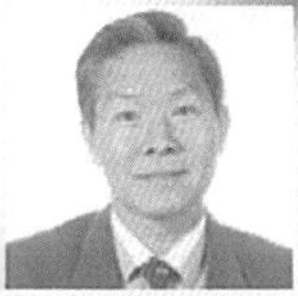

DR. TOM WU, RND, PhD, NMD

★全球百萬讀者最關心的救命飲食★

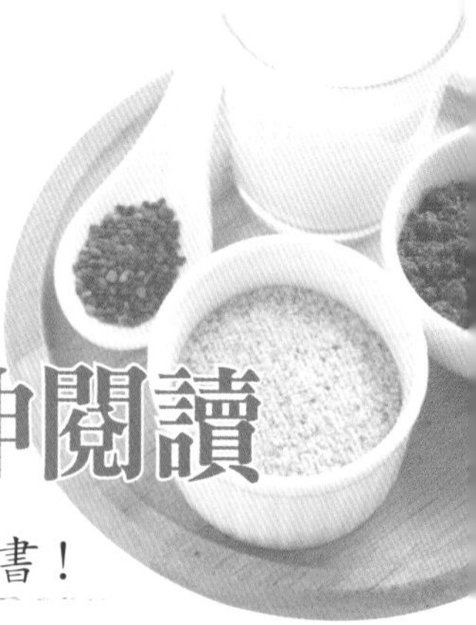

吳永志暢銷著作延伸閱讀

送給長輩、親友、員工、老闆最貼心的健康禮物書！

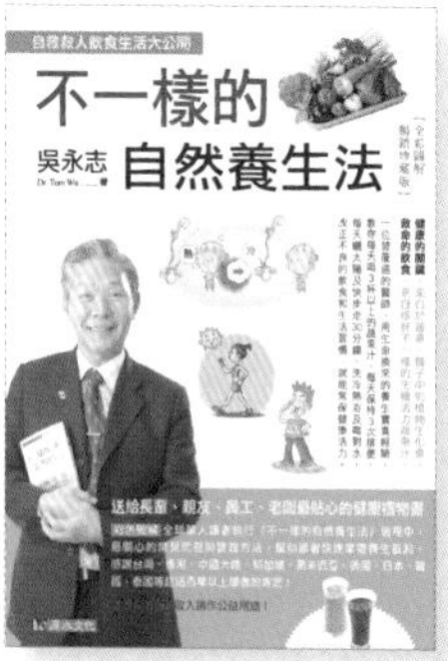

不一樣的自然養生法【全彩圖解珍藏版】

吳永志（Dr.Tom Wu）◎著
超值回饋價◎ 450 元

感謝台灣、香港、中國大陸、新加坡、馬來西亞、美國、日本、韓國、泰國等超過百萬以上讀者的肯定！

為了滿足百萬讀者閱讀與實踐需求，特別將《不一樣的自然養生法》書中重要觀念及做法，採字體加強、大量彩色圖解與表格化，幫助讀者能快速掌握到養生重點，改變細胞的能量，找到健康生命的新起點。

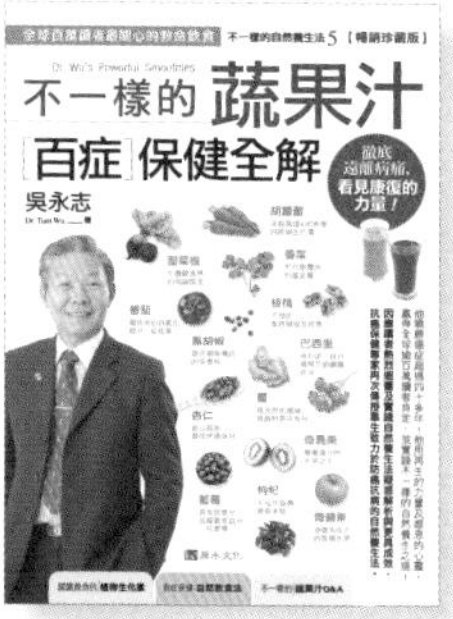

不一樣的蔬果汁百症保健全解【暢銷珍藏版】

吳永志（Dr. Tom Wu）◎著
定價◎ 500 元

徹底遠離病痛，看見康復的力量！

他戰勝癌症超過四十多年！他用再生的力量及感恩的心靈，贏得全球逾百萬讀者肯定，並實踐不一樣的自然養生之道！

因應讀者的熱烈迴響及實踐自然養生法疑惑解析與更具成效，抗癌保健生專家再次傳授畢生致力於防癌抗病的自然養生法。

認識救命的植物生化素｜對症保健自然飲食法｜不一樣的蔬果汁 Q&A